U0278169

AUTISM
IN HEELS: THE UNTOLD STORY OF A FEMALE LIFE
ON THE SPECTRUM

孤独 的
高跟鞋

PUA、厌食症、孤独症和我

［美］珍妮弗·库克·奥图尔（Jennifer Cook O' Toole）/ 著

陈烽 / 译

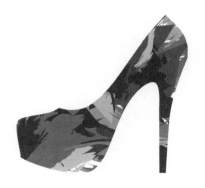

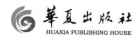

华夏出版社
HUAXIA PUBLISHING HOUSE

好书荐读

我被这本书深深地打动了。这是第一本从女性视角探讨孤独症的书，作者勇气可嘉，其观察如此精准，其文字极具天赋。一个孤独症女孩，常常模仿普通女孩，但是却一直无法融入其中，感觉自己是在欺骗别人，这种现象在孤独症谱系障碍女性中其实相当普遍，但是却从未得以明确表达。对于正在努力寻求身份认同、寻找人生方向的谱系女性以及所有女性来说，作者的经历将会让她们产生极大的共鸣。这本书令我读来不忍释卷，在此特将其推荐给所有女性朋友，无论是普通人群还是谱系人群，也推荐给那些想要更好地了解她们的男性朋友。

——温迪·罗斯（Wendy Ross）

医学博士、CNN 年度英雄人物、美国孤独症协会年度人物、

孤独症融合资源组织创始人

女性孤独症谱系障碍人士的视角与体验都是非常特别的，然而，长期以来，这一领域并没有得到研究人员和临床专家的重视。本书幽默、坦诚、极具洞察力，对于现有文献资料是很好的补充和丰富。作者的前一本书《谱系姐妹》（*Sisterhood of the Spectrum*）是同类书籍的先驱，具有划时代的意义。而通过本书，她将带领我们进行更为深入的探究。作者在书中回顾了自己作为谱系女性，在这个为所谓"正常人"打造的世界里，一路走来是如何拼命挣扎、满怀心酸，

却能够逐渐自我觉醒，寻找生命意义和人生价值。更为难得的是，作者能将这一切娓娓道来，语气平和、温暖真诚，甚至不乏诙谐幽默。她真是个天生就会讲故事的人，《孤独的高跟鞋》（Autism in Heels）这本书简直棒极了。

——史蒂夫·西尔贝曼（Steve Silberman）

塞缪·约翰逊奖纪实作品奖获得者、《神经部落：孤独症的历史问题和神经多样性的未来》（NeuroTribes: The Legacy of Autism and the Future of Neurodiversity）的作者

作为一位孤独症谱系女性，作者这一路走来收获了许多生活智慧以及独特见地，我一直认为她是一位阿斯伯格综合征专家，是一位天才，而本书是这位天才写给所有女性的"情书"。这本"回忆录"不但会改变公众对孤独症的看法，而且也会改变孤独症谱系障碍人士对自己的看法。

——托尼·阿特伍德博士（Tony Attwood, Ph.D.）

畅销书作家、国际演讲家

风趣幽默、感人至深、发人深省、引人入胜……对于谱系女性，以及深爱她们的人，还有所有喜欢与智者对话的人来说，本书无疑是必读书目。

——马娅·萨拉维兹（Maia Szalavitz）

畅销书作家、记者，曾为《时代周刊》（Time）、《科学美国人》（Scientific American）的神经科学和药物成瘾等栏目撰稿并因此获奖

作者让我们看到了她的美丽与智慧，也让我们看到了她的脆弱与无助，同时还让我们读到了一个好故事。对于孤独症谱系人士，尤其是谱系女性的独特感受，人们常常有很多误解，而本书内容翔实、

风格鲜明，让我们可以了解到她们也有非常强烈的共情体验。因此，归根结底，这本书其实是写给所有人的。

——杰德·贝克博士（Jed Baker, Ph.D.）

畅销书作家、国际演讲家

《孤独的高跟鞋》一书的文字机智幽默，内容源于生活、别具一格、引人入胜，这本书证实了谱系人群并非千人一面，真让人不忍释卷。作者为我们谱系人士点燃了希望之火，促使我们发现自我，也让我们坚定信念，谱系特质并不能限制我们的发展，我们的未来有无限可能，有志者事竟成！

——拉谢尔·巴尔切洛纳（Rachel Barcellona）

独角兽儿童基金会大使、东南赛区国际小姐、孤独症自我倡导者

《孤独的高跟鞋》这本书直击我心深处。作者讲述了自己作为完美主义者经历的痛苦，以及因厌食症、霸凌、药物滥用遭受的折磨。从这本"回忆录"中，我们看到她勇于直面过去的孤独与脆弱。大多数谱系女性因为天赋异禀，也曾有过和她类似的经历和遭遇。本书绝对值得一读，它将改变您的生活。

——巴布·库克（Barb Cook）

《谱系女性杂志》（*Spectrum Women Magazine*）创始人兼总编辑、

《谱系女性》（*Spectrum Women*）的编辑兼作者

本书的写作风格独特，阅读本书、"结识"作者，让我们所有人，无论是谱系人士还是普通人，都能成为更好的自己。

——莎伦·李·卡明斯（Sharon Lee Cummings）

弗吉尼亚州孤独症协会理事会成员、

《孤独症观察杂志》（*Zoom Autism Magazine*）合作出版人、特约编辑

作者娓娓道来、亲切自然，我刚看了开头就被吸引住了。《孤独的高跟鞋》这本书真诚坦白、充满力量，对于所有女性来说都是必读书目。

——米歇尔·迪安（Michelle Dean）

加州州立大学海峡群岛分校特殊教育学院副教授、

网飞索尼联合出品美剧《非典型少年》（*Atypical*）技术顾问

《孤独的高跟鞋》这本书非常精彩，带着我们走近谱系女性，走进她们的心。对普通人来说，这也是一本不可错过的好书，它让我们懂得接纳与融合的真正含义。而对于像我一样的谱系女性来说，这本书让我们看到自己的生活，让我们明白自己不是一个人在战斗。

——卡莉·弗格哈玛（Carly Fulgham）

加州孤独症协会理事会成员、孤独症艺术协会理事会成员

坦诚、真实、原汁原味的谱系生活，仿佛就发生在自己身边。作者描述的谱系女性生活体验将在未来几代谱系女性群体中产生共鸣。

——克丽斯塔·霍尔曼斯（Christa Holmans）

孤独症作家、自我倡导者、神经多样性叛逆博主

作者详细讲述了个人经历的点点滴滴，系统剖析了阿斯伯格女性的生存环境和内心感受。我要向临床医生以及家长，还有那些正在经历自我怀疑、寻求自我认同的人隆重推荐本书。阅读本书，不但可以增长见识，开阔视野，还可以让您更加心怀悲悯、关爱他人。

——卡罗尔·穆格博士（Carol Moog, Ph.D.）

《孤独症青少年游戏》（*The Autism Playbook for Teens*）的作者之一、

临床心理学家

迫不及待地与您分享一本绝对不可错过的好书。本书生动、真实，富有感染力、极具吸引力，作者毫不避讳地谈及心理创伤、进食障碍、自残、抑郁以及自我怀疑等敏感话题，但同时也向我们展示了一段自我发现的人生旅程，这段旅程有希望、有快乐，意义深远、未曾虚度。

——莎娜·尼科尔斯博士（Shana Nichols, Ph.D.）

孤独症谱系障碍女性临床心理学家、

《谱系女孩成长历程》（*Girls Growing Up on the Autism Spectrum*）

主笔作家

作者现身说法，结合自己的亲身经历，对孤独症谱系障碍群体面临的一些问题进行了梳理和分析。作者力图传递正能量，但也从未回避那些负面信息，她有自己的弱点，也曾遭遇过危险、经历过绝望，而这些正是所有谱系女性可能需要面对的。她的智慧如此卓越，她的观察如此敏锐，这些文字的美妙和力量，只有谱系人士才能想象得到。

——拉尔斯·佩纳博士（Lars Perner, Ph.D.）

美国孤独症协会执行理事

本书虽然只是记录了谱系生活的片段，但从中却能看出，我们的生活可以如此丰富多彩，我们的真实内心与他人看到的外在表现是如此不同。

——约翰·埃尔德·罗比森（John Elder Robison）

孤独症研究所联合主席、世界卫生组织孤独症专题顾问、

美国卫生与公众服务部顾问、畅销书作家

勇敢而热情、犀利而坦诚，作者的叙述引人入胜，打破了人们对于孤独症人群的刻板印象。从焦虑问题到进食障碍，从人际关系到自我怀疑，本书都一一道来。对于那些曾经一路挣扎想要融入这个世界的孤独症女性来说，本书无疑是最好的解压神器，简直就是书中瑰宝。

——苏珊·斯蒂夫曼博士（Susan Stifleman, Ph.D.）

美国 NBC 节目《今日秀》（*The Today Show*）特邀嘉宾、

赫芬顿邮报专栏作家、畅销书作家

感谢作者开创先河，本书的叙事风格平实、坚定，殊为难得，有着改变人心的力量。

——瓦莱丽·佩若迪斯博士（Valerie Paradiz, Ph.D.）

孤独症之声理事会成员、国家孤独症领导研究所主任

本书的记录既生动形象，又催人奋进……作者的文字充满激情、富有活力、直抵人心。

——《出版人周报》（*Publisher's Weekly*）

献给我的母亲

她的内心

一片混沌

但却

洋溢着美丽。

——路易丝·亚历山德拉·厄斯金（Louise Alexandra Erskine）

我不在乎你以何为生，

只想知道你有何渴望，

是否敢追寻内心梦想。

我不在乎你年方几何，

只想知道你可有勇气，

飞蛾扑火般奋不顾身，

追寻爱情、追寻梦想、体验人生。

——山居追梦人奥雷阿（Oriah）[1]

① 译注：加拿大女诗人，"山居追梦人"（MountainDreamer）是萨满教大师所取，原意为"善于发现优势并利用优势的人"。

目　录

第1章　从头说起：我的倒叙

第2章　伪装：隐藏

中 文 版 序

　　我的一个密友最近在图书馆发现了这本让她很感兴趣的书。阅读时，她发现这本书似乎为自己的经历提供了一个解释！她一直都知道自己的交流方式和社交体验与他人不同，但从未想过这可能和孤独症谱系障碍有关。

　　此外，这本书也帮助我更多地理解了我认识多年的朋友——张戈。住在南京的张戈是我认识的第一个孤独症孩子。在 1992 年，因为在南京遇到了还是一个小女孩的她，我第一次对孤独症谱系障碍产生兴趣。我们现在已经成为非常亲密的朋友并一直保持联系，而且经常见面。和其他谱系人士一样，她有一些独特的特点，这本书也让我能够以不同的方式了解她！作者对自己经历的描述，例如感官体验，以及对数字和颜色的迷恋，让我更好地理解了每个谱系人士是如何以一种对自己有意义的方式与外界交流的。这本书改变了我与张戈的交流方式。

　　虽然我多年来一直在研究孤独症谱系障碍，但说实话，直到读到这本书，我才意识到作者描述的自身经历竟能够这么准确地代表我朋友的经历，这与我们通常读到的对典型的孤独症谱系的描述大不相同。在阅读过程中，我发现这本书不仅讲述了作者的故事，还讲述了我朋友的故事，更讲述了许多和男孩很不一样的孤独症谱系女孩和女人的故事。

　　我相信这本书对中国读者很有用，包括孤独症谱系人士和他们的家人。他们可能正在努力弄懂自己或者身边谱系人士的行为和世界观。这本书提供了一个关于孤独症谱系的新的重要视角，并阐明了有助于不同领域的女孩和女性以及她们的家人理解和接受她们的方法。

　　这本书也是一份深入的个人陈述，让我们能够以全新的视角看待孤独症谱系。大约 8 年前，陈烽在我参加的一个培训活动中担任翻译，她的翻译工作给我留下了深刻的印象。这也是我决定推荐陈烽翻译这本书的原因。在这本书的翻译过程中，她再次证明了自己是一名专业译者，这不仅有赖于她在语言方面的天赋，更与她在孤独症领域的专业知识和与谱系人士相处的经验有关。除了她，我想不出更适合翻译这本书的人了。

——海伦·孟霭宁博士（Helen McCabe, Ph.D., BCBA）

认证行为分析师

德门大学特殊教育系副教授

五项目国际孤独症及障碍支持机构执行主任

原　序

能够为《孤独的高跟鞋》作序，我感到不胜荣幸。

在我们这个重组家庭中，我是六个孩子的母亲，其中三个孩子有孤独症，虽然他们都属于那个精彩而不羁的谱系，但是彼此之间却迥乎不同。初识珍妮弗·库克·奥图尔，是在2017年美国孤独症协会全国论坛上。很显然，同为母亲的我们有很多共通之处，都曾经历过挣扎、隔绝、重生，也都在这个过程中获得过力量和信心。

但是，在看到这本书之前，我从未想到过，珍妮弗这段自我发现的旅程竟然能在我心里产生如此强烈的共鸣。这种共鸣不是同为母亲产生的共鸣，而是同为女性引发的共鸣。

于是，我也花了一段时间开始自我觉察，开始探究我与这个世界的关系。我总是达不到大人的期望，从记事起，我那毕业于斯坦福大学的医生父亲不是说我笨就是嫌我蠢。我很难理解语言互动信息，还有非常严重的社交焦虑，十几岁之前，我一直没办法直视别人的眼睛，也没法和人讲话，除非对方是最亲近的家人。我的成长经历非常特殊，而我不得不去适应这一切，否则可能都活不下来。

我经历了难以想象的童年创伤（在《冲浪野趣》①这部纪录片中有所体现），一直在挣扎着寻找自己的身份认同。我那八个哥哥几

---

① 译注：《冲浪野趣》（*Surfwise*），2008年美国纪录片，跟踪拍摄诺梵·帕斯考维兹－阿斯纳的医生父亲放弃职业生涯、带着妻子和九个孩子一边流浪一边冲浪的生活，影片虽然展现了这个男人追逐梦想的情怀，但也引发了关于孩子教育的争议。

乎每天都会对我说"你就是个丫头片子""男生讨厌肥女",这让我总是生活在自我否定之中,厌弃自己,绝望透顶。我们过的是冲浪生活,而作为家里唯一的女孩,衡量我人生价值的全部标准就是我穿上比基尼出镜漂不漂亮。后来,我成了一名模特,然而这个身份标签也是如此浅薄,对我的影响也日益凸显,导致我一直在厌食症和贪食症两种状态中反反复复、不断挣扎。直到有了自己的孩子,我才开始自我疗愈之旅。

现在我们终于了解了,谱系女性更容易遭受药物滥用和进食障碍的困扰。她们一直承受着各种误解、各种误诊,我本人现在正在接受正式诊断。我只是希望,随着针对谱系女性的研究越来越多,对这个群体的关注也越来越多,但愿她们不要再遭受我所经历过的那些痛苦与挣扎。

正是因为看到太多家庭急需心理干预但却孤立无助,挣扎在绝望边缘,我才萌生了与我丈夫迈特(Matt)、公公艾德·阿斯纳(Ed Asner)一起开设这个艾德·阿斯纳家庭援助中心的念头。我的目的非常简单:打造一个妈妈和特殊孩子可以共同使用的空间,在这里,单亲妈妈可以加入援助小组,或者接受一对一的婚姻家庭咨询辅导,而孩子可以选择艺术课、舞蹈课、视听课或者职业培训。我们的目标是团结一心,壮大融合力量,建设融合社区。这就是我们所做的事情,也是珍妮弗在这本书里所做的事情。

感谢她能够写出这本书,感谢她愿意成为我的朋友,感谢她为那些因为"另类"遭受误解并为此感到迷茫、痛苦的女性发声,不管她们年龄大小、来自哪个阵营。感谢《孤独的高跟鞋》这本书,我们终于不是一个人在战斗了。

——诺梵·帕斯考维兹-阿斯纳(Navah Paskowitz-Asner)

艾德·阿斯纳家庭援助中心联合创始人

2018 年 5 月

致　谢

　　《孤独的高跟鞋》这本书是很多人努力了四年的成果，很多人贡献了力量、智慧，提出了宝贵意见，包括现在正在阅读此书的你们。

　　我要感谢每一位读者，感谢你们此时此刻，在心里留一方天地给我。对你们，我怎么感谢都不过分。

　　我要感谢约翰·埃尔德·罗宾逊先生，感谢他第一个建议我写这本书；感谢天宝·格兰丁（Temple Grandin）女士，感谢她信任我能够写好这本书；感谢史蒂夫·西尔贝曼先生，感谢他对我个人以及我的工作给予了无限的信任和热忱，尤其要感谢的是他把我推荐给了他自己的经纪人……

　　这位经纪人后来也成了我的经纪人，不只是经纪人，贝丝·韦塞尔（Beth Vesel），感谢你，你是这场征程的守护神，是你一直鼓舞着我、治愈着我，你是我的知己、我的灯塔。你用心看见，你相信奇迹。你用心坚持，你不言放弃。更为重要的是，你的态度感染了我，影响了我。如果说《孤独的高跟鞋》这本书能给这个世界带来一些改变，那么所有这一切都应归功于你，因为这本书的每一页，都留下了你的汗水和努力。谢谢你，我的朋友。

　　衷心感谢Skyhorse出版公司创始人及总裁托尼·里昂（Tony Lyons）先生，谢谢您对书里的故事如此关注，谢谢您那么热情地介绍我认识您的家人。感谢我那屡败屡战、韧劲十足的编辑琳赛·布鲁尔－巴恩斯（Lindsey Breuer–Barnes），我要给你一个大大的拥抱，谢谢你陪我一起开怀大笑……谢谢你容忍我把省略号用得如此离经叛道。

诺梵·帕斯考维兹－阿斯纳，读到你为我作的序，我忍不住跳起快乐的舞步。在我看来，一个女人，拥有再美丽的外表，也抵不过一颗为爱勇敢的心、一个追求真理的灵魂、一双高瞻远瞩的眼睛。而你，就是这样一个美丽的女人。我发自内心地感谢你，谢谢你与我并肩战斗，谢谢你与我一起发声。

如果这个世界上真的有人曾经从一片废墟中创造出美丽的奇迹，那一定是海伦（Helen）、马克·戈尔茨坦（Mark Goldstein）夫妇和丽贝卡·马伦(Rebecca Mullen)女士。你们的女儿们①是非常伟大的人，因为你们自己也是这样的人。我爱你们。

莫拉（Maura）、肖恩（Sean）、加文（Gavin），对我来说，你们的爱就是一切的一切。谢谢你们给予我信任，谢谢你们以我为骄傲，谢谢你们与我一起流泪、一起欢笑。总而言之，在这个广阔的世界里，你们是我最最喜欢的人。

最后，谢谢您，我的妈妈。第一次，我觉得自己如此词穷。您一定明白我的心意，我也明白您的心意，我们永远心意相通。

---

① 译注：海伦、马克·戈尔茨坦夫妇的女儿是作者的朋友洛丽（Lori），丽贝卡·马伦的女儿是凯瑟琳（Kathryn），她因进食障碍失去生命。

前　言

本书术语说明

我是一个人，一个女人，不巧的是，还是一个孤独症谱系障碍人士。我有孤独症。我是一个有孤独症的人。我是孤独症人士。我是孤独症女性。

上面所有说法都是对的。

提及孤独症时，有些人非常在意别人如何遣词用字。关于这个话题，各种角度的探讨和思考多得简直不胜枚举，如果真有人这么在乎这个措辞、这么抠字眼，那我肯定百分之百、竭尽全力尊重他这个爱好，真的，这就没多大的事嘛！

不过，就我自己来说，我才不在乎别人用哪个词呢，爱怎么叫怎么叫，不是难听话就行。

这本书是我自己的个人经历，反映的是我个人的倾向，而我个人的倾向恰恰就是没什么倾向性。我在写书的时候，想到哪儿就写到哪儿，读者在书上看到的就是我当时的想法。我一直都在尽最大努力去尊重别人，因此，我希望自己的选择也能得到别人同等的尊重。

是阿斯伯格综合征还是孤独症谱系障碍？ 到底哪个是哪个？

简单点回答的话，就是"都一样"，或者"哪个都行"。（孤独症谱系障碍的缩写是 ASD，其中"D"代表的是 disorder，意思是"障碍"，但是我一点儿也不赞成，我觉得应该换成 dynamic，代表一种状态。）不管是哪一个术语，或者代表的是什么意思，都会让我发现更多的答案。也是因为上述原因，读者会注意到在本书中两个术语都有使用。

我是 2011 年确诊阿斯伯格综合征的。没错，阿斯伯格综合征一直被认为是孤独症谱系障碍的一种。但是实际上，阿斯伯格综合征是一种完全不同的医学诊断，阿斯伯格综合征人士的智商与普通人无异或者高于普通人，而且也没有明显的早期语言发育迟缓。很多人这辈子从来都没把自己（或者孩子）与孤独症联系起来，但是，在了解了阿斯伯格综合征之后，发现自己确实是其中一员。而意识到这一点之后，才开始接触到这个庞大的类似"极客"①的支持体系，在这里，"阿斯"②这个词旨在建立正向思维，增进彼此的亲切感和集体的认同感。

毫无疑问，我和我的孩子都是这个群体的一员。作为一个门外汉，我从来都没想过我那个脑袋很灵光、嘴皮子也很利索的女儿会是孤独症，也从来都没想过和她脑子同样快的儿子们也是孤独症，因为在我的认知里，孤独症不是他们表现出的这个样子。我也从来没有试图从精神或者心理角度寻求支持资源来帮助他们，还有我自己。不过，我在所有书里用的都是"阿斯孩子"，而不是"孤独症孩子"，确实有个原因：因为我当初拿到的诊断就是这个词——阿斯伯格综

---

① 译注：极客一词源自美国俚语"Geek"的译音，一般指性格古怪的人。极客文化是一种起源于美国的反主流文化，以令人惊异的产品、电影、音乐和游戏引领潮流。

② 原注：阿斯伯格综合征的昵称，自我倡导者、作家，同时也是我本人的朋友利亚纳·霍利迪·维利（Liane Holliday Willey）自创用词。

合征，所以我用的就是这个词，并且让我为之苦苦纠结、上下求索的也是这个词——阿斯伯格综合征。

当然了，世界上所有的词都不只是这个词本身的意思那么简单，还包括它的内涵和外延，这个词也不例外。我写过一本关于教学游戏的书，我还记得第一次看到英国出版方撰写的封底推荐，是这样介绍这本书的：书中的所有活动，"都利用了阿斯伯格孩子的兴趣和才能"。从学术角度而言，"利用"这个词的意思就是"充分使用（某种资源）并从中获益"。字典上就是这么说的，听起来还挺正面的吧，至少是挺中立的。但是，在美国，说"利用"某事或者某人，就暗含了不道德甚至滥用或者虐待的动机。光是这个隐含意思，就让整本书都变味了。

按我们对阿斯伯格综合征这个词的用法，还有某些人和地区目前对这个词的用法，这个词还没什么恶意，绝对是个好词，绝对没有不良含义。我们凭借这个词，在全球掀起一场社会变革，绕过那些无知的偏见，为我们自己杀出一条路，让我们自己变得强大起来。但是，人们描述孤独症的时候，大多聚焦与之相关的问题或者困难，而将阿斯伯格综合征与之区分，在描述阿斯伯格综合征的时候，大多聚焦阿斯孩子在某些方面的优势（比如认知能力、语言能力），因此，很多临床医生、诊断专家和研究人员都慢慢地把这个词用出了某种优越感。另外，总是强调阿斯孩子的所谓"正常"的一面，很容易让人忽略他们的实际困难，因而忘记那些隐藏在"正常"表象之下却真实存在的痛苦挣扎。因为表面"正常"，这部分孩子一直没有得到任何支持和帮助，或者总是被指责没教养、不礼貌。所以，很快地，这个词也被赋予了某种含义，有些特别在意表面现象的父母，还有一些缺乏自信的人，用这个词表示"我们没有典型孤独症那么严重"。甚至可以这么说，阿斯伯格综合征这个词被利用了，这样的用法削弱了我们这个群体的力量。如果同在一个屋檐下，还要分个三六九等，那么最后所有人都将失去立足之地。

2013 年，美国精神医学学会（American Psychiatric Association，简称 APA）修订了诊断标准，不再将阿斯伯格综合征单列，而是将其纳入孤独症谱系障碍中，并删除了诊断标准中原有的智商和早期语言发展两项指标。《精神障碍诊断与统计手册（第 5 版）》（简称 DSM-5）发布的最新诊断标准，强调了孤独症谱系障碍人士在感觉信息处理和社交互动方面存在特殊模式，而这种情况在谱系障碍人士中是非常普遍的，是这个群体特有的感受。

诊断标准的调整并不是一帆风顺的，也留下了一些争议，但是，五年过去了，我认为这种调整总体方向还是好的。现在，说起孤独症谱系障碍，我们更强调的是整个谱系人群的共同之处，而不是彼此之间的区别，只有这样，"孤独症"这个词的意义才能更为准确。所以，现在我们需要做的是让大家明白，不管你们能不能看出来我们有孤独症，这个状况对于我们来说都是客观存在的，影响也都是一样的。所以，因为某些人太"高功能"了就将其排除在政策福利之外，或者因为有些人的症状更加明显、更加严重而任其自生自灭，这些做法都是不对的。我们的使命就是"拨乱反正"，为不能发声的人大声疾呼，对那些发声的人心怀感恩，这是我们的权利，也是我们的荣幸。对于那些研究团体、教育人士、科研专家、心理学家，还有——最重要的是——你、我这样的普通人来说，最好的回答不是：我们是阿斯，或者我们是孤独症。最好的回答是：我们不是某一个词能够定义的。

我们是一个谱系，我们是一个群体。

简介：整整三十四年

整整三十四年，我不知道我居然是孤独症人士，我只知道我是我自己。

我，那个红头发①的小女孩，早早就明白了，如果爱是求而不得的，那就退而求关注吧。那个小女孩，曾经写信求圣诞老人送她一个朋友，当然了，也没起什么作用。

那个小女孩，后来成了大学啦啦队队长和女生联谊会主席，因为她觉得那是社交自信的象征。还是那个小女孩，尽管在布朗大学拿到了 4.0 的好成绩，却依然认为自己除了生就一副好皮囊以外一无是处。

我曾经因为节食把自己饿到住院，曾经飞蛾扑火般地投入一段疯狂的爱情里，让自己身心俱疲、伤痕累累。

整整三十四年，我不知道自己有孤独症，但我一直都隐隐感觉我跟别人有点不大一样，比如：我感觉自己总是非常非常需要保持平衡。现在回想起来，这可能就是为什么我一直觉得自己对鞋子很是痴迷的缘故吧。

那种系着亚光缎带的、闪闪发光的踢踏舞皮鞋，还有我外婆在

---

① 译注：红头发其实就是姜黄色头发，因为历史及宗教原因，西方社会文化中对这种发色的人普遍抱有偏见，英语中甚至用"ginger"一词代指野蛮粗鲁愚笨之人，因此渐渐改用"redhead"代替"ginger"，原文中作者有时用"red"，有时用"copper"，有时也用"ginger"，都是指红头发。

20 世纪 40 年代穿的那种鱼嘴鞋，她用纸包着塞在壁橱里，还有那种镶了金线的透明塑料鞋，那是我妈妈在 20 世纪 80 年代穿着"朝圣"的鞋子，在孩提的我的眼里，像极了灰姑娘的水晶鞋。还有爸爸那双结实的牛皮鞋，走起路来咯噔咯噔响，永远像刚擦过一样闪光锃亮，闻起来总有一股鞋油味。这些鞋子就是我的玩具，也是我的研究对象。这些鞋子上面藏着一些信息，我透过这些信息去理解别人。我需要联想的时候，这些鞋子为我提供参考。我需要分类的时候，这些鞋子就是练习材料。对于那个顶着奥黛丽·赫本的俏皮短发、穿着草莓娃娃睡衣、醉心于科研的小小社会学家来说，这些鞋子简直就是一个巨大的宝库。每一只鞋子都有自己的特质，都有值得研究的地方，每一只我都想要试穿。

我整日沉迷于这些鞋子的声音和气味，专注于上面的扣子、包装的盒子，一研究就是几个小时，浑然不觉。我站在浴室镜子前面，根据脚下那些鞋子的风格变换自己的风格，看着自己忽而摇摆、忽而滑步，有时还啪嗒啪嗒地跳上一圈。每换上一双鞋子，我就对自己产生一种不曾有过的感受，让我开始探究一种不同的性格。每换上一双鞋子，我就会随之改变自己的站姿、重心，还有走路的姿态。每换上一双鞋子，就好像切换一次频道，前一秒是滑溜溜的鞋底在地毯上"刷刷刷"，后一秒就是迷人的高跟鞋在瓷砖地上"嗒嗒嗒"。每切换一次频道，我就能切换成另外一个人，就能揭开别人的面具……找到一点点自己。

整整三十四年，我一直都是这样伪装成别人，而且我觉得自己越来越自信地加入了自己的特质，不断变化的角色、随机应变的情绪，进退自如、变幻莫测，以这样的方式向过去的我致敬……为现在的我自豪……无论是过去还是现在，都有值得浓墨重彩的点点滴滴。这个世界总是愿意给女性设置很多限制，而不是鼓励她们发展成长，而我发现，"伪装"这种办法既完美又快捷，让你两全其美，让你可以说出："是啊，确实啊，我既是这样的也是那样的。不过，可能明天又变了啊。"虽然这只是我自己的一点成长，不过恰好我把这种成长也呈现在国际舞台上，比如在英国和丹麦，我就给皇室做过主题演讲，讲孤独症，也讲鞋子。

我这一辈子被贴过无数标签、演过无数身份，有些是我小时候在镜子里见过的，我当时还想过她们是不是适合我，后来又来了一个从来没见过的"孤独症"。这个身份改变了一切的一切。

这些年来，我屡屡"遭到"大张旗鼓地夸奖，我被夸得自己都脸红：慈善家，大家希望的榜样，所有女性的英雄。除了这些，还有一些标签也是差不多贴到了我的脑门上："卓有成就、广受欢迎、仪态万千"，还有"刁蛮无礼富家女""家里有矿""躺赢"等。让人分不清楚，一会儿觉得"谁？我吗？"，一会儿又觉得"为什么不是我？"。所有这些，我都在不断试错中学习。

每次有人问我"这一切让你感觉如何"的时候，我都明白自己应该给个既坦诚又老练的回答，不能把感谢说得磕磕绊绊、把业绩说得扭扭捏捏。但是，我是完全不懂什么社交密码的人，这就是关键所在，这就是孤独症。可是无论是公开场合还是私下来往，还是总有人希望我能巧妙熟练地避过各种雷区，而我要是没做到，就会有人大声指责。真是够讽刺的。这就有点像你正热火朝天地给参加特奥会的盲人加油呢，有位运动员不小心踩了你的脚，你转身就骂她瞎，实在不怎么公平啊！

因为我跟大家一样都是竭尽全力要做到最好。没有哪个标签是全码适用的。女人？不够。女性？也不够。孤独症？也不够。

我们每一个人，不管是"口嗨派"还是行动派，不管是少言寡语还是夸夸其谈，不管是犀利尖刻还是敦厚温和，每个人都有着不为人知的小小自我，隐秘而脆弱。我们都在不断成长，所有生命都是不断成长的，都在不断地寻找着自己的平衡点。

这是一个女人的故事，只是她一个人的故事。一个女人闯世界的非凡历程，真诚、真实，足够写一本书。这是我自己的故事，是个非典型的故事，这个故事不总是美丽的，但却一直是真实的，这是一个闪耀着女性光辉的故事。这个故事讲的是我的孤独症，还有孤独症如何让我蜕变。这个故事讲的是女孩、女人、孤独症，还有她们的过去和现在。这个故事是一首情歌，我把它唱给许许多多还未"浮出水面"的谱系女性，她们中的有些人很幸运地得到了支持援助，但大部分人仍旧没有得到"专家"的关注，仍旧遭到社会大众的误解，在绝大多数时间里，她们仍旧形单影只、离群索居。这个故事其实不是小说，而是寓言，请您通过这个寓言来了解我，再通过我，去了解您拿起这本书时想要了解的某个人。

整整三十四年，我不知道自己有孤独症。而往后余生，我知道我不再孤单。我们谁都不会孤单，我们只是特别而已。我们都很特别，特别的我们要抱团取暖。

第 1 章

从头说起：我的倒叙

"我今天差点儿就不来了。"我对治疗师坦白说，声音低沉而颤抖，"是这样的，我本来以为是因为我，但其实不是，我是说，因为我，他们才……"

治疗师眉头拧了个疙瘩，说："珍妮弗，你是说他们的阿斯伯格综合征是从你这儿遗传的？你是这个意思吗？你觉得孩子们确诊是阿斯，可能是你的遗传，是吗？"我点了点头，抹去一大滴眼泪。"好吧，那就……跟我聊聊。"她劝我说。

我打开那个蓝色笔记本，滔滔不绝地说了起来，把这个本子里的所有秘密都和盘托出：那些积累了几个月的研究笔记，那些说不出口的隐秘故事，还有那些断断续续的回忆。

我一边说一边止不住泪水长流，最后我把视线从治疗师身上移开了。我其实根本不用参考那个笔记本。我讲的是我自己的亲身经历，这些话憋得我心疼。

我讲完了，房间里一片寂静。好像不知道哪里传来一声低唤："珍妮弗，珍妮弗？你为什么这么在意这个？这个诊断？"

突然间，这个房间又回来了，或者说，我又回来了。我浑身发抖，眼睛放光，外面有人关门。

我说："因为……因为如果这个诊断是真的，那就说明我作为一个人，还不算失败得太彻底。"

治疗师温柔地笑了。"珍妮弗，你当然没有失败，这个诊断嘛，我敢肯定，你确实有阿斯伯格综合征。"

故事背景

不管从哪个方面讲，去年都挺不好过的。我最好的朋友——就像亲姐妹一样——确诊为浸润性乳腺癌，四级。她才三十一岁，还得努力活下去。我女儿，在医院进进出出整七年，在医生眼里，就是个随时会消失的生命，就是那种听天由命的孩子。我刚刚生了第三个孩子没多久，两个大一点的孩子——七岁的莫拉、四岁的肖恩——确诊了阿斯伯格综合征。最糟糕的是，就在同一天，他们的父亲突然告诉我他也确诊患有阿斯伯格综合征。他刚看完心理专家回来，他说已经有段时间了，他跟治疗师见面谈的其实不是孩子的事情。

"我填了一大摞问卷。"他边说边"嘭"的一声开了一罐健怡可乐。我沉默地坐了一会儿，走向他。而他好像若无其事地从一板戒烟药尼可戒里抠出一粒，就那样，使劲儿地嚼着，嚼得腮帮子上青筋暴露。这个表现出卖了他，我知道他想说的是：离我远点，我真受不了你了。至少，我是这么解读的。

这种感觉我太熟悉了。我很多朋友都这样，以前的男朋友也这样。每次我爸爸满面红光，或者我妈妈不耐烦地翻着白眼，催促我快点说正题的时候，我就有这种感觉。虽然我当时可能描述不出来，或者改变不了，但我就是有这种感觉，觉得我好像让他们受不了了。

他这种张皇失措的表现大概也情有可原吧。毕竟，不管诊断之后会怎么样，诊断这个词本身就挺吓人的。没人听到诊断会开心吧。你要想确定自己是不是怀孕了，这种开心事，不用去医院也能知道。而一旦确诊某种病，随之而来的往往是生命中最深切的痛苦。我上次听到"确诊"这个词的时候，后面跟着的是肺癌晚期，再后面是我爸爸的名字。

我猜大概就是因为这个吧，不管人们围绕孤独症有多少争议，有一点永远不变、毫无争议、意料之中的，是所有网站、医学文献，还有那些站出来坦白的名人家长都特意强调：大家都应该对确诊为孤独症或者阿斯伯格综合征的人感到心痛、难过，这好像是心照不宣、约定俗成的，从道义上讲也是义不容辞的。确诊、孤独症，这两个词，哪个词都挺沉重的，放在一起，当然就"炸窝"了。好人，我是说健康的、有爱心的、"正常"的人都会觉得像天塌了一样。

但凡脑子正常点，谁还能有其他的感受呢？谁还能，怎么可能？

亲子联结：不存在的

在我生命中，信息才是我赖以生存的东西，不是情感，因为情感太不好把握了。我爸爸也是这样的。事实性的材料也好，理论性的东西也好，反正我总得让脑子感觉抓住点什么，不至于蒙掉，什么都行。就是因为这个，我刚听到孩子的诊断结果的时候才表现得像个学者似的。如果我需要给孩子们勇气和力量来面对这个诊断，我自己就得先全面详细地了解阿斯伯格综合征。孤独症、注意力缺陷障碍、注意力缺陷多动障碍，还有一大堆医学名词，搞在一起就像一盘文字黑暗料理。

我找了一堆最权威的书，一头扎进去开始研究，这种事好像从研究生毕业以后我就没再干过了。我看了家长记录、专业期刊、教学策略，还有确诊之后必须要做的事情等。我把这些书研究得超级仔细，嘴里叼着荧光笔，手上拿着铅笔，在空白处写心得，我的蓝色笔记本都写满了，每一页都记得密密麻麻。

这一切，都是为了我的孩子。

就这样，我埋头自学着，可是没过多久，我突然从这些故事和要点中看到了另外一个人。

如果我的儿子和女儿是阿斯伯格综合征的话，那么我前几年才去世的父亲应该也是。

我父亲，乔·库克（Joe Cook）先生，才华横溢，深受大家爱戴。一个曾经代表国家出庭的国际商务诉讼律师，却总是记不住自己团队中一对夫妻的名字，而这两位都跟他一起工作十五年了。对，他在社交方面就是这么低能，而且经常为此感到焦虑。我到现在都记得有一次晚宴，在一家常去的餐厅，他居然走进了女卫生间，而且走错两次。更让人受不了的是，我上大学和读研究生时，每次周末回家，他基本都是点一根雪茄，倒一杯威士忌，打一声招呼，开几句玩笑（众所周知一点儿不好笑的那种），然后就扬长而去，跑到自己的小船上过夜去了，一去就是一两天。奇怪的是，我从来就没怀疑过他是不是不爱我和我妈妈，从来没有。不过我确实怀疑过，我怎么在兴趣爱好方面不太像他，或者，也有可能，我怎么那么像他？但是，当我从孤独症的角度重新审视他的时候——突然间，我那总是迷迷糊糊的教授老爹，好像也比以前有人情味多了，好像也不冷漠、不自私了，反而很脆弱，我能体谅他了，也有点了解他了。现在回想起他的点点滴滴还挺可爱的。

甚至，好像冥冥之中早有注定。我记得十年前有个晚上，父亲望着黑漆漆的夜空，喃喃自语道："珍妮弗，我觉得你是这个世界上最懂我的人了。"现在回想起这一幕，我大脑深处好像突然惊醒了，慢慢地、小心翼翼地，有个念头开始萌发出来。也许我能对他"另眼相看"是有原因的。也许，我大胆地猜测，这是因为我们惺惺相惜。也许，孤独症并没有"隔代遗传"，而是代代相传。这么一想，我好像突然明白了，为什么我这三十多年总感觉自己和别人格格不入。

破译诊断密码

又该开始研究了，我一头扎了进去，至少我是尽量扎进去了。但是很快，我就发现我进了一个死胡同。有关阿斯伯格综合征和普通孤独症的那些自检题目还是很容易搞到的，不过其中大部分用的都是文绉绉的医学术语，不是具体的描述，比如"实际生活中表现是这样那样的"。但好在我都有经验了，孩子们刚诊断的时候，我就接触过这些东西，知道怎么把这种专业术语变成人话来理解。所以，轮到我自己的时候，我已经是个很熟练的"翻译"了。而且，我可是有三个阿斯孩子，还嫁了个阿斯老公，还极有可能有个阿斯老爹，我自己根本用不着搞一个阿斯画像来作参照，随便抓个人，凭本能就能分辨出来谁是谁不是。

但是，诊断可不能凭本能。

作为律师的女儿，我知道，如果我想跟心理专家或者精神科专家约诊，并且到时候能拿出像样的证据的话，总得有个先例作参照。那么，参照在哪里？可以参照的女性样本在哪里？我到哪儿能找到一个阿斯伯格综合征女性的描述，让我可以对照自己的情况逐项检查，然后指着某一项说"看出某人的影子没？像不像？"问题就在这儿，我怎么找都没找到这么一个可供参照的描述，所以我找不到跟我相似的先例，也找不到我自己。我的感觉就好像是举着蜡烛在黑暗中穿行，自己一个人，跌跌撞撞在这个世界上闯荡，没有人跟我并肩前行，没有人跟我步调一致。

在早期的孤独症相关研究中——最早期的那段时间——所有的

团队成员都是像汉斯·阿斯伯格（Hans Asperger）博士这样的男性科学家，他们的研究对象也都是男性，大部分都是孩子。研究结束后，团队以这些临床观察记录为基础对孤独症症状进行了概括。研究对象是男孩，描述对象也是男孩，再以这些为基础形成了诊断标准，那么符合这个诊断标准的，自然就是男孩居多，怪不得我找不到符合我状况的描述。这些孤独症谱系症状的概括描述，都是基于对二战前维也纳时代小男孩的临床观察记录，对我这个生活在 21 世纪、开着小货车的美国农村人能有什么参考价值呢？而且我还是个女人，一个想要光彩照人的女人。

而且，我也找不到可以聊聊的人。当时，我的世界和欧洲那个学术调查简直八竿子打不着。跟所有带小孩的妈妈一样，我和其他成年人进行社交互动（我的意思是和身高一米以上的人进行对话）的唯一机会就是带孩子参加活动的时候见缝插针地和人聊上几句，随便谁，碰上谁就是谁。启德童早教啦，图书馆举办的读书活动啦，金宝贝什么的，这些活动，对于曾经受过高等教育、现在在被孩子整得半疯的女性来说，就是个交友俱乐部。她们离开了曾经叱咤的职场，现在非常希望能有个把朋友，希望能有人跟自己一起回顾养孩子之前的人生。她们非常热衷于举办家庭野餐活动，有吃有喝还有玩，非常方便联络感情。

在高档商场里举办的一场课外班午餐会，类似的活动对一个女性的社交前途的影响是非常大的，其程度绝不亚于中学食堂，既能成就也能毁掉一个女生的社交圈。尽管每次建议举办这种活动的一般都是我（我学到的社交规则就是这样的，这是融入大家的最好方式），但其实我从来都没有真正参与过。每个星期，我都开车经过那些野餐的地方，泪眼婆娑地看着那些妈妈们笑着闲聊，孩子们有的在婴儿车里睡着，有的开心地嚼着麦片。我的孩子可从来没这么消停过。他们可不会拿个玩具就能哄睡着或者乖乖坐着玩。他们总是……鸡飞狗跳的，一刻不停，所以我脑中的弦老得绷着，时时刻刻处于战备状态，不知道他们什么时候就会情绪崩溃。有时候，我也想跟人沟通啊、交流啊，给人解释一下我为什么老是那么紧张……但是大部人听到这样的事情都会选择关闭天线，大家都不愿意有什么东西打扰自己的清静。

你诉苦时间太长的话，人家就听不下去了。

孩子是我自己的，我非常非常爱他们，只要他们需要，我为他们做什么都可以，过去是，将来也是。但同时，活得这么辛苦，我也确实很厌倦，尽管我很痛恨自己有这种想法。多少个十年就这么过去了，我卑微到看着别人过着我想过的生活。这种生活离我太近了，近到我做不到不看；可又离我太远了，远到我好像什么都记不起来。我的生活好像总是差那么一点儿，这个"差一点儿"我总想搞明白……如果我能搞明白孤独症是怎么回事，搞明白自己是怎么回事，如果我能坚持住，等到"那么一天"就好了。

生活，对我来说，就像随时都要爆炸的高压锅，几乎没有睡觉的时间，也分不清白天和晚上。（性生活？不存在的。）每天只能靠咖啡续命，送孩子和接孩子中间能清醒一会儿。听别的妈妈说孩子睡的时候自己就能歇会儿，那对我简直是天方夜谭，从来没享受过，孩子们一小时内能问二十来个问题，全是那种焦虑满满的"可是要是……那该怎么办呢"这种问题，除此之外，每天还要来来回回地送他们去各种机构治疗，游戏治疗、作业治疗（那种地方的等候室里配有好多游戏活动，是为这些被拖过来的倒霉蛋预备的，免得他们等得无聊），每天听的都是那几盘 DVD，翻过来倒过去地听，还得一遍遍地鹦鹉学舌，然后每一个半小时，还得停下来一会儿，因为我得给三个孩子每人做一套感官操来调节情绪。

这套操的程序非常严格、精确。第一步，是一整套规定动作，给孩子们的腿、后背还有胳膊、手做抚触，像做手术似的；第二步加上按压动作，部位是膝盖、肩膀、屁股、胳膊肘、手腕和手指；第三步，根据不同年龄段做些适当的前庭（运动）活动，比如说：两三岁的，就把孩子放在大毛巾上，拖着他在厨房跑，边跑边唱；学龄前的，让他坐在转椅上转；幼儿园的呢，就让他坐在秋千上来回推，就是宜家那种吊在天棚上的秋千。最后一步，我还得说服孩子们干点儿体力活，把豆袋在楼梯上拖上拖下啦，在客厅跳跳蹦床啦，跪姿后踢腿、平板支撑、仰面手脚撑地爬、拉健身带等。上述这些，所有的程序，每一个动作，都是我自己带着三个孩子做，这三个孩子还不总是那么愿意做，不总是那么想配合，时不时还看彼此不顺眼。每九十分钟来一轮，还得时不时地变点花样，还要录像，因为每周和治疗师碰面的时候都要带过去回顾讨论。

如果孩子们的焦虑水平没有降下来，或者还是接受不了那些最基本的感官刺激（如受不了电影院的噪音、受不了画手指画时手上有颜料、在游乐场玩的时候不能跟其他孩子一起玩），再加上讲话还是那么大声，还是喜欢不停地转圈，或者在家具上面蹦来蹦去……那么治疗师百分之百就会问我："妈妈"，对，就这么个称呼，没别的，因为你在所有人面前的唯一身份就是这个……"妈妈，那套感官操是不是没坚持做啊？"

对，我没坚持做，从来都没坚持下来过，我都怀疑真有人坚持下来过吗。现在回想起来，所有这一切好像都很荒唐，很不现实。但如果是你，面对这一切，专家失望地看着你，摇着头，你能找到什么借口来解释你为什么没做到呢？这一切都是为了你的孩子，你怎么能做不到呢？有些时候，我本想很小声地哑着嗓子说上一句："我在努力做，但是他们四处乱跑，我实在太累了，自己一个人。"但是我忍住了。我只是加倍努力，加倍地加倍，睡得更少，咖啡喝得更多，爱得更热烈、更投入，同时偷偷祈祷，所有这些付出好歹能有点儿用。

我先赞美主，然后把这些话说给主听。

我要说的是：希望能有一个以女性的观察记录为基础的诊断标准。如果我有机会能给有关孤独症的讨论提点建议，如果我有机会能把以男性为主的标准变成适用于女性的标准，如果我有机会能提出一个普适的谱系特征描述，就是那种你一听就会觉得"啊！对呀，确实，就是这样的，我也是"，那我最先需要搞清楚的一件事就是：为什么男性会有这样那样的表现？同样的情况下，我们女性可能会有哪些表现？有哪些表现可能实际上与男性的表现有着同样的行为功能，但是因为看上去和那些诊断标准的描述很不一样，所以还没有足以引起专业人士的注意呢？

这是个很值得研究的问题，我想我会找到答案，我觉得我能。尽管我在其他方面有很多的不安全感，但是每次面对智力挑战的时候，我从来都没怵过。从很小的时候，我就有这种莫名其妙的本事，能注意到其他人注意不到的东西。不管是一页纸上的几个单词，还是一段谱子上的两个音符，别人看不出来规律，我却一眼就能看出来，不知道为什么。所以，只要需要对付的是事实材料，不是人际关系，那对我来说就简单多了。我需要做的就是从已知的入手，收集尽可能多的信息，然后坐等结果就行了，就像看那种 3D 画一样，藏在里面的答案最终自己会现身。以前总是这样的，现在也是。

按照计划，我从自己知道的开始入手：人类的基本需要都是一样的。当然了，有些东西是必需品，比如吃的、住的，还有安全保障。但是，这些远远不够。沟通的需要、精神上的需要也是必需的，如归属感、成就感。地域不同、时代不同、文化不同，满足这些需要的途径也不同。

所以，当年作为观察对象的维也纳男孩，他们的那些行为满足了哪些共同需要呢？这就是我必须要搞明白的事情，只有这样，才能解释有关阿斯伯格综合征的描述对我有什么意义。

很明显，当年阿斯伯格医生的病人们都很喜欢火车时刻表，还有路线图。几十年过去了，我孩子就诊时让我填的那些家长问卷也是在问孩子是不是喜欢玩玩具车上的轮子，可是这些东西，很多女孩根本就没有！至于那些见鬼的火车时刻表，就更没意义了。这不是本末倒置了吗？很明显，这种问卷只是满足了当时的需要而已，这种需要可能比较迫切，也比较普遍。这就好比说，只有每个星期去做弥撒、过安息日，或者去清真寺做晨祷才能证明你有精神生活，其他都不算数一样，可是，每个人都有自己的精神生活，所有这些形式，而且不只这些形式，都能有效满足精神生活的需要。因此，我要做的就是忘掉这些细枝末节，专注于我的推理。闭上眼睛，想象一下，不要被某些词的倾向所影响。先把学术争议放到一边，从情感角度去想：盯着车轮子看，或者研究哪个发动机什么时候应该装在什么位置，这种感觉到底好在哪？

这么一想，我就恍然大悟了，完全就是凭直觉。这种感觉好就好在秩序感和事实的可靠性啊。人是多变的，而且变幻莫测，但是，事实不会变。这种不变，就能让人安心、快乐，所以，那些孩子才会喜欢火车时刻表，喜欢地图；所以，我小时候读到劳拉·英戈尔斯·怀尔德（Laura Ingalls Wilder）写的《草原上的小木屋》（*Little house on the prairie*）那本书的时候，会记住里面所有的家族关系和历史事实；所以，我才一头扎进《万物起源》[*The Origin of（almost）Everything*]这种非小说类的书里，凡是我见过的东西，不管是棉条还是童谣，我都想去弄清楚来龙去脉、目的和意义；所以，我才搜集了好多英国皇室成员的明信片，放在一个大大的黑色相册里，还把这些照片摆成了一棵家族树；所以，我的毕业论文才会做"芭比和21世纪女性时尚琐记"这种选题。其实，我是在不自觉地表达着自己对安全感和可靠性的渴望，虽然这是最高级的学术方式，但本质上和那些维也纳男孩没什么两样，只不过是换了一个方式而已，载体变成了一个现代的女性。

那么然后呢，还有那个众所周知的症状描述，就是喜欢给东西排队，这个怎么解释？孩子诊断时，我填的量表中就有这么一道题，"您的孩子经常给玩具卡车或者火车排队吗？"其中一个孩子是这样的，另外两个……怎么说呢，他们好像有点愿意"摆摊儿"。我自己呢，肯定从来没给卡车或者火车排过队，我压根就没有那些东西，而且，我想了一下，这种玩具正常玩的时候不就有点需要排队的嘛？托马斯和他的朋友们，还有现实生活中，火车厢不都是连成一串嘛？至于小汽车和其他交通工具，看看大街上就知道了，不都是要排队的嘛？还有游戏卡，孩子们不都是用那种有透明插袋的夹子整理的嘛？乐高积木本来就是用来搭建展示的啊！我家最小的孩子十八个月的时候就会小心翼翼地把所有的橄榄球头盔排成一排，然后开心地叫起来。大人不也差不多嘛，收集体育纪念品摆架子上供人"瞻仰"。还有一个问题是：队列被撞乱了，孩子会不会不开心？当然会啊。但是，如果别人没意识到你费了多大工夫，三下五除二就给拆了，或者一点儿都不当回事，碰上这样的事，你不生气吗？

这些问题让我明白了三个要点：

第一点，检核表（Check list）一般都是简要地描述什么东西是什么样子的，但是用到孤独症这里，大部分问题听起来不像是描述，倒像是规定，规定孤独症人士的行为方式就应该是什么样的。如果你游泳像只鸭子，走路也像只鸭子，你还总跟着鸭妈妈，那你可能确实就是只鸭子。除非你是只丑小鸭，原本是一只天鹅，那只不符合大家眼中天鹅标准的天鹅，那只做了它自己的天鹅。大家好好想想，如果没有非得把他当成一只鸭子，然后看着他因为不像鸭子而痛苦挣扎，那么他这一路走来的各种表现，说不定能有更好的解释呢。

专家们只是站在这些看似权威的表格后面，远远地、冷静地观察评估，照本宣科地画钩打叉。可是，在我看来，绝大部分课本啊、讲义啊、要点啊，还有评估工具什么的，都是没有立体感、没有想象力的，而且完全没有换位思考。难道就没有个有点人味的版本吗？有第一人称角度的分析和观察的那种。那些照本宣科的陈词滥调，要想内容多一点、深度多一点，视角广一点、维度多一点，见解独到一点、描述准确一点，那就必须得让活人、那些真正经历过这些艰难的人来改进才行。

看到那一长串所谓的"孤独症典型的"行为和特点的时候，我觉得那些问题中列出的行为，还有与此相关的兴趣爱好或情绪表现，从很多很多角度而言，实际上都没有什么特别不正常的。这么明显的事实，不知道为什么没有人提出来过，真是很奇怪。当然了，这种表现和反应的频率还是能说明问题的，这确实是值得注意和研究的部分。但是，首先考虑的应该是人类这个大谱系，我们的目的是一样的，方式是不一样的。那些诊断描述中，多次提到谱系人士喜欢"陈列式"游戏，害怕其他形式的互动，讨厌打破已有秩序等，可是在这中间，我看到的却是谱系大脑的某些特别之处，比如只能理解字面意思、思维方面比较教条，还有难以主动发起社交互动等。

这就意味着如果我想确定阿斯伯格综合征或孤独症的某条诊断标准是不是符合我的情况，那么以后看到每一条的时候都要思前想后、仔细分析。

而且，还有一点，也是我要面对的。21世纪的科学研究中（还有抱着20世纪的古董不撒手的那就更不用提了）存在着某些性别偏见，而这其中规模最大、最为恶劣的那些偏见，在孤独症评估筛查工具中竟然无处不在（现在依然如此，真是很悲哀的一件事）。研究孤独症典型行为的时候，样本主要是男性，而孤独症女性有类似感受的时候会有哪些行为表现，设计这些问卷的专家们几乎或者根本不了解，样本是男性样本、问卷也是针对男性，因此问卷中的性别偏见问题就被掩盖了，没人觉得这种问卷有什么不对的。问卷本身就有问题，那么用于评估这些问题的分值，还有出来的结果肯定也会有偏差——对于研究人员来说，只是意味着数据不可靠而已，而对于普通大众、教育工作者、心理健康从业人员来说，则会导致偏见，这种偏见可能看不见、摸不着，却根深蒂固，最为糟糕的是，对于那些相信科学、相信专家的父母来说，你让他们拿着这些量表去评估自己的儿子和女儿，结果会是什么呢？男孩的结果可能不会受影响，但是女孩呢，女孩的家庭呢？对他们来说，这不是欺骗吗？

所以，看到这些诊断标准和带有性别歧视的总结时，我都得透过现象看本质，努力地挑出那些满足所有人类的心理需求的关键点，然后再仔细考虑，作为一个女孩或者成年女性，要达到同样的目的，我可能会怎么做，这个过程可不会很快。

快乐了嘛！这是显而易见的常识。确实，我从来没玩过火车或者玩具卡车，可是……我小时候每次过圣诞节都会把妈妈那套耶稣诞生的摆件摆来摆去，一摆就是几个小时。后来，我妈妈都是提前一整天就把那套将近一米高的发光摆件从阁楼上拿下来，等我摆弄够了再搬到大门口去。我妈妈知道我非常喜欢这套摆件，好像总共有十五件，有塑料的小绵羊、可折叠的马槽，还有拿着金属手杖的牧羊人、披着紫色袍子的智者、戴着蓝色面纱的玛利亚，旁边还有头骆驼。赶上周六周日，整整两天，客厅都会被我那些巨大的塑料圣经人偶占满，我用它们一遍一遍摆着（摆得挺拙劣的）伯利恒的舞台造型……有时候还暗戳戳地把自己编排进去，演不知道从哪儿冒出来的耶稣妹妹。这种活动让我觉得放松、满足，很像坐禅，而且非常隐秘。稍微长大点以后，我还特别介意我的蓝精灵房子玩具怎么摆。我确实给我的芭比玩具排过队，不是为了用它们演故事，而是为了给婚礼相册拍照。我父母把我的"怪异"归结为太聪明了，或家里就一个孩子，没人跟我玩，这听起来还挺合理的。我习惯了自己玩（可能是因为其他人不带我玩，也可能是我跟其他孩子玩的时候觉得心里没底，也可能是因为家里本来也没有兄弟姐妹），也习惯了我所有东西放在哪就是哪，放的时候什么样就是什么样。

可是现在，我开始怀疑这种解释与事实完全不挨边。

一天又一天，就这么过去了。我忙里偷闲，结合自己看的资料和从孩子身上观察到的情况，给孤独症女性拼凑出一幅画像——一个专为女性设计的问卷检核表，在想象中代入我自己做了一遍，把那些本能的反应体验了一遍，在记忆里搜寻了那些相似而又特别的情节，看是不是能对号入座。

可是就在这个时候，一切结束了，我所有的研究都白费了。就那么一会儿工夫——那天早上——我老公说他自己确诊阿斯伯格综合征的时候，他把这个遗传指标给占了。我这半辈子都活得格格不入，本来以为马上就找到原因了，本来可能谅解、可能释然、可能理解的，都已经伸手可得了，结果突然间一阵风就给刮走了，给我留下的只有耻辱、自责，以及毫无存在感，那种感觉又回来了。

去开车的时候我哭了，我感到很绝望，不是因为想到孩子们感到难过，也不是替他们的爸爸感到害怕，我是为我自己哭，我是嫉妒他们。

我跟活得格格不入的人在一起都格格不入。我会克服的，我知道。这一刻过后，我还得继续守护我的孩子们，也会继续前行。可是这一刻，我就偷偷崩溃一小下，允许自己在小货车里哀恸那么一小会儿，为那个谜底哀悼一会儿，那个谜底，我本来以为会是我，现在发现原来是我深爱的人。

然后，就在我觉得希望要从手边溜走的时候，我得到了一件大礼，一件没人想要的大礼，那就是这句话：你确实有阿斯伯格综合征。

这世界停止了。对我来说，新生开始了。

从很多方面来说，没人能想到我是阿斯伯格综合征人士，过去是，现在依然是。我能理解，当我们发现有些熟悉的事或人跟自己想象得不太一样的时候，确实会让人觉得一切都乱套了。

即使是稳操胜券的那种熟悉也不代表完全的了解。想一想是不是这样，多少回了，你对某件事特别笃定，却发现完全不是那么回事，比如人类曾经相信地球是平的；比如有人曾经相信女性受了教育，营养就都到脑子里了，就生不出孩子了；再比如我们还相信过千禧年的世纪大灾难会把人类送回石器时代。

下面是三点中的最后一点：生为谱系，也依然是人，只不过是人类所有变体中的一个类型罢了。每种文化、每个地区、每个阶层、每个种族都有孤独症人群的存在，不管性别取向是什么，也不管性别角色是什么，和其他所有人群一样，其复杂程度和严重程度都是因人而异，每天都在变化。当然了，一个人不会因为某种身份就一定是孤独症，就像一个男孩不会因为出生时有人在旁边喊了一声"是个女孩"而变成女孩一样。孤独症这个词本身也不代表低人一等。"孤独症"是一种神经特征，而不是病理状态，它是把某些认知和感官能力巧妙地组合在了一起，而这种组合又恰好同样巧妙地和某些特别的困难搭配在了一起。

2015 年，"神经多样性"（neurodiversity）这个词有史以来第一次被收录进字典，这标志着我们开始探究我们是谁、我们是什么样的，这是反向的自我实现[①]。这么多年的时间都浪费掉了，人们才开始发现，才开始意识到这些。在这之前，人们经历了这么多年的误解、痛苦、孤立、伤害、羞辱，以及这么多年的心理创伤。

直到最近，全球女性中死于心脏病的人数还都多得令人震惊，因为专家们问诊的时候，问的都是传统的、典型的症状表现，比如

---

① 译注：反向的自我实现（self-actualization in reverse）是心理学术语，指个体的各种才能和潜能在适宜的社会环境中得以充分发挥，实现个人理想和抱负的过程。

放射性疼痛或者突然的乏力等，这些都是心脏病在男性身上表现最为明显的症状，而有些症状，比如突然感觉非常疲倦、消化不良，还有不明原因的身体不适，都没有引起女性（还有她们的医生）的注意，就是因为她们没有觉得胳膊以下部位麻木或者心慌气短。换句话说，在女性身上很常见的病理改变被忽视了，只是因为大家都觉得女性如果得了某种病，其症状表现应该跟男性一模一样，而这种观点对于女性来说是致命的。

我说得再清楚点：我不认为医生是故意不负责任或不够专业，就他们所掌握的知识而言，他们已经做到了最好，但是很明显（也很令人担忧），他们掌握的知识是不全面的。

美国心脏协会曾发起"红色裙装女性典礼"活动，向社会宣传有关女性心脏病症状的知识。活动的开展引起了名人关注，提高了公众意识。很快，医学专业人员就在心脏病的诊断手册中加入了女性对于自身症状的描述内容。换句话说，那些"看起来好像是女性心脏病症状"的表现，最终吸引了人们的视线并引发了人们的思考和关注，被加进了"心脏病症状"的补充说明里，不分男女。

孤独症也是如此，或者说，应该如此。和心脏病或者其他人体状况一样，孤独症或者阿斯伯格综合征的医学概念也好、"大白话"解释也好，如果是"扭曲了"的，如果总是偏重关注某一种性别、经常忽略或者错误定义另一种性别，那么这种概念或者解释都是不完整的。更确切地说，想要概括谱系群体的话，就应该包括这个谱系中的所有神经连接的外在表现形式，但是……经常就是不包括。

坦白说，孤独症这个圈子是需要女性声音的，可以来个烈焰红唇，再来几个身上打洞穿孔的，或者穿西裤套装的理性选手。我其实并不在意某一位女性是如何表现自己的女性特质的，只要我们能加入这个阵营就行。不管怎么说，我们确实跨过门槛了。很多年前，有个记者问金杰·罗杰斯[①]，她觉不觉得很难跟上弗雷德·阿斯泰尔[②]的步调，她一边腼腆地微笑，一边直截了当地回答："不觉得，不管怎么说，他做的动作我都做到了，只不过是倒着做的，而且还穿着高跟鞋。"

太棒了，金杰女士，欢迎来我们孤独症女性阵营！。

如果……那会怎样

在我看来，"常态"就是很平常，平常到没人会注意到，就是符合常规、比较常见、处于平均水平。生活本身就应该是这样——考试分数啊、身高啊、智商啊、行为啊，大部分人都处于平均水平。搞数学和科学的那帮人把这种状态用柱形图呈现出来，就叫作正态分布曲线，这是一条钟形曲线，你之前肯定见过。正态曲线很常见，也能说明问题，因为基本来说，这种曲线的意义就在于让我们看清楚什么是常态，什么不是。平均数就是峰值，就在这个钟形曲线的正中间。在所有（人或物）的统计样本中，大约有三分之二（的人或物）是无限接近这个中间值的。看曲线下面，去掉一个标准差，还是包括了样本的百分之九十五，不管你测的是人还是物。这个"钟罩"外面的边缘部分，大概还有百分之三左右的人，显而易见，这些人确实离"中间"就比较远了。再往外还有离得更远的，连这个边缘都没挤进去的，那就是离常态更远的那部分人了。我这辈子就属于连个边也没挤进去的那种人，从小时候那个顶着红头发的小姑娘，到后来上学那个优等生，再到后来我的紧张、我的动力，还有危机接踵而来的这一辈子，我的常态就是在常态之外，只是我从来没搞明白这到底是为什么。

---

① 译注：金杰·罗杰斯（Ginger Rogers），舞台剧演员、电影演员、歌手。
② 译注：弗雷德·阿斯泰尔（Fred Astaire），演员、舞蹈家、歌手。

　　记得好像是二年级的时候，学校发了一张看起来挺正式的纸，上面写着："智商测试结果：珍妮弗·库克。"当然了，我那个时候根本搞不清楚那是什么意思。不过，我也明白那个测试和分数应该是挺重要的。即便不知道来龙去脉，那个数字我也记了整整五年，直到十二岁的时候，我开始每周六去上一些大学课程。其中有一门课刚好是心理学，教材上有一章，就叫"智商：非典型状况"，我第一次看到了我的智商水平在正态分布曲线里的位置。而且，我发现按这个曲线看的话，我离中间点是如此之远，简直是远到了爪哇国。换算成样本比例的话，我属于1%里的十分之一，一点儿都不夸张，要不是那个页面也就那么大，我都能掉到书外面去。

　　结果就是这样明晃晃地写在纸上，千真万确。我不典型，这我知道。可是后面那段话里有些东西让我坐不住了，我觉得那里面有些措辞不对劲。

　　我聚精会神地看着这本心理学教材，那些话让我的小眉头拧了起来。"非典型状况描述了一些情况。"嗯，明白，就是可能我的情况少一点儿，你的情况多一点儿。可是后面就开始不对劲了，作者把"典型"和"正常"这两个词替换着用了。我往后靠了靠，噘起嘴，开始冥思苦想。不对，这样用是不准确的。"典型"指的是数据，某个样本里的多少，可是"正常"这个词就有很多"比较"的意思在里面，就……有很多"评价"的意思。这是把我和一般人比较吗，我才不比。我不是不典型，但是……我摇了摇头，把那本书"啪"地扔老远。不对，写书这人错了。"典型"和"正常"不是一码事，我有亲身体验。和正态曲线下面那99.9%的人相比，我肯定不典型，但是对于和我一样在曲线外面的那0.1%的人来说，我从来都是、现在也是正常的。对我来说，我是正常的。对我们来说，我也是正常的。

　　在这个极小的区别里，恰恰藏着改变人生的顿悟。即便是1%

中的十分之一那又怎样，那也比孤零零一个人强啊，这意味着还有人像我一样，我不是一个人在战斗。

贝儿曲线①

那一年，动画片里出了个小美女，抛出了一条真正的曲线。她就是《美女与野兽》（*Beauty and the Beast*）中的贝儿，对我来说实在是太亲切了。虽然和我一样有着红头发的小美人鱼公主爱丽儿永远都是我的灵魂姐妹，但是，我还是钟情于贝儿。这个超级喜欢读书、精力极其旺盛，还有点黏爸爸的女孩子，莫名其妙地，就是和别人有点不一样——社交方面、情感方面以及智力方面都不一样。好吧，我读懂了这个故事，她很有音乐天赋，人也聪明，不害怕失败，充满好奇心，而且从不害怕表现真实的自己。她没有朋友，单纯天真。在她背后总有人在嚼舌头，还带点莫名其妙的同情，说这个"奇怪"的女孩怎么跟"我们大家伙"都不一样，这种经历我也有过。

只是……在贝儿的故事里，有一个问题。那是当时的我从来都没想过、更没经历过的。贝儿那与众不同的、招牌式的热情、才智还有同情心——这些品质我也有——并没有毁掉她的生活。这些品质恰恰成就了她，让她成了一个女英雄。实际上，贝儿很渴望冲破各种限制——这是我非常理解的。跟我一样，她也很渴望去做更大的事情，在"广阔的大千世界里"闯荡一番。

她也觉得总有一种莫名的声音在召唤她，也认为让人痛苦的纷乱嘈杂中肯定有着不为人知的逻辑，也相信一颗坚韧不拔的心一定会战胜任何困难。贝儿这个名字的意思是"美丽"。那么，如果贝儿她自己的曲线跟普通的钟形曲线不一样，那会怎么样呢？如果她自己的曲线也可以很美，那会怎么样呢？也许，会有更多可能、更

① 译注：英文"贝儿"与"钟"同音，因此，原文标题有一语双关之意。

多故事，而这些在别的地方也许不可能出现。那么，如果我能生活在他们那里呢？

那我可能就不用为这个什么柱形图战战兢兢的了，也不用琢磨自己太不合群、离"典型人群"太远是不是太不安全了。相反，我会坚持以自己的方式，做我自己的"正态"。我会仔细梳理一下那意味着什么，会去寻找像我一样的女孩。也许，我是说也许，我还会在那个美丽的、非典型的"贝儿"曲线之上，过我自己真正想要的生活，充满好奇、充满激情，也许我们都能做到。

有些人觉得自己这辈子大部分时间都没有进入那个奇妙的境界，没有轻松地交到过朋友，没有享受过欢乐的聚会时光，而相比之下，我们这些女孩子就更没进去过了，我们甚至连门朝哪开都不知道。换句话说，如果说孤独症群体可能是徘徊在各种正态曲线边缘的，那我们这些女孩子就是挣扎在曲线外面的。

我们不必花上半辈子时间——加上自己去研究、去探索——才敢大声宣布："恭喜啊！你不是不可救药，你是正常的，只不过你的'正态'有点特别罢了。就是现在，我们就来告诉你一些事情，这些事情对你来说可能比较困难，我们会告诉你该怎么解决，更不用说你还有很多天赋，你可能从没想过这是多么可爱、多么精彩的礼物。嗯，对了，顺便说一下，其实这个世界上还有很多像你一样的人。好，来吧，来加入我们吧！"

我终于确诊之后，有一次带着女儿去精神科医生（我一直非常感激她）那里接受治疗。开始之前，她问我可不可以先只跟妈妈聊聊，我很紧张地关上了诊室的门，忐忑不安地等着。她的话完全出乎了我的意料，但是非常有说服力，也非常鼓舞人。

她说："珍妮弗，我不知道我之前说过没有，但是我最开始确实没觉得你女儿是阿斯伯格综合征，但你儿子呢？我觉得百分之百是，"她向前探了探身子，很平静地承认了这一点，"但是你当时坚持带她来看，你让我观察了一个多月，不先入为主，不带任何偏见。那段时间你很疲惫，你研究那些心理学家、专家，把自己搞得心力交瘁，但是坦白讲，我当时觉得你弄错了。可是，珍妮弗，你没错。你所有的观察都非常准确，四年了，我现在不但确定你女儿是阿斯伯格，而且从你身上学到了一些东西，这些东西哪怕是在最好的医学院都不一定学得到。"她一边微笑一边感叹："相信我，把你的经历分享出来吧，这会让千千万万的女孩子受益。当然，可能有人会怀疑你，就像我刚开始那样。可是，珍妮弗，你肯定会不遗余力地去拯救那些受伤的心，这一点我从不怀疑。所以，去吧，去改变这个世界吧，就像你当初改变我一样。"

作为成年人，确诊以后，回头去走一趟自我发现之旅，其实感觉挺奇特的。看着那些症状描述，一条条的特征啊、特点啊，感觉有点奇怪，尤其是看到解释这些特点在实际生活中的表现时，这种感觉就更为明显，看着看着就感觉自己好像是在看后视镜，看到了一路走来经历的无数个时刻和无限的回忆。就好像这一路走来，从童年到此刻，你的生活其实一直在被一个看不见的孤独症指挥着、随心所欲地操纵着。你觉得自己转过弯道、上过高速，觉得自己在掌控自己的生活，但其实从头到尾都是自动驾驶。诚然，这一路看过的风景因人而异，就像一首曲子也有高低变化。但是整体上来说，你的神经基础早就规划好了你的人生之路，就像用了 DNA 定位仪一样，这一路肯定会露出谱系的模式和倾向。

我花了三十四年才重构了自己的生活，才摆脱了身份的困惑。这个时间实在太长了，一天二十四小时，一年三百六十五天。这种日子我居然过了三十四年，伤痕累累。但是，还好，我过来了，有些人可能都坚持不下来。没有人必须坚持，我们每个人都有权利好好生活，不必非得回去修复自己，我们有权利好好地过、充实地过，作为人类这个大谱系中的一员，现在开始，好好地生活。

就我自己来说，肯定还没完全学会如何倾听自己内心的声音，不过我已经学会了如何说出自己内心的想法。在这一路崎岖坎坷之中，我摔倒过很多次。但是每一次，我都重新站了起来，虽然有时候有点狼狈，有时候需要很长时间，但是，我终究还是站起来了。我身上伤痕累累，但我为此自豪，因为这些伤痕证明了我在被那些事或人伤害之后变得更加坚强。直到今天，我依然选择继续去闯。我能接受自己的错误，这就是我日常生活的一部分，但是我会慢慢弥补这些错误。

我会尽力让时间证明这一切。我跟大家分享我的过去，照亮别人的未来。我知道我可以勇敢无畏，也可能满身伤痕。我不完美，也不典型，更不是英雄，但我依然相信这个世界会为我留一方天地。

那方天地只属于我一个人，金杰二世，一个穿着高跟鞋、倒着跳舞的女孩。

第 2 章
伪装：隐藏

"4"这个数字是黄色的，元音字母"A、O、U"都是女的，而"I"和"E"是男的，你会觉得星期四这个单词肯定是男的，因为里面有两个元音字母"e"嘛，但其实不是。不知道为什么，星期四是个英国小姑娘，有点害羞，还有点邋遢，穿着灰突突的衣服和松垮垮的过膝袜。而星期五，则是个迷人的美女，长着一双勾魂的眼睛，她的名字应该是用花体字写的，越往右字迹越淡。对我来说，所有的单词都是这样的，不管是低声细语地说出来的，还是敷衍潦草地写出来的。即便没有纸，这些单词也会浮现在我的眼前。它们都有自己的性格、自己的故事。仔细听，努力抓住它们，把它们拼在一起，就像用触摸屏那样。等上一会儿，看这些字母就像指挥家的乐谱一样出现在你的眼前，就像看着大理石慢慢变成雕像。

我知道我说的这些听起来实在太怪异了，让人听不懂，或者有点疯狂，或者两者都有。我现在真的意识到了，不过以前没有，因为对我来说，这些都没什么好奇怪的。对我来说，这个世界就是这样的，我的体验就是这样的，再清楚不过了，就像鼻子长在脸上，就像大海是蓝色的、太阳是金色的，而且永远不会变。我的感觉告诉我这一切就是这样的。对我来说，觉得"3"和"5"这两个数是男的，"7"这个数很尖刻，而且尝起来有股金属味儿，这种事一点不奇怪。别人说的话，或者是名字里头有些字母长得特别像，就很难区分，这种事也不奇怪。比如：我就总是把编辑琳赛（Lindsey）和出版商莱斯利（Leslie）搞混，经常把应该发给一个人的邮件错发给另一个。因为这两位女士的名字开头字母都是一个高高的"L"，后面是"男的"元音字母，再后面都是字母"e"。即便是听到这两个名字，我也马上就能在眼前看见，所以，如果我想努力把它们写对，就得先闭一会儿眼睛，集中精力想我想看见的那个名字，然后盯着收件人那个位置，之后再打下这个名字。对我来说，所有这些都很熟悉、稀松平常……

就我的角度而言，我反倒觉得别人看不到、尝不到或者听不到这些东西，那才奇怪，甚至有点悲哀呢。神经典型（Neurotypicality）这个词，对我来说就是一个陌生遥远、没有生机的国度。虽然从学术角度我明白这个词了，但是我还是觉得挺难相信的。

你不知道的世界：联觉

想象一下，在一个大部分人都看不见颜色的世界里长大，那会是什么感觉？他们看不见早春小草的新绿，也看不见松林叠嶂的墨绿，看不见红宝石的血红，也看不见血橙的玫红。他们什么都看不见。但是你能，你的眼睛能看见，你的心能明白，你的嘴能表达，可是这些话在别人听来就是胡说八道。

想象一下，小小的你，无比真诚地讲着你所看到的那个世界，换来的却是别人冲你摇头、皱眉、翻白眼，那该是多么让人困惑。大人们根本不搭理你说的，孩子们也渐渐疏远了你。想象一下那种不被理解的孤独，想象一下得不到重视、得不到尊重的那种痛苦。这给你一生都种下了自我怀疑的种子，会给你留下这样的一个思维模式：也许？说不定？这一切确实是我自己想象出来的……或者更糟糕的是：也许我太疯狂了。

如果上面说的这些你都能想象出来，那你就会理解别人说你脑子有问题是什么感觉了。你认为对的事情，得不到承认，得不到重视，得不到尊重，连带着你也一样，得不到承认、重视和尊重。这就是我小时候的感受，那个时候我就意识到我自己的妈妈都搞不懂我在说什么，我很小的时候就发现自己的诚实在别人看来就是胡说八道，我不能信任自己眼睛看到的东西，不能信任自己耳朵听到的东西，没有人说过数字是有颜色的，也没有人说过字母还分男女。我四岁的时候就觉得自己有点怪、有点笨，甚至感觉有点恐惧，所以，我就假装跟别人都一样，不再多说什么了。

我什么都没再说，直到成年以后，偶然看到了一本书，名字叫《星期三是靛蓝色的蓝》（*Wednesday is Indigo Blue: Discovering the Brain of Synesthesia*），作者讲了自己的感受，他觉得自己对星期几这些词汇和颜色词汇的理解好像有些交叉的部分。这种感觉叫作联觉（Synesthesia），是一种非常罕见的神经系统状态，在这种状态下，来自一种感官的信息能够自动地让大脑产生第二种感觉。作者写到，那些有联觉体验的人可能会尝到音乐的味道，或者能把字母、数字或日历与性格、颜色甚至性别联系起来。他们甚至既能听见声音，也能看见声音。

看完以后，我简直目瞪口呆，震惊不已地跑到书店网站上发评论说："真的是这样的！'8'这个数字确实是绿色的！"不用说，不少人读到这些都会不屑一顾，但是我毫不在乎。

美国心理学协会（American Psychological Association，简称APA）网站上有一篇文章，名叫"每天都有幻想：联觉的世界"，据这篇文章说，联觉来自希腊语，意思是"一起感知"。联觉的类型不同，互有交叉，有些能够联觉的人会听到、闻到颜色，有些人能尝出颜色的味道，有些人看到颜色的时候会觉得疼，还有一些人看到某些形状，会觉得有某种味道，或者觉得数字、字母和单词都有颜色。

还有一些能够联觉的人，会有专家们所说的"概念联觉"的体验，他们会觉得某些抽象概念，比如时间单位或数学运算，就像是某些形状一样漂浮在自己周围（这就很好地解释了我之前提过的像看触摸屏的那种感觉）。许多能够联觉的人——很显然也包括我在内——他们的联觉体验类型各不相同，互有交叉。

这篇文章的结尾是这么说的："这种情况并不太为人所知，一部分原因是，很多有这种感觉的人担心自己的这种特异功能会让人觉得很怪异，他们说，小时候不知道大部分人没有这种感官连接的体验，所以跟人提起的时候，常常遭到嘲笑，之后慢慢地就不想说了。"看到这里我觉得：天啊，没开玩笑吧，这说的不就是我吗，他们是不是跟踪我好多年了。

多么似曾相识的感觉，真是太令人震惊了……我就是这样的啊。我就是这么过来的，先是知道了"孤独症"这个词，终于从中发现了自我，之后也就大概一年左右，又了解了一个全新的概念——联觉，之前的那些感觉又得到了进一步的印证。

只是……好像也不是这么回事。我看了一遍自己找到的那些最新文献，很快就发现：我偶然间看到这些资料并马上就此判断自己是有联觉，那是因为在这之前我已经主动地、不知不觉地接受了自己的孤独症身份。因为科学家们已经确定孤独症和联觉是有关系的，尤其是在女性群体当中。

2013 年，剑桥大学的西蒙·巴伦 – 科恩（Simon Baron-Cohen）验证了孤独症与联觉之间有显著关联。他的研究样本包括 251 名成年人，其中有些是谱系人士，有些不是。文献显示，成年孤独症群体中，有联觉体验的比例是普通人群的将近三倍，而据美国心理学协会报告，联觉现象出现在女性中的比例是男性的三到六倍。综合这些数据来看，孤独症女性群体中的联觉现象不容忽视。

英国孤独症协会主席卡罗尔·波维（Carol Povey）对巴伦–科恩的研究发现表示了兴趣和认同，我非常喜欢卡罗尔这个人，也非常敬佩她的专业素养，她强调："谱系人士常常觉得日常生活中的方方面面都是一片混沌，这样的研究有助于我们理解孤独症，理解他们对这个世界的体验和感受。"

回头看来，巴伦–科恩博士也承认，发现孤独症和联觉之间的联系，是一件很有意义的事。

从婴儿期开始，我们对这个世界的所有了解，都是通过感官来实现的，这是人类的生存本能。新生儿闻到妈妈的乳香，会转过头来。有人抚触，他们就会活跃起来。听到很大的声音或者意外的响动，他们会睁大眼睛。在出生仅仅六周的时间里，小婴儿的大脑就清理了"房间"，"修剪"掉一些神经连接，以便为其他更为复杂的连接腾出空间。这一过程称为细胞凋亡，可以使接收进来的感官信息逐渐减少。毕竟，再好的东西也是过犹不及。大量的信息输入，在新生儿时期是人类个体赖以生存的基础，但是也会妨碍其他"高级"的思维形成，比如语言、逻辑等。

问题关键就在这，从神经发育角度而言，孤独症和联觉都与大脑神经元之间的连接过多有关，二者都没有经历过"神经修剪"的阶段。因为大脑保留了婴儿期的一些神经连接，所以孤独症和联觉人群的大脑每天都会接收过多的感官信息，每天都要应付信息轰炸，而这些信息，神经发育正常的人经历过"神经修剪"阶段后是接收不到的。但是我们能，我们确实接收得到，那不是我们想象出来的东西。对于有些东西，我们的感知方式，大部分普通人确实做不到，而有些时候，有些东西，大部分普通人的感知方式，我们也确实做不到。

我们的感官无时无刻不在承受着信息轰炸，这种时候，还要保持头脑冷静、专注，还要看整体、观大局，不能卡在细枝末节，要做到这些不是那么容易的，需要学习训练才行。这就好像节日期间挤在人山人海的商场里，头疼得像要炸开了一样，不巧还穿了件扎人的毛衣，头顶还有一闪一闪的灯光，偏偏旁边还有个人让你做算术题，打听你老姨的脚趾头好没好，让你选个最佳退休养老方案。这简直就是不可能的任务。周围的噪音越来越大，身上的衣服越来越扎人，旁边的人越来越挤，这个时候我们的感官就超负荷了，越来越不耐烦，越来越有情绪。

这就是一切的根源。但是，关键是，我需要所有东西——所有这些东西——才能证明给自己看自己的这些感觉都是客观存在的，而且不是个案，更不用说还得证明给其他人看了，更不用说还得有底气地说我这种情况是合情合理的了。这下子，又得找一个词——这个词得能用来描述我的某种状况，还是我竭力隐藏不想表现出来的状况。而且，如果真有这么一个词的话，那还必须是有某种实际意义的词，跟以前一样，我不是疯了，也没有撒谎，也不是矫情，只是有点特别，合情合理、千真万确。这下子，我又得从别人的故事中听到自己的情况才能放松下来，又得旁征博引才能跟人讲清我的情况，又得确保别人不会一听开头扭头就走才能讲，又得先说服自己这个一直存在的我确实是真实存在的，之后还得找到来自外界的证明，我才能讲。

但是，如果没有这些资料，没有哪种描述或者什么名词能够证实其合理性，那么我的这种情况即便和所有人一样都是真实的、客观存在的，说出来也会让人觉得是胡说八道，甚至我自己也会这么觉得。我已经学会戴着面具生活了，已经学会放弃自己眼中的真实，接受别人眼中的真实。一旦放弃，即为失守，大门敞开了，所有伤害都来了，这些伤害，有些来自别人，而有些来自我自己。

谱系女性群像：戴面具的我们

几乎所有的文献资料上都说，孤独症女性比男性的社交积极性要高。但就我自己的经验，以及一些重要的心理学研究结论来看，这种不同性别之间的社交差异并不是孤独症谱系障碍群体中独有的现象。有句谚语说"养好一个孩子需要众人协力，不过要干倒一头长毛象可用不着那么费劲"。人类（最终）可能会生活在这样一个世界，不需要合作，每个人都能带好孩子，都能干倒长毛象，但是几千年的社会习俗还是会保留其影响力。一般来说，女性长期以来都是比较依赖集体、依赖彼此的，我们能够生存下来，孩子能够生存下来，都借助了集体的力量。那么我们之间的互动，到现在还是会被这些微妙之处所影响，这没什么奇怪的吧。

每年体检结束之后，美国的儿科医生都会给家长一张看起来很奇怪的柱形图，从这些发育数据图中可以看到孩子的身高、体重、体质指数状况，图中还用蓝色和粉色标记出了同龄男孩或女孩的平均数以做参考。如果自家是女孩，就按照女孩数据对比，自家是男孩，就按照男孩数据对比。因此，如果你家是男孩，十五岁、身高179厘米，那么他就比百分之七十五的同龄人要高。如果是女孩，身高达到170厘米就超过百分之七十五的同龄人了。当然了，我们可能会说两个孩子都"高"，这种描述就没区分性别，这也是平时比较常见的说法，但只有把女生和女生比、男生和男生比，这种说法才有准确性可言。如果把女生和男生混一起比较的话，那么"高"这个不分性别的描述就失去了意义。同样是身高170厘米，在女孩里面算高的，而在男孩里面，只超过百分之三十五的人，就算不上高了，连中等都算不上。

这种情况就属于"A 也对、B 也对，但放在一起说就不对"，在孤独症诊断的时候，应该也一样适用，但是事实却不是这样。

2012 年，来自伦敦国王学院的认知神经学家弗朗西斯卡·哈普（Francesca Happé）以一万五千名异性双胞胎为研究对象进行了观察。研究团队对这一万五千人进行了评估，确定他们是否存在孤独症特质，之后再把评估结果与正式诊断结果做比较，结果有个非常重要的发现，这一发现有点悲哀但毫不意外。同样都有孤独症特征，而且在程度相差无几的情况下，女孩需要比男孩表现出更为明显的智力缺陷、更为严重的行为问题，或者两者兼而有之，才能得以确诊。换句话说，客观事实就是，就算女孩和男孩的"孤独症"特征一样多，也要比男孩表现程度严重得多，才能得以确诊。

一位顶级孤独症专家发现了个中原因，他就是凯文·派夫利（Kevin Pelfry），来自久负盛名的耶鲁大学儿童研究中心，同时也是一位谱系女孩的父亲。他的研究团队发现，与普通女孩相比，孤独症女孩的大脑分析社交信息的方式比较有限。这个消息对于孤独症女性来说并不算什么惊人发现，甚至连点意外都没有。

真正重要的研究发现是，孤独症女孩的大脑工作方式和孤独症男孩也不一样。脑部扫描发现，孤独症女孩的大脑与同龄普通男孩大脑的工作方式更为相似，而与同龄普通女孩相比，脑部与社交相关的活动区域明显较少。根据孤独症女孩脑部活动做出的评估结果，如果放到男孩身上的话，就不足以作为确诊"孤独症"的依据。而另一方面，孤独症女孩的大脑可能更像普通男孩，而不像孤独症男孩。

了解上述研究发现是非常有益的，但是不应该以这样的发现为依据来否定或者质疑孤独症女性群体的体验和感受。有没有孤独症，和之前提到的"高不高"的说法一样，都没区分性别，目前的孤独症诊断标准——非常具体的一系列特质、问题以及症状——中没有性别区分。所有这些特质、问题以及症状，在男性、女性、跨性别者以及不属于任何一种性别的人群中都能看到。但是，当我们对这些特征进行评估并考虑其影响的时候，不能不结合其性别特质这个因素。

这是实实在在的生活，不是科学研究或者脑部扫描那么简单，所谓实实在在的生活，指的是我们要去操场玩、要去餐厅吃饭，我们要参加工作聚会、要建立社交圈子。我们要建立自我身份认同，其基础不是大脑核磁共振的结果，这个认同要在与其他女性的相处和互动过程中一点点地形成。因此，如果我们的社交能力大体上与普通男性相似，那么毫无疑问，作为孤独症女性的我们在普通女性群体当中就算是有缺陷的，这种缺陷常常致使我们遭到排斥、嘲笑，导致我们产生抑郁情绪、自我厌恶、焦虑压抑……还有可能一辈子都戴着面具生活。

在孤独症女性群体当中，不管确诊与否，都存在一个社交现象，叫作"社交伪装"。简单地说，就是一副面具，孤独症女性活在这副面具下面，有意识或者下意识地假装普通人，至少假装不是孤独症，也没有孤独症特质，"一路披荆斩棘、闯关打怪"。假装成别人去生活，一天 24 小时不停，越长大越容易露馅，越装不下去。

据说一个女人宣布"我今天没有衣服穿"的时候，其实意思是"没有和今天的我相配的衣服"，所以，我当然不认为这种身份认同烦恼只有我们这些脑神经结构比较特别的人群才有。但是，我知道被孤立的感觉真的很糟糕，被排斥的感觉就像下地狱。我还知道，对我们中的有些人来说，与其说是融入集体，不如说是社交伪装。对我们来说，能像歌舞片《吉屋出租》①里演的那样成为集体中的一员，而不被排斥在外，简直就是梦想和奇迹。

所以，我们学着去模仿别人说的话，把各种人设拼凑起来变成

―――――――――

① 译注：《吉屋出租》（Rent）美国影片，主题是爱情、友情以及集体。

自己。我们中的很多人（其实也包括你们中的很多人）喜欢上了排戏，因为我们可以通过排戏去体验各种动作、揣摩角色心理，控制声音大小，甚至学到幽默。剧本会明确告诉我们应该怎么说，舞台说明也很清楚地告诉我们人们会如何反应，这样我们就能知道接下来舞台上或真实世界里会发生什么。我们从流行文化中模仿到一些东西，从生活点滴中也模仿到一些东西，我们模仿身边那些特有人缘的同龄人，还研究很多自传、心理学或社会学的书，从各种疗法中构建自己的论点。我们还研究视频网站上的有关教程，模仿其中的动作，学习不同的口音。我们活的是别人的生活，这就是我们每天正在做的事情，但我们确实是认真的。

我们做得好吗？当然，这取决于个人，还有时机、时代。我想说的是，我自己确实是在这个过程中得到了成长。我一直在跳舞，跳了二十年，拍各种商业广告。学校的每部音乐剧我都参演，一旦感觉到某个人设能够对我生活的方方面面产生非常巨大的影响，能够用来证明自己在社交方面还挺成功，我就会拼命争取过来，好给自己增光添彩——进藤校啦，进女生联谊会啦，当啦啦队队长什么的。

接下来该聊聊语言了。模仿是孤独症的一个特质，在谱系孩子中，仿说并不罕见。究其本质而言，仿说能通过口头重复声音、单词以及词组让人放松下来。在有些谱系人士身上，仿说现象还是相当明显的；但在有些谱系人士身上就不那么明显——反复播放同一首歌曲、电影或电视片段，抑或是反复模仿某些口音，其实也算仿说。我们在口音变化方面简直是出神入化。举个例子吧，我学西班牙语学了十一年，尽管我父母都不会说西班牙语，但总有西班牙人以为我的母语肯定是西班牙语，更有甚者，还有人跟我说我肯定有阿根廷血统，非常明显。另外，尽管我是在美国东北部长大的，长到二十一岁的时候去了南部，但我能让英国人很容易就相信我是土生土长的伦敦人，也能让爱尔兰人很容易相信我是在科克郡出生、长大的。

真的，演戏很有意思，不信看看有多少人在搞那种动漫真人秀吧。对于初到异地、人生地不熟的人来说，那可是一项生存技能。但是，在任何情况下，戴着一副普通人的面具都不是什么好玩的事。简单说吧，不管对谁来说，这都是一个双输的局面。

如果我们伪装得不好，结局往往是成为嘲弄、羞辱、排斥和利用的对象。如果我们伪装得好，其实就隐藏了真实的自我，无法得到确诊，连确诊都得不到，就更别提确诊以后可能会得到的同情、资源和启示了。非但如此，还不断有人误读我们，错解我们的意图。我们的表现很容易给别人一种错觉，觉得我们有能力分清谁是朋友、谁是敌人，谁是真爱、谁是骗子，他们不知道我们有多需要引导和帮助，也不知道我们到底有多少自我意识。

随着我们进入青春期，长大成人，社交规则越来越复杂，风险也越来越高。我们的失误也会越来越大，处境也会越来越危险。我们也会交朋友、谈恋爱，但是我们不是特别擅长发现矛盾冲突的苗头，往往到了不可收拾的时候才会意识到。小时候，在学校可能没人注意到我们。但是现在，我们可能就会被人盯上，而这些人还是与我们很亲近的人。不到出了问题的地步，我们甚至都觉察不到。一旦问题爆发，我们可能已经无法回头，重新走进亲人们的生活，或者，在工作场合，我们可能完全搞不清状况，比如：我本来以为是去做述职报告的，还盘算着要加个薪，却没想到人家是叫我走人的，这都是我的亲身经历。

所有这些都是活生生、血淋淋的教训，几乎没人能逃脱这种命运，总是在你不设防的时候给你致命一击。自己把自己绊个跟头，自己挖坑埋了自己。对于这些"失败"，我们的补救方式往往是试图去控制一些东西——完美主义、强迫倾向、药物滥用的情况，都是出于这种心理。惩罚自己的身体，惩罚自己的心。

即便有的女性已经得以确诊，但是每天生活在家庭、职场、学校还有集体之中，也很难做到应对自如、游刃有余。得按时支付账单，记住各种日程安排，按时赴约，记住给孩子交参加集体活动的钱，交钱的时候还得跟一群妈妈谈笑风生、打成一片，对我来说这些事情的困难程度远比我所描述的要高。基本上，这些事情我都做不到。因此，我先从表面做起，先留下一个好印象，尽管我其实没有那个毅力，也没有什么援助能让我继续下去。我不知道该怎么做，也不知道该怎么求助，没法和别人打成一片，觉得非常难堪。我好像应该做到，大家也觉得我能做到，即便他们知道我有孤独症，即便我自己也知道我有孤独症。

所以，我一直竭尽全力、跌跌撞撞地往前闯。直到有一天我的面具戴不下去了，精疲力竭了，或者实在不知道该怎么平衡这两者的关系——我到底是什么样的和我应该是什么样的。直到这么一天，我便落荒而逃，挖个洞，把自己藏起来。就像伴奏卡带时，米立－万尼立组合①从舞台上落荒而逃一样。我之前吹得太过了，导致现在没法收场。畅销书作家、天才、享誉无数的家长，大家的期待实在太多了，而我现在甚至连语音信箱都不想听。那个指示灯一直闪个不停，好像是在埋怨我、惩罚我，连这么简单的日常事务都不想做。我看着弄了一半的圣诞装饰，乱七八糟地堆在那儿，听到女儿拿着叉子在那儿戳冻咖啡，把马克杯弄得叮当响……狗零食的事我也得管，家委会邮件我还得回，康复治疗错过了还得重新约，药吃没了还得找医生再开，杂志约的稿还没交，还有一本书要写……我知道我实在太累了，精神太紧张了，实在戴不下去这个面具了。如果这个时候跟人打交道的话，我只能靠本能，做不到得体，输入信息或者打每个字之前都得花心思去想……我实在要炸了，不想去听别人希望我怎么做，也不想去听该死的手机里发出来的带感情的人声。我

---

① 译注：米立－万尼立组合（Milli Vanilli）是史上唯一一个因假唱而被收回格莱美奖的乐队。

确实就是做不到了。

确实，孤独症这个诊断结果让我明白了，这些感受为什么都是真实存在的。孤独症，从神经学角度讲，最常见的就是执行功能障碍，比如活动转换有困难，工作记忆有问题，注意力容易涣散以及社交方面的焦虑情绪。但是，对那些给你打电话的、发信息的、发邮件的人，你能解释这些吗？（就在此刻，我邮箱里有 3446 个未读邮件），他们才不在乎呢，说不定都不相信，反正不是每次我说了他们就都会信的。

我的智商代表我很聪明。维基百科词条上有我一号，这表示我挺出名的。但是这些都不能代表我不是孤独症。你是孤独症？直到现在，还有人以各种方式提出怀疑。很多研究一次次证明了，无论在哪个群体，社交智慧对于成功来说都非常重要，比智商重要五倍。对，我的智商是全世界人口的前 0.1%，也就是说，平均 100 个人里有 99.9 个人智商都没我高。但是，如果有人跟我面对面沟通（通过邮件、电话或者短信就没有问题），我却很难解读他的情感信息，我在这方面的能力很弱，大概属于倒数 30% 那部分人，也就是说100 个人里，我排在第 70 名开外。这两种能力之间的差距是非常巨大的，但表面上看不出来。这种能力不均衡是我最大的弱点，现在是，以后也是，永远都是。我这一辈子，即便作为"孤独症圈子里最知名的人物之一"，也依然带着这个标签，依然戴着这副面具，而我只是尽力跟上普通人的节奏而已。我的理智告诉我这不公平，不合理。这就好比你非得把椅子当桌子用，觉得不好用你还生气。但是，在我内心深处，我还是觉得很难堪，还是能感受到别人的偏见，还是躲不开自己对自己的偏见。

我们明明就是这样的，这是改变不了的，但只能默认我们不应该这样、这样是不合理的，甚至比不合理还不如，就是很差劲、很不对，还有比这更悲哀的事吗？我们必须伪装，才能在职场获得机会，在生活中获得接纳。大大小小的伪装，我已经做过几百万次了！我可以告诉你的是：努力保持低调、不引人注目，这种伪装会让你感觉非常沮丧、迷茫、无助，这种把戏会让你筋疲力尽，就算你（有可能）从中获得一些短期收益，但是肯定会付出代价，那就是长期的排斥。如果你认可这种做法，那其实不只代表你在隐藏真实的自己，也代表你在质疑自己，质疑自己的体验和经历，而且自觉自愿地加入了否定自己的行列。

如果你自己都否定自己，那么你就会不断让步，别人对你的否定将没有尽头。

面具背后的故事

就是因为这个，我们才一定要让人们知道面具下面到底发生了什么，一定要让人们看见我们看见了什么。谱系人士只理解字面意思，这也是我们总是觉得费劲的原因。举个例子，我当初是怎么弄明白"月经"这个词的。

有关"来月经"这个神秘话题，我听来的都是只言片语的信息，有些还挺靠谱的，有些不怎么靠谱。不过，我能确定的是，"月经"好像是和性有关，尽管我并不十分清楚这两者是怎么扯上关系的，也不明白这中间的原理是怎么回事，所以呢，其实我知道的就是这几个词：女人、卵细胞、卫生间、月经。嗯，大概就跟鸡下蛋差不多吧，而且卵细胞就是圆圆的，正好就跟句号①长得差不多。那么接下来我就明白啦，女人来月经的时候，肯定就是去卫生间，坐在马桶上，然后下个珍珠那样形状的蛋，肯定是这样的啦，就是这样的。

于是，我就跟妈妈说等她下次来月经的时候让我看看她下的蛋，你能想象她当时的表情吗？我到现在都觉得好尴尬。

---

① 译注：英语中"月经"的通俗说法与"句号"是同一个词。

　　我讲这些其实就是想说，我们说出来的就是我们实际的意思，我们觉得别人说话的意思也是他说出来的字面意思，讽刺这种话我们听不出来，我们只能明白喜欢还是讨厌。我们自己说话或者理解别人说的话的时候，真的就只能想到字面意思（有时候确实会很尴尬）。当然也不总是这样，不是所有谱系在所有情况下都是这样的。

　　我们很多人也会用比喻，也会用一些流行词，甚至是歌词什么的。我们想要理解别人的行为，或者想让别人明白我们的意思的时候，可能会借助这些东西，这种带有情感色彩、比较生动，或者有点寓意的语言能把我们内心的想法表达出来。

　　实际上，我写的文字，不管写的是什么，最常见的评论都是"作者用这么多比喻，这么形象，一点不像孤独症"。这种话就是废话，我就是孤独症。我怎么想的就是怎么说的，而且很明显，我对这个世界的理解也决定了我的思维方式。可能对有些人来说，我的理解或描述不够那么"字面意思"，这就又回到了之前那种情况，就是我得维护自己的权利，证明我的感受是真实存在的。不过这回我不想再多说什么，我只说一个简单的事实，那就是孤独症人群不是一个怪物部落。我们跟这个世界上的所有人都是一样的，我们这个群体里有各种各样的人，这些人的日常体验也是各种各样的。

　　接下来要说的是最根本的一点：有了体验之后，才有认同。我们的真实感受得不到承认，这不是我们的错。我们是在为后来者披荆斩棘，或者至少我们应该这样做。

　　是的，我可以改变自己，戴上面具；我也可以伪装自己，扮演各种角色，但是在面具之下，我一直是我自己，保留了一点点自我，再从自己扮演的那些角色里挑出一些东西，拼凑成了现在这个女人，其中有真实的部分，也有学来的部分。这个女人叫珍妮。不管别人认为"珍妮"——或者像"珍妮"这样的人——应该是什么样子的，我就是这个样子的，这就是真实的我。

普通人看不到那些点点，而我确实能看见，还能把它们连起来。我也确实能抓住眼前的词或者话，就好像在触摸屏上操作那样。我的思维方式确实就是这样的。这就是为什么我能从一大堆的信息里发现一些规律。有些事情或者经历，发生时间间隔了几十年，我却依然能把它们联系起来，从中发现某种模式或关系。这也是为什么我如此喜欢用类比。我真的就是把那些独立的点——那些经历、人物还有时间等——用故事串联起来。我就是这样让别人明白我在说什么的，也会这样让别人理解我们这些藏在面具后面的人。

实际上，就在刚才，我还这么做了，就在写下这些文字的时候，在讲联觉感受的时候（对于我的孤独症诊断来说，联觉就是一个类比的补充说明），给读者打了一个比方。我让你们想象一下，在一个全是色盲的世界里，你能看到颜色，想象一下你跟大家都不一样、你是一个另类那种感觉。通过想象，你体验了一下别人的感受和立场。但其实，这种感受和立场都是我的。不过你现在有办法想象得到了。本来你可能还会觉得这听起来很荒唐、感觉很怪异，但是现在这么想象一下，好像有那么一点轮廓了，虽然还是有点陌生，但是至少可以理解了。这就是类比、比喻和讲故事能给我带来的好处，把干巴巴的事实说得生动一些，让这些学术观点有趣一点。就像一个翻译能赋予文字生命一样，一些数字，如果有了某种用处，就能活起来。把一件事情放到不相关的事情里，打个比方、讲个故事，然后二者的联系就显现了，人文关怀就体现出来了。

我们在看这个世界，这个世界也在看我们。

这是很了不起的事情。沟通从来就不是一件容易的事，需要付出努力，需要达到目的，还需要一定的创意，尤其是你要解释的还是别人从未体验过的东西。反过来，比如某件事情，大多数人都觉得理所当然，但对你来说，却是模模糊糊、语焉不详，而你必须把它梳理清楚，这种情况要费的工夫也不少。为孤独症代言，是全天候的工作。主要原因是，我们做的事情其实都是建立在自己的判断基础上，而我们自己可能都没意识到这一点。其实每个人都是这样，一直都是。别人如何解读我的措辞，我如何解读别人的肢体语言，大家都不是白纸一张，别人说什么就是什么。我说这话的意思是，不管你自己觉得你有多理解别人或者自己，都难免有困惑的时候，这种时候极有可能就是因为这中间有先入为主的判断和误解。

从很多方面来讲，其实所有人都生活在自己的小世界里，我们还挺喜欢这个小世界的。但是，如果我们想要去和真实世界里的人交流，就不应该再去争论谁的小世界是对的，谁的小世界是错的。我们应该调整自己的关注点，一起去感受生活——说"一起"，不要再说"但是"。

不过，说起来容易做起来难。大家每天都习惯了这样生活，碰到新情况也用老办法，周而复始，很少去倾听别人到底说了什么。我们都有自己的经验，有自己思考和判断事情的认知体系，我们解读自己从来没遇到过的事和人的时候，太过依赖这些经验和体系。别人的言谈举止，到了我们这里先是被过滤一遍，然后再按照我们自己的想法转换一下，以便符合我们的认知，这样我们就会觉得比较熟悉、比较合理、比较容易理解。

经过了这样的加工过程，不管是对我们自己，还是对不太了解的人，抑或是我们深爱的人，我们的认知和理解其实都不再是原本的样子，而是个大杂烩。大多数时候，在很多情况下，对于那些我们没太听过、见过的事和人，我们只是匆匆一瞥就下了结论，或喜欢，或讨厌；或置之不理，或积极响应。我认为这样不太好。

如果能够找到合适的方式表达感情，就有可能拯救一个生命；如果能够找到合适的解释，就有可能拯救一个灵魂。我们说出去的每一个字，都是会有影响的，这就是我在说话时如此绞尽脑汁的原因，不光是说话，翻译、措辞、写作等，都是如此。这些东西是我最好的武器，我用它们打造一个更加安全的世界，让人们放心活着。

西班牙语里，"miga"这个词指的是面包圈、百吉饼或者面包片中间白色的、软乎乎的、有点黏的那部分，一个词就能代表这么一大串解释，简洁、准确、完美。西班牙语就一个单词，用英语得说一大堆，还不一定能解释清楚，搞得每次我费尽力气解释完都得多问一句："我说明白没？"高中学到遗传学的时候，也学到过这么完美的词：表现型。为了让大家搞清楚（对，我这里又要用类比了），基因型这个词指的是 DNA 序列，表现型这个词的意思是这些基因的表现形式。表现型指的是"在实际生活中看起来是什么样子的"，比如是绿眼睛还是红头发——还是孤独症。

复杂的数据总要有机会、有地方用得上才能显示出它的价值。基因组这种东西，自有受过训练的专业人士去讨论。我负责讲故事、画场景。我提到表现型这个词，是因为要有真实生活经历，科学才有意义，还因为毕竟我们讨论的话题是人，不是数据。

我们看见世界，世界看见我们

真是很奇怪，这种讨论往往是在卫生间里进行的，至少对我来说是这样的。

而且就我所知，对于大部分女性来说，她们就是在卫生间里迎来自己人生中最重要的时刻的。这里是最适合坦诚相待的地方，在这里，我们分享秘密、共用手纸，也许还有唇膏，跟陌生人都能有一种休戚与共的感觉。

如果真相太大了，藏不住了，那就必须说出来。从凤凰城到哥本哈根，从阿拉巴马的伯明翰到英国的伯明翰，我的"贝儿"曲线理论一下子揭示了很多东西，掀起了一场革命。为什么是女洗手间呢？这个奥秘就是，我们女人需要空间，需要发现彼此的空间。

　　每次演讲的时候，我都会特意提到男性和女性身份的差距，都会提到我选动漫小英雄形象做我的第一本书的封面图片的时候，坚持里面必须要有一个女孩。我那个专为女性设计的自检表的内容也越来越丰富，每次演讲的时候，我也会特意标记出来一些题目。不管演讲的主办方在什么地方，当地的经济发展状况如何，有着什么样的文化氛围，对于大部分听众来说，那些站在"贝儿"曲线边缘之外的女性形象从来没有进入过他们的考虑范围或者视野之内。他们是第一次意识到那些形象的存在，第一次为她们这个整体勾勒出一个框架，让她们和她们亲身经历的事情终见天日。

　　揭开那些面具，大胆使用那些比喻，让我们看见世界，也让世界看见我们。

　　不管是修女、蓝头发的女同性恋、优雅体面的年长女士，还是身着时髦 T 恤的二十来岁的女孩子，她们或是紧张地笑着，或是激动地流着泪，或是小声地嘟囔着。妈妈们敲着隔断的门，女孩子们趁我补妆的时候在我身后踟蹰，还有专业人士在纸巾售卖机边上就跟我聊了起来："你好，珍妮弗，"开场白一般都是这样的，"可以问你一个小问题吗？"

　　这个小问题，我在 2011 年就问过自己了：我呢，我也是这样的吗？我从这里也能找到答案吗？

　　她们一个个地来到我面前，小声地问着，声音虽然小，但是却比大声说出来还要勇敢。她们来到我这个陌生人面前，说出她们从未对任何人说过的话，这些话甚至对自己都没有说过。她们断断续续地说着，说她们是怎样在我的故事里意外地发现了自己的影子。在烘手机的噪音里，在马桶的冲水声中，她们跟我一起分享自己人生中最脆弱、最感性、最庄严的时刻，这是我的荣幸。

　　这种事发生过很多很多次，我自己的女儿甚至都觉得我肯定夸大了事实。直到后来，她十三岁的时候，有一次和我一起去纽约，我做完主题演讲之后，和她一起去卫生间，我们挨得有点近，我让她腾出一点空间。"莫拉，等会儿会有人来。"我很肯定地说。她回头看了看。"妈妈，"她眼睛瞪得大大的，小声说着，"已经有人来了，真的有人跟着你来卫生间啊。"我没夸张，这让她很是惊讶。不过，我心里其实迟疑了一下。那些人可能是跟着我来的，也可能是和我一起来的。不管是哪种情况，对话还是像往常一样，就这么开始了。

"我昨天来的，"有个女人说道，"为了某某来的（这里的某某，可以是客户、病人、学生或者喜欢的人），可是我听了您的演讲之后……我觉得您讲的很多东西都让我深有感触……因为我觉得您讲的是我，然后突然间，所有事情好像豁然开朗，我想肯定没人像我这么叨扰。可是我就是，我以前从来没觉得我有什么不一样……但我现在发现我确实不一样，我觉得我应该也是谱系。"

标签太多了吗？

我们学到的都是这样的，说"标签"，作为一种规则，是一种限制，还说贴标签会让人产生刻板印象，导致区别对待等。当然了，这么说是有道理的，如果给别人贴标签的人，他本身的认知就很有限的话。不过，就我个人经验而言，贴标签，也能成为一种很有力的沟通方式，能帮助我们有效传递信息，并且引起对方情感上的共鸣。

我家老大还不会认字的时候，就已经明白标识的意义了。只要那个小小的绿色咖啡美人鱼①一报警，妈咪不管在干什么，都会跑过去。弟弟们出生以后，很快也明白了标识的神奇——看到大红牛的眼睛②，就是要睡觉了，或者看到小苹果③，就知道要有新游戏玩了。

---

① 译注：指星巴克的品牌标识。
② 译注：指美国塔吉特公司的品牌标识。塔吉特公司是美国仅次于沃尔玛的第二大零售百货集团。
③ 译注：指苹果公司的品牌标识。

仔细想想吧，全世界的销售主管都愿意花大价钱设计标识，不就是为了让我们消费者从一开始就明白品牌的力量嘛。在这一点上，他们做得相当成功。

这一切都是从标签或者"标识"开始的，"标识"这个词来自希腊语，意思是"词"。但是就像时代也在更新一样，这个词也被赋予了字面以外的其他意思，有了一些哲学意义，带了点"观点"或者"期待"的含义。"标识"代表着某种名气、某种声望，就好像如果我们收到一个蓝色的小盒子，就会觉得里面肯定是一件礼物，如果有人请我们去金色餐厅吃饭，那就代表这顿饭肯定不一般。标识、标签，带有某种期待。品牌有其力量，几乎没有人愿意承认自己是爱用假货的"高仿控"吧，真的，城市词典①里头还真有"高仿控"这个词条。大家也都明白，包上有个 LV 的商标并不代表包的主人就一定有什么了不起。但我们还是会买很多这样的东西，希望能借助它们提升自己的身价。

不管愿不愿意，其实大家都是消费者，都有点品牌控。

更不用说那些物质至上的人了。我们的名字就是一种标签，上面带有各种各样的信息，我们通过这些标签透露了这些信息，社会的、经济的、种族的、年龄的等。"名词"这个单词来源于拉丁语，意思就是"名字"，就很能说明问题。名词的作用就是以标准化的方式来命名人、地方、感觉或者想法。从这个意义上说，所有名词（甚至是用来描述这些名词的形容词）都是语言标识，以某种字体或者语调为特点，表达了人们的期待，体现了词与词之间的微妙差别和各自的价值。

不管是用图片还是用单词来表达的……后面的标识或者"品牌"还有要表达的意思都是带有感情色彩的。也可能是因为这个，越是大品牌的广告，就越是喜欢用简单的标识，特别大牌的甚至只用一

---

① 译注：网民编写的俚语词典。

个图形（如星巴克、耐克）或者就是把品牌名字写一下就行了（如J.Crew、普拉达）。我们可能会把标签"看"成一张图片或者一段文字，或者能够"听到"它的声音，就像平时读到什么或听到什么的时候也会在脑子里有个图像或者文字一样。不管是看到还是听到，最终都会留下一个印象、一种感觉，可能害怕，也可能不舒服；可能觉得很有力量，也可能觉得非常珍贵。

标签和标识都很有用，所以才会随处可见。它们把这个疯狂混乱、乱七八糟的世界分成小份，按照熟悉的分量分门别类，这样就会让人比较容易明白，让人觉得比较安心，既方便又快捷。熟悉的东西总是会让人觉得比较安全，这就是家长们都比较喜欢连锁餐厅的原因吧。在这种汉堡店里，家长不用担心孩子会把薯条翻得底朝天，这是在麦当劳啊，地球人都知道他们的薯条都是一模一样的，你在全世界麦当劳店里点薯条，拿到的都是一样的。标签、标识也是这个作用，让我们知道自己会拿到什么。

不过，真是这样吗？这种贴标签的捷径——那种"熟悉的分量"——真的这么可靠吗？如果它依据的信息是错误的呢？很显然，如果这种"熟悉的分量"不像有些人想象得那么熟悉，那么这些标签和标识就会让人闹心（或伤心）了。问题不在这些标签或标识本身，而是使用这些标签或标识的人，他们自己孤陋寡闻，其中很多人还偏偏愿意假充专家，这些人常常会搞错。

我们还很无知，甚至是对于那些自以为很熟悉的东西，我们依然需要学习，觉得自己什么都知道，那是狂妄的表现。

一般情况下，大家都不想要阿斯伯格综合征和孤独症的标签，这种标签往往都伴随着一些不太好的联想，和这些标签本身一样都让人不太舒服。一听到这种标签，沟通之门就关上了，对话也停止了，人们往往表示同情，从来没有人会表示祝贺，比如"你确诊了啊，那要不要去迪士尼乐园啊？"（就是因为这个，我才专门为新确诊的人发明了一个"庆祝"包）。孤独症人士的真实生活可不像是《雨人》（*Rain Man*）里演的那样，他们当中确实有人获过诺贝尔奖，也有人当过选美公主，有诗人，甚至还有人演过《捉鬼敢死队》[①]。

如果您觉得这种说法很意外，那就请看一看人们的想象和现实之间的差距有多大，请想一想我们还有多少需要学习的东西。如果你不觉得意外，那也请想一想我们还有多少需要学习的东西。如果这个世界上所有人都是东看看、西看看，然后心满意足地说："嗯，都挺好的，都搞明白了，一切都正常。"那么，这个世界就不会有创新。正因为有了不同的想法、不同的做法，这个世界才会发生改变，才会有成长、有进步，才会发生奇妙的变化，变得更加美好。人类历史上，属于孤独症谱系的奇才实在太多太多了，就是历史书和名人榜上处处留名的那种人，全世界最值得铭记的伟大人物就在他们中间。但同时，不要忘了，还有很多和他们一样但默默无闻的人。

在特定适用范围内，使用标签进行描述，如果使用得当，可以带来意想不到的帮助，比如用来描述某一种身份特质，不过，标签代表不了全部特质，比如克拉克·肯特（Clark Kent）、布鲁斯·韦恩 (Bruce Wayne)，再比如戴安娜·普林斯 (Diana Prince)，您也可以称呼他们为超人、蝙蝠侠、神奇女侠。他们变幻出来的形象，都代表这些英雄的某个重要侧面，但都不能代表他们全部的人格。

语言是有力量的，能够激发爱和希望。可是，语言也能传播仇恨和残忍。我知道那种滋味，有些人本意是爱你，但却用"婊子""泼妇""狗娘养的"这种脏话骂你，虽然他们用的时候没带任何道德评判，但你依然能感觉到那种伤害、羞辱和绝望。所以，真的，我理解，完全理解语言能够带来的影响。而且，像"婊子""怪胎"这种骂人话、还有孤独症这种标签，说不定还能因为某种原因从侮辱变成鞭策，

---

① 译注：《捉鬼敢死队》（*Ghost Busters*），美国电影，另译《超能敢死队》，其主演丹·艾克罗伊德（Dan Aykroyd）确诊为阿斯伯格综合征。

促使大家团结一心发愤图强呢。标签本身并不会带来伤害，带来伤害的是人。

我有很多标签，女性、成年人、家长、铲屎官……每个标签都是真的，都能有助于别人了解我，这取决于当时所在的情境，但是没有一个标签可以完整概括我是什么样的人。我还有其他的标签，比如历史迷、舞蹈演员、作家、海鲜老饕。与使用情境最契合的标签，才是最有帮助的那个。我要找个卫生间，那么作家这个标签不会有任何帮助，女性这个标签才会。也是因为这个，我打听卫生间在哪儿的时候，不会问人家"作家间"在哪儿，而是问"女卫生间"在哪儿。

从最基本的层面上说，标签是一种沟通工具，能够非常高效地帮助我们获得自己需要的东西。我七岁的时候，在学校做视力检查，不合格。我好像近视了，真倒霉。于是我妈妈问我："你怎么从来没发现过这个问题呢？"我确信有些时候我其实是发现了的，但是我很容易就能看清眼前的书本，所以我一直以为看不清远处的东西是因为人的视力本来就是有限的，我一直以为大家都跟我一样。我的身体就是我的参照物，现在也是。我没有比较，所以我也不知道其他孩子能看得更远、更清楚。

有一次我妈妈说："男生可不喜欢跟戴眼镜的女生谈恋爱！"那我就应该因此而无权使用（眼镜或隐形眼镜）这些让我过得舒服、便利一点的工具吗？就为了不被叫作"四眼儿"（我倒真的没有被这么叫过），我就得过得磕磕绊绊地，还要每天都纳闷为什么我过得这么艰难？当然不能。让旁人闭嘴吧，给孩子配上眼镜，一定要利用一切需要的东西，做最好的自己。管别人怎么说呢，要不是戴上了眼镜，我现在也不会看得这么清楚。我要谢谢这个诊断，谢谢这些资源，是它们帮我最大限度地发挥了自己的能力，我从来没因为自己的视网膜不够典型而感到丢脸。

　　我经常听到同事、家长还有专业人士抱怨某个人"学业上倒是非常出色，但是社交方面特别不成熟，对什么事情都特别较真儿"。在他们眼里，我们，不管是孩子还是成年人，都在挣扎，都很痛苦。他们需要有人给他们一些专业意见，可是真去咨询的时候，如果得到的答案是"有可能是孤独症……"他们往往马上就不想谈下去了。

　　人的自我真是非常强大。今年夏天，在美国孤独症协会的年会上，有位妈妈来找我，说她儿子是谱系，我之前的发言她来听过一次，很显然，我的发言真的让她很生气。我特别害怕别人生气，所以我承认我有点紧张，于是开始盘算着怎么礼貌地结束这场对话。可是，这位妈妈好像没注意到这些，接着说："对，后来我在新书签售会上跟你聊过一会儿，我问了一些关于我儿子的问题，你说的那些对我特别有帮助。"这个时候我已经完全蒙了，所以我只是点着头，不咸不淡地笑着，不知道她后面要说什么。

　　"你提到一句，说女孩也有这方面的困难，所以我提到了我女儿的一些情况，你听了以后，问了几个问题，之后说我确实应该带我女儿去做个测试。这个时候我已经非常不舒服了，甚至有点恐惧，但是，我什么都没说，这是我的习惯，什么都没说，什么都没做。我只是站在那里，感觉自己都要站不稳了，非常难堪。"我听她继续说着，"我当时就想，这该死的女人，她以为她是哪根葱？"

　　她愤愤不平地一边摇头一边挖苦着我，我已经有了心理准备，等着她说出最难听的话来。"然后呢，你猜怎么着？大概一年以后，我女儿也确诊阿斯伯格了。你是对的！"这位妈妈已经彻底把我搞蒙了，她自己却在哈哈大笑。另一方面，我简直震惊极了，我当时很明显是要帮助她，可是她却好像特别嫌弃，这真是让我百思不得其解，我真的很不喜欢那种感觉。

　　我很局促地说了句"很高兴，谢谢您告诉我这些"，之后就向会议厅外面走去，一路都在琢磨一件事：她儿子确诊孤独症她就接受，为什么女儿就不行呢？仅仅是因为"老天爷，不是吧，两个都是"吗？还是说作为一个女人，女儿是她生命的延续，所以她不能接受"自己"是孤独症？又或许是其他什么原因？我觉得我可能永远都得不到答案了。但是，我知道的是，生活中我认识的某位家长不止一次地来找我，咨询孩子（多大的都有，从两岁到二十二岁）的事情，然后被真相吓跑，甚至激怒，然后再来、再跑，如果这种事每发生一次我就能挣一块钱的话，我早就发大财了。这种事情发生过一两次以后，我措辞就比较谨慎了，一般都是保证先用心倾听，如何可以的话，我会建议说网上有些自测表，做一下可能会有帮助，然后我会给一个网址，对他们说如果有需要的话可以另找时间详谈。

即便这样，我还是被"告到"了学校办公室，说我"在操场上就随便给孩子诊断了"，还要求我在学校不要再用阿斯伯格综合征或者孤独症这个词。

我家孩子没再去上学了。

我能理解，很多时候，人们问问题其实并不是真心想要什么回答的。但是，拜托啊，我擅长的领域就是孤独症啊，你来找我，很明显是因为你可能觉得这个标签对你家孩子是适用的，那我只是（很温和地）表示确实应该查查的时候，你不应该对着我发飙啊。我既不是心理学家，也不是精神科医生，这就代表我不能真正给出任何诊断。但是，我的确知道我在说什么。每次我推荐别人去做正式检查，后来事实都证明我的直觉是对的。很奇怪，只有家长才会有如此反应……况且，是这些家长来找的我，不是我找的他们。成年人为了自己来找我咨询的，也会哭，但不是如丧考妣那种哭。他们只是哭了，像我当年那样，是感激地哭，是为希望而哭。

这一切归根结底是因为现在公众意识越来越强了，知道孤独症到底是什么（不是什么），那么这个标签可能最终会有帮助，而不是让人泄气。如果宜家家具的说明书都是瑞典文，那就尽量组装呗。

如果你搞不清楚什么是什么，也不知道要怎么办，那你的新床就只能是一堆垃圾，成不了床。就是这样，标签可以造成伤害，但也有无穷的力量能够治愈我们。大家不会因为药物可能会被误用就拒绝用药吧。如果我们逃避责任，不去勇敢面对那些污名，也不去纠正那些错误信息，不就放弃了那些可能的益处了吗？如果我们不去面对，也不去纠正，我们就会一直因为这些词而感到绝望、讨厌自己，但其实，这些词本来可以用来让我们的生活变得更好。恐惧和羞耻会毁掉善意、赶走共情，结果就是我们最后要为别人的问题付出代价。

确诊孤独症，并不是对你的诅咒，而是送你一个标签，这个标签意味着你可以去重新发现自己、接纳自己，给自己力量。要是大家都能知道我做了什么，我每次这样做你们都能知道，无论我通过什么方式、在哪里这样做你们都能知道，那该有多好。那样你们就能像我一样明白这样一件事：你不是一个人在战斗，可能你还潜伏在人群之中，没有确诊，也可能还没人相信你，可能你还戴着并不合适的面具，没有集体的归属感，找不到合适的措辞，也没有合适的途径。但是，这样孤独的感觉，很多人都有，不止你一个。

做我们这样的人，是什么感觉呢？感觉就是"太多"，我们感受的太多，回应的太多，表达的太多，需要的太多。这个世界就是这么说的，但我要说的是：这个世界错了。很多事情是一报还一报的，虽然我们的人生注定和别人不同，但同时也收获了其他东西，比如：我们的想象力很丰富，好奇心无止境，我们始终心怀悲悯，我们擅长独立思考。有了这些，才有了现在的我；有了这些，我才能为这个世界留下点什么。

现在，活生生地站在全世界成千上万人的面前，我敢说我还从来没遇到过任何一个 20 世纪 90 年代中期之前出生的女孩能被诊断为阿斯伯格综合征的。如果是没有语言或者认知能力比较弱的女性，那还有可能确诊，否则，没有女性能得到确诊。女孩只有在更多方面受到更为明显的影响，才会有人注意到可能存在问题。可能就是因为这个，专家们曾经认为，一般来说，女孩罹患孤独症，症状会更加严重，智力障碍会更加明显。那样的时代并未走远。

那些聪明热情、敏感认真、能说会道的女性——有些人性格内向总是很低调，有些人却走到哪里都是焦点，有些人能引领潮流振臂一呼，有些人就随波逐流怎么都行——也有可能和男性一样是孤独症，但是却没有专家们"看见"她们，我们自己都没看见自己。

对于 20 世纪 90 年代之前出生的女性来说，最终发现自己是孤独症，一般都是经过了像我这样的历程，先是孩子确诊了孤独症，然后在孩子身上看到了自己的过去，才发现自己可能也是。她们已经活到了六十岁、五十岁、四十岁、三十岁，已经痛苦了很长时间，一直都没有一个明确的身份认同，这个认同本来可以改变很多事情。这就是我们现在要问的问题：现在总该轮到我们了吧？

毫无疑问，现在人们越来越关注女性孤独症这个之前没有充分研究的领域，这是一个好消息。在哈佛大学、耶鲁大学儿童研究中心、加州大学洛杉矶分校、华盛顿大学、克利夫兰医学中心、剑桥大学、伦敦国王学院、伦敦大学学院、澳大利亚迪肯大学、瑞士洛桑大学以及其他主要的研究中心，针对孤独症女性相关课题的重要研究已经开展或者正在进行。这些研究会给我女儿这一代以及之后的那些孩子带来很多很多非常重要的好处。但是，要保证研究精准，首先要有一个有意义的研究样本，并且对这个样本进行定量、定性的分析。这就陷入了一个鸡生蛋还是蛋生鸡的窘境。我们需要一套更为灵敏精确、更加契合性别特质的诊断测试工具，这样才能排除干扰，不受偏见的影响，确立一个人数更多、更加多元、更具代表性的实验对象群体，用于研究观察。出于同样的原因，实验对象群体应该人数更多、身份更加多样、更具代表性，才能提高诊断测试工具的灵敏度，使其更加契合性别特质。但是现实情况怎么样呢？这中间的断层应该如何跨越呢？科研方面都还没赶上来，诊断怎么可能跟得上呢？

我认为，要找到答案，就来听听我们这些自己给自己确诊了的人的心路历程吧，揭开面具，看到真正的她们，为她们画一幅像，并且不断修改，把她们的故事讲给全世界听。

我自己，就在讲故事给全世界听，除此之外，还倾听了很多别人的故事。我收集了这些故事，但我不是这些故事的主人公。我在这些故事里见证着主人公的迷茫、愤怒，看到她们发泄过后，重拾希望、轻装前行。她们遭遇挫折和困惑，我为她们出谋划策。为什么专业人士如此不了解？为什么他们如此不理解？为什么男性可以得到诊断，女性却这么难，她们的挣扎和男性是相同的，但是为什么没人注意得到？为什么在所谓的"专家"指导方面投入了这么多的时间、财力、精力，还是有那么多的女性没有得到诊断，还在被人质疑是性格问题，得不到任何帮助，甚至连同情和认同都得不到？

孤独症、联觉这两种情况，我都只能从别人的描述里看到我自己的影子，才能放下戒备——都是先从外面得到验证，之后才敢相信自己的感受和判断。即便到现在，还有成千上万的女性依然不敢卸下伪装，甚至面对自己的时候也不能。虽然我无法回答她们的所有问题，但至少我可以揭开这个面具，指出真正的她们，把她们加进这个群体的画像中，让她们成为故事的主人公……这样的话，我们都能看见这个世界，也能被这个世界看见。

再没有什么——连我能看见的那些有颜色的数字都不行——能比这个事情更加真实，也更加令人难以置信了。

先是画出她们，然后写出她们。

女性自检表

孤独症女性及其特质概述

- 不想进行太多眼神交流的时候，孤独症女性比较善于掩饰，不太容易被对方发觉。我们可能会看对方两眼中间的地方，这样既可以让对方觉得我们确实是在全神贯注地听他们讲话，又可以避免直视对方眼睛，造成我们感觉超负荷。通过这个方法，就可以听到别人讲的是什么了。交谈的时候，如果我真的专注看对方的话，我的思路立马就会断线。因此，我就把舞台排练经验搬到了现实生活中，听别人说话的时候，我会时不时地和对方对视一眼，点点头、笑一笑，然后移开视线，看向双方中间的位置，就好像在思考对方所说的话。如果是我讲话，我会稍微低一下头，让视线缓缓而严肃地先向下、再向左扫一遍，然后再抬起头，让视线慢慢向上、再向右扫一遍。这是非常实用的舞台技巧，这个样子很有魅力，同时也可以传达这样的信息：我在思考你说的话，或者，因为没有事先准备，所以我在想我要说什么。因为是加了一些"技巧"的，所以不管是上述哪种情况，大部分人都注意不到我的眼神交流有什么不一样，除非专门指出来。

- 和孤独症男性不一样，我们和普通同龄人的区别不在于我们的兴趣爱好本身有什么特别，而是对这种兴趣的痴迷程度，以及对这种兴趣了解的专业程度。

- 我们痴迷的东西（也叫特殊兴趣）常常包括家谱、历史年表，还有迪士尼、神话、民间传说、动漫真人秀、历史和历史小说、穿越元素、文学和文学角色、语言、动物、动漫、时尚、音乐和戏剧。

- 这些特殊兴趣有两个主要作用：让我们的大脑能有个愉快的

主题可以不断地去回想、去重复，另外也给我们一个社交缓冲区，让我们回到过去的时间、地点，遇见那里的人物或社交情境，在这种情况下，我们可以"学习并掌握"那些人际交往规则、社会关系以及风俗习惯。

· 谱系人群好像更容易有联觉的体验，而女性的概率又比男性高三倍以上。

· 谱系女性群体中，性别认同差异很大。比较普遍的看法是，孤独症女性在着装方面比较偏爱中性风格，在性别自我认同方面，有时偏男性，有时偏女性，有时又是中性。但我们当中也有很多人超级喜欢特别"女性化"的打扮，或者非常认可好莱坞经典女性形象那种审美，或者两者兼而有之。绝大部分人都是处于中间地带。一般都是这样的，对于"女人味"这个词，有多少人就有多少种诠释。

· 收藏书、小雕像，还有玩偶或其他收藏品，还给它们排队。这是孤独症女性的"游戏"方式，各个年龄段都有表现。我们之所以喜欢这样玩，主要是喜欢用这些东西精心布置各种"场景"，如历史或神话中的画面、童话花园，甚至芭比婚礼什么的，而不是发起互动活动。

· 模仿电视剧、书、戏剧和电影里面的情节，实际上是我们掩饰社交焦虑的最好方式。虽然我们不懂里面的暗讽、影射什么的，但还是能把那些对话背得滚瓜烂熟。

· 孤独症女孩常常对一段"最好"的友谊（长大以后，对爱情也是这样）全身心投入，她们会觉得这段友谊对她们来说意味着一切，这种心态最后往往演变成"好起来什么都好，不好了什么都不是"的自我概念[1]。孤独症女孩非常渴望友谊，一旦她们认定某个人是"自己人"，就会倾注过多的精力和感情。

---

[1] 译注：心理学术语，指的是一个人对自身存在的体验。

- 与男性之间的友谊相比，女性之间的友谊更加复杂、更加微妙，这都是我们很难把控的。女性发展友谊，更多的是要互相倾诉（然而，孤独症女性的思维非常跳跃，说话还很容易跑题，这些都比较容易让我们把天聊死，很难把对话深入下去），还要有情感共鸣、互相呼应（然而，孤独症女性不会换位思考，经常不知不觉地"自说自话"，还不知道问开放式结尾的问题①）。

- 我们总是太容易掏心窝子，或者在错误的时间、错误的地点、对着错误的人敞开心扉。

- 我们有情绪了，往往都是折磨自己，相比之下，不那么形于色。愤怒或者沮丧，大部分都是对着自己使劲。如果我们惹了麻烦，更有可能是因为我们听起来像个"懂王"，或者是因为我们难以调节情绪。

- 我们常常会被利用，但是我们可能自己不这么觉得，相反还可能会对那些伤害我们的人无比同情。

- 谱系女孩的思维常常以单词或语言为基础，对单词、词源、外语和方言有着浓厚的兴趣，并特别善于模仿这些。

- 我们对诗歌和歌词有很强烈的感觉，不管里面有多微妙的变化都能察觉出来。

- 如果看见我们收养或者救助小动物，那没什么好奇怪的。

- 谱系女孩愿意尽其所能去搜集并记住有关社交规则、社交心理和两性交往方面的信息。别人可以自然而然地习得这些，我们不能，所以需要通过这种方式来弥补。

- 我们在社交方面很单纯，意识不到别人心里的想法，难以分清社交关系中的上下尊卑。

- 对于我们来说，永恒的难题还不是结交朋友，而是维护友谊，

---

① 译注："什么""哪里""为什么"等能让对方回答的问题，区别于用是否回答的封闭式问题。

我们不大容易意识到一段关系出了问题，或者不太知道要时时努力、刻刻关注才能维护一段关系，或者两者兼而有之，所以在这方面经常会出问题。

· 我们的友谊可能会突然破裂，本来很亲密的关系可能突然就结束了，我们虽然为此痛彻心扉、大发脾气，但可能根本搞不明白"突然断交"到底是因为什么。

· 我们很难理解那种操控别人的行为，也理解不了背信弃义、怀恨在心，还有那种残忍的、报复社会的行为（因为我们看不懂别人的心机，也不会换位思考）。

· 我们从小到大都比较愿意接近年龄跟我们相差比较大的人，大点、小点都行，而不是同龄人。我们比较喜欢的人际交往，是那种有清楚的定位和规则，不太需要主动发起对话、进行协商讨论和集体活动的交往。与人打交道时，如果自己比对方年龄大，我们能够明白自己应该承担老师、领导、大姐姐的角色，所以可以唠叨一点。可以这么说，我们明白这种时候自己应该是主事的。另一方面，如果自己比对方年龄小，我们也能适应学徒的角色——就是观察、学习、跟着做就行。

· 比起真人，孤独症女孩可能会觉得虚构人物或历史人物更加亲切。

· 我们喜欢读自传（书、纪录片、电影），以此来研究里面的人物，以他们的策略、选择、成就和人际关系为蓝本，建立自己的情感语汇，学习如何为人处世。

· 阅读早慧现象——指的是幼儿期就能自己学会快速阅读——在孤独症女孩中非常普遍。

· 孤独症女孩常常对艺术化的、有规律的数学现象非常感兴趣，很擅长把自己所学的具体知识应用到音乐节奏和视觉艺术方面。

· 很多女孩难以分清社交关系中的上下尊卑。

- 我们在社交方面很单纯，意识不到别人心里的想法，难以分清远近亲疏，也讲不清楚什么才是真正的友谊（我们没有足够的经验进行总结归纳）。
- 对很多女孩来说，掌握"表演技巧"要比主动进行社交互动或者一对一社交互动舒服多了。我们本能地回避社交焦虑，这倒会使我们在教学、报告、诉讼和表演方面表现得比较出色。
- 对于大部分孤独症女孩来说，完美主义就是一切的一切，就是王道（也是天敌）。
- 难以控制自己、不擅解决问题、感情容易失衡，还有强迫倾向，这些都比较容易导致物质滥用或者物质依赖（比如酗酒、处方及非处方药滥用），还有成瘾行为（比如进食障碍、自伤自残、皮肤搔抓障碍、通过性行为逃避压力、购物癖、赌博等），尽管我们很清楚这些行为对我们的生活有害。
- 进食障碍，比如暴饮暴食、神经性厌食症和贪食症，其实体现了我们的完美主义倾向，我们需要人为控制一些东西，而且极端教条、坚持一成不变。这些问题在女性群体中极为常见，必须亮起"红灯"，引起重视。
- 比起男性，女性更有可能通过割伤或者抓伤皮肤这种自伤行为来应对焦虑、抑郁、创伤和自卑情绪。
- 我们无论做什么事都会全力以赴，经常花大量的时间去分析，不但分析我们自己的思维过程（元认知），也分析更宏观、更复杂的想法概念。

第 3 章
高分贝生活：大脑紧张，什么都紧张

　　我觉得厨房就是开舞会用的（还是用来做巧克力蛋糕的）。我还觉得怎么灿烂都不够、说多少"我爱你"都不算多。我相信，所谓勇敢，就是虽然害怕但还是选择去做。我相信生活就是一场不散的筵席，充满着各种冒险、各种可能、各种奇迹。我相信虽然跨越时空，但是人们依然可以感知彼此的想法。我相信即兴创作才是天才的舞台。我相信孩子，也相信奇迹，我相信人与人之间的连接。我认为才华是不受约束的，感情是非常狂热的。我认为要么不做、做就做到最好。我相信行动的力量。我觉得人就要在聚光灯下大声地唱出来、使劲地哭出来、勇敢地讲出来。我觉得活着最重要的就是保持好奇心。我相信只要想做，永远不晚。我相信这样疯狂地活着，全部意义就在于把这些话作为生命的馈赠："我看得见你这个人，我听得见你的声音，我相信你说的话，你棒极了！"

　　2016 年，《科学美国人》刊登了一篇关于孤独症女性的文章，文章中花了相当一部分篇幅介绍了我，具体是这样说的："从表面上看，她好像跟孤独症人士完全相反。"我当然是孤独症了，所以我并不能和真实的我完全相反，但是，文章作者马娅·萨拉维兹（自那以后我们成了好朋友）这样措辞非常聪明，她这种表达和措辞——发表在国际知名的出版物上——让人一下子就能明白其用意所在。她这么说只有一个原因，那就是孤独症群体的形象实在是太深入人心了，大家都觉得我们就应该是不和人交流的，就应该是冷漠的、内向的、独来独往的样子。这种想法大错特错。

我是孤独症，我有格兰芬多①的勇气和胆识，还像绿山墙的安妮②一样爱幻想、爱冒险。按迈尔斯—布里格斯性格类型③划分的话，我属于外倾、直觉、情感、知觉型。"励志达人"的性格特点是这样描述的：

> 温暖热情，富有想象力，不管碰到什么情况、什么事情，都很善于发现行动的意义，一般人很难发现事物之间的联系，但你可以，对任何事情都很感兴趣，对生活充满活力，热情，很有亲和力，很有洞察力，对人观察分析很准……感情丰富，情感强烈……表达自己的价值观时非常热情、非常投入。

我母亲看过这一段描述，我最好的朋友和我的几个孩子也看过，我十一岁的孩子看完之后说："嗯，很像妈妈。"看过的人都同意这个说法。不过，这种性格特点好像就和孤独症不搭边。但是，这就是我想说的，原本就没有什么叫作"孤独症人士性格特点"的东西。按照迈尔斯—布里格斯性格类型分的话，人类一共有十六种性格类型。要我说，性格类型有无数种。当然，碰巧有了孤独症的我们，性格类型也有无数种。如果您能细心观察、深入了解的话，就会发

---

① 译注：《哈利·波特》中霍格沃茨四学院之一。

② 译注：《绿山墙的安妮》的主人公。

③ 原注：迈尔斯—布里格斯性格类型（Myers–Briggs Type Indicator, MBTI）解释权归彼得·B. 迈尔斯 (Peter B. Myers) 和凯瑟琳·D. 迈尔斯 (Katharine D. Myers) 所有，1988、1998、2005。网址：https://chatsworthconsulting.com/assessments/MBTISampleReport.pdf。

现我们的所作所为都是合情合理的。那种要求家长、本人、配偶、老师填写的，用于孤独症筛查的行为评估量表，基本都是列出一些行为表现，然后让他们回答有多少时候这些行为会造成"困扰"。有些心理咨询，明明是在指责我们，却装得好像很中立的样子，甚至好像还挺同情我们似的。

心理咨询师和专家们总是提醒自己的客户说"不要和别人比，总是和别人比，你的人生乐趣都比没了"。我非常同意这句话。但是，这种评估量表暴露了一个很虚伪的事实：即使是在心理健康专家的圈子里，也是把我们拿来做比较、下判断的。看看这些词："神经过敏""过动""太过……"等。从病理上，就是这样评估我们的，这就导致一个问题：谁能有资格去判定另外一个人——更别说一个群体了——是"过度"怎样、"过分"怎样或者"太过"怎样呢？如果让那些评估我们的人像我们这么过上一天，哪怕就一天，他们就能明白，我们对于一些想法和感受（还有感情，不过这是下一章的内容了）的体验是如此特别、如此强烈，所有他们认为是问题的行为或者表现其实是再合理不过的反映了。真的，这种日子实在太难了、太折磨人了，这种情况实在太需要人们的支持和援助了。不过，从这样的生活中，也能感受到生命的美丽绽放，那是普通人永远体会不到的感受。

打脸啊，你们！

1851 年，路易斯安那州一位医生塞缪尔·卡特赖特（Samuel Cartwright）博士发现非裔美国人有一种特有的行为，而白人群体完全没有，那就是非裔美国人经常要从奴隶种植园跑掉，而白种人就不会。卡特赖特坚持认为"黑种人"的心理特征是愿意服从，因此，如果某种行为与大家公认的这种特征相悖，那么对于这个群体的心理构成来说，这种行为就是不正常的，如果有极端行为的话，那就肯定属于心理疾病或者障碍了。

他把这个行为命名为漂泊症，意思是"疯狂地跑掉"，甚至到了 1915 年，这个词还作为医学术语出现在医学出版物中。说好听点，这是伪科学，极度荒谬……说难听点，这就是不负责任的偏见、没有人性。现在可是 21 世纪了，我们已经进步很多了，见多识广、没有偏见，现代科学可不会为了给某种偏见或无知找借口而去发明某种疾病，我们也不会武断地下结论说什么人就应该是什么样的，也不会断言这些刻板印象就是绝对正确，再也不会那样了，是不是？

不是。

就是这种时候，我不得不偷偷溜过来，在如此开明的世界肩头拍一拍，提醒一下："嘿，知不知道站得越高摔得越惨啊？嗯，啪啪打脸啊，你们。"马后炮的时候都挺明白的，也恰恰非常自负。新世纪，新人类，可弹的还是老调。

掌控大事可是很耗心力的，大的概念、大的感受、大的一切，尽管我们有天赋，也有想象力——这两样我们有的是——但是如果觉得自己非常渺小，就像小孩在大海边上那种感觉一样，那也没什么不好意思的。在广袤而威严的宇宙之下，谦卑一点是对的。想到宇宙的浩瀚、生命的意义或者人类基因的复杂，我们觉得好奇、觉得激动、觉得非常气馁，这都是非常正常的。只是，感觉气馁或者受不了，会让人觉得不舒服、不满意。我们不喜欢不舒服的感觉。我们都是好奇的物种，总是想看看石头下面有什么，别人药箱里有什么。我们还喜欢占据主动、有所掌控。正因为如此，当我们发现自己面对的东西"太过难懂、咽不下去"的时候，就要把它们变小一点，把它们拆分开来，分类排序。我们制定规则、做出判断。这就是我们理解世界的方式——没有什么不道德的，但就是太二元思维了。五十年前，我们把人种分为男人和女人，要么是男人，要么是女人，二选一；但是到了今天，全世界国家都有法律规定保护各种性别身份的人士享有公民权利。五十年前，我们根据肤色划分人种，没有其他选项；但是到了今天，我们知道种族只是一个概念，简单说，一部分是生物意义，一部分是社会意义。

第一次读到卡特赖特博士的文章时，我真的连喝进去的水都喷出来了。他写的东西在很多方面都极其荒谬，不过真正让我震惊的，是他完全没有换位思考的意识。我很纳闷，这家伙到底是傲慢呢，还是无知呢？又或是因为傲慢，所以才不屑于去了解，所以才这么无知？这位所谓的"科学家"生在那样的年代、那样的地方，这让他能够亲眼见证那些奴隶遭受的非人待遇：生活如此贫困，家庭支离破碎，被剥削，被压榨。可是，这位科学家到底是怎么想的，他怎么可能不明白奴隶们为什么要逃离那人间地狱呢？答案其实非常简单。卡特赖特及其同时代的人们都认为非裔美国人是低人一等的人种，是和他们不一样的、不属于他们群体的，就像苹果和橘子不是一伙儿的一样。因此，要是换作他过着那样的生活会是什么感受，这种问题他根本连想都不会想。戴着有色眼镜，从外部审视这个群体，那么这个群体的行为永远不会得到理解，永远不会被认为是理性的、正常的、符合人性的。

如果神经学，也像种族或者性别那样，只是概括描述客观的体验，不评价好坏（就像很多人认为的那样），那么对于我们所生活的这个世界，我们所做的任何反应都是正常的、合理的，和所有人都一样。可是现实却是大家觉得我们的反应不是特别正常合理，就是因为很多现实原因，我们也被认为是低人一等的群体。

卡特赖特作为一个局外人，对于非裔美国人的特质所做的推断既狭隘又荒谬，他没法逻辑自洽，因为真正的非裔美国人不是漫画，漫画是可以设计的，可以很神秘也可以有固定人设，但是非裔美国人的生活不是，孤独症人士的生活也不是。这个群体的生活体验和感受只能由这个群体的成员来描述。

从很多方面而言，人类已经饱和了，再也容不下不同的肤色、不同的人群和不同的视角了。基因就是证明，就算基因把我们分了类，在更小的类别里面（不是类别之间），其实依然可以再继续细分下去。筛选数据作为初级研究方法是不错的，但是不能作为范例，也不是研究的终点。我们的大脑会不自觉地把自己熟悉的东西叠加到不熟悉的东西上面，这意味着我们先入为主得太多了，预设得太多了，也误解得太多了，为了把事情简化，我们常常做过了头，有些事情天生就是这么复杂，理应得到尊重，但我们辜负了这一切。

守护人类谱系：太爱琢磨

大概六岁的时候，我曾经问过我妈妈："我是谁？"

她是这样回答的："什么意思？什么叫你是谁？你是珍妮啊。"

哦，谢谢。我经常碰到这种情况，经常是这样的，很显然，我想表达的意思和我说出来的意思好像不搭边，我胸口堵得慌，小眉头皱起来，有点郁闷地说："妈妈，不是，我的意思是，谁是我？"我加重了语气，竭力地解释，"如果说'我的大脑'这种话是对的，那就说明我的大脑不是我，而是属于我，说'我的灵魂'和'我自己'，也有类似的问题，你明白没？就是，谁是这个'我'后面的'自己'？你明白我的意思了吧？"

她没明白。

她摇摇头，转过脸说："珍妮，你一天到晚地瞎琢磨，不累吗？我光听你说都觉得累得慌！"

她这话在我听来特没道理，不总琢磨事，这怎么可能呢？谁不想把这世上所有的事都弄个水落石出呢？这么严肃的问题都不想，这怎么可能呢？还有，在我想来很清楚很明白的事，为什么每次都把周围人搞得一头雾水呢？不管是小时候还是现在，我的想法都是透明的。每个念头都摆在那里，别人看得一清二楚。

这个时候，我妈妈已经提起别的话题了（她没生气，我肯定）。但是，六岁的我却卡住了，脑子和心都卡在那了。我的想法……我的感受……我的恐惧……我的疑惑……其实都很简单。我只是个小孩，而她是个大人。很明显，以我当时的能力来说，如果我能搞清楚一个问题及其枝枝杈杈，她应该也能。然而，她告诉我我让她累死了，可是……我不知道怎么才能让她听得不累。毕竟那时候我才六岁。我这么说的意思是，在当时的我看来，唯一真正"清楚"的事实就是我的问题不值得回答，就是搞清楚我是什么意思挺费神的，跟我沟通挺多余的、挺烦人的、挺累人的，这个意思就是说，我也挺多余的、也挺烦人的、也挺累人的。

我妈妈从没真正理解过我，现在也是，经常这样。我让她觉得难以招架，但又有点洋洋自得，同时还有点儿害怕和难堪，但我能肯定的是，她从来没觉得我挺多余的，或者挺烦人的，从来没有。但是问题就在于，我觉得有，我觉得她觉得我挺多余的、挺烦人的。要是能弄明白怎么才能做妈妈的好女儿，如果能做个让妈妈开心、超级聪明、早熟早慧的红头发小精灵，我愿意拿全世界去换……不过在我还没意识到这些时，也没怎么受过她的冷落。

三十多年以后，我带着同情，甚至是某种程度的遗憾回头再看当时的我们：一个六岁孩子，吃午饭的时候跟你讨论存在主义，说起来挺可爱的，但是真在一起生活的话，确实挺累人的。甚至现在，我已经是成年人了，也都明白其实没几个人能跟自己有什么共鸣，不管是学术方面还是情感方面。大家都喜欢小话题……所以我也渐渐学会了，把深刻的话题麻利地收起来，只谈小话题，保持嘴角上扬。

孤独症女性中，绝大部分人甚至都意识不到自己是集体的一部分，更不用说遇到困难的时候寻求帮助了。我们拼命地想融入大家，永远都是"有点儿用力过猛"的状态，有些人、有些技巧或者支持资源，原本可以帮助我们（和这个世界）接纳我们自己本来的样子的，可惜我们却常常意识不到。也是因为这个，我们才会如此努力，认同、支持、爱护那些本来是谱系却不符合人们刻板印象的人，并在这个过程中归纳总结出一些不太准确的东西。

我们当中有那么多人曾经被误诊为情绪障碍或躁郁症（现在叫双相情感障碍），这也确实没什么可奇怪的。我就是一个例子，二十五岁的时候，我因为神经性厌食症住院治疗。有一次，我的主管医生把我叫去办公室，问了一个很奇怪的问题：你的思维有多快？当时我并没意识到这位医生其实是在绕弯子，是想看看能不能给我确诊双相情感障碍，并且把我的厌食症归因于此，尽管我当时的症状其实并不符合双相的大部分诊断标准（很讽刺的是，现在我们都知道进食障碍其实是孤独症的一个重要信号）。

他又问了一遍"你思维很快吗？脑子里有很多很多想法？如果你的想法就像高速路上的车，那么是像赛车那样快吗？"当然了，最开始的时候我很纳闷他为什么要问我是不是像赛车。但是过了一会儿，我就明白他的意图了。我回答了他，只有谱系才会那样回答，很诚实，但听起来带点怀疑，我问道："我怎么能知道我的思维有多快呢？也没有测速表来做参考啊，而且我也看不见别人的思维，这让我怎么做比较呢？"

空气突然安静，医生垂下眼睛，很明显，我让他有点烦躁，但我不明白为什么。我发自内心地、真诚地回答了他的问题，还加强了语气，因为我希望自己的回答无懈可击。但是，普通人的脑子不会像我这么较真，所以，他觉得我那样表现就是没教养，就是找碴儿，这就尴尬了。现在回想起来，我还挺庆幸自己当时没把心里的想法和盘托出……我当时想的是：如果我的所有想法都这么有逻辑、这么有道理——就像他说的，都太快，快得他都跟不上的话——那可能我心理根本没问题啊，只不过我比他聪明而已。（你知道吗？我到现在有时候还这么想。）

真的，我觉得所有这些就像医院里那些可笑的面部表情量表一样毫无道理可言。在"0"那一档，有个笑脸。从"1"到"9"，那些表情越来越糟，到了"10"这一档，那个表情是眼睛闭得紧紧的、眼泪到处飞。这个量表是用来解释我们感受到的生理或者心理痛苦有多少的。可是，我在医院急诊做脊柱手术的时候，那种主观感受让我的大脑又超负荷运转起来。我怎么能知道他们认为的"最疼最疼的程度"是什么样子的呢？这和我的认知完全符合吗，还是根本不搭边？如果我自己都搞不清自己属于第几档，完全不知道该说什么，那医生或护士又怎么可能清楚地了解我的情况呢？

孤独症人士的脑袋对自己的认知活动有太多太多的认知，多到能照亮整个曼哈顿（不是真的能照亮，我就这么一说）。

友谊、时尚、社交网站，普通人不凭直觉处理的事情，我们很多都凭直觉处理，但是，也有许多事情，我们是靠理智去思考和梳理——观察、分析其中的规律，尽可能地从人和事中收集信息。可以说，我们的大脑是浑身上下适应性最强的部分了。那么这样的情况又出现了，几分钟的对话，我们得花个把小时去琢磨说什么、怎么说，到时候还是常常会溜号，忘了自己在说什么或者为什么这么说，根本意识不到自己又要搞砸了。不自觉地，该想的想得太少……习惯性地，不该想的想得太多。

自己之歌

我妈妈本想给我起名叫"珍妮"，但是不知道让不让。到底谁让不让，我到现在都不太清楚。然而，事实就是她觉得冥冥之中有个什么权威机构是管给孩子起名的——而且对这个想象出来的地方，还有想象出来的规则，确实也很信服。这个机构对她非常了解，她从来都没怀疑过，也从来没想去怀疑。除了有一次偷着在地下室用食用色素染头发，搞得家里一团糟以外，简①真的是个好孩子。她必须是个好孩子，她可是天主教学校教育出来的，从小到大听的是修女的教诲，这些修女的风格和《音乐之声》（The Sound of Music）里和善的玛丽亚－冯－特拉普（Maria-von-Trapp）可不一样，还有她的妈妈，那个聪明劲、那个紧张劲，还有完美主义风格，对我来说实在是再熟悉不过了，熟悉得令人痛苦。

据我妈妈说，年少的她是个资质平平的学生。很不幸，修女老师和我外婆都不太中意中等生。确实，我到现在都记得我外婆总是把垃圾整理好才扔垃圾箱，她家的垃圾箱特别整洁，真事，这（对自己和别人）就是一种压力。周围邻居家的女孩子都是优等生，学校要求的是听话，在家总有人嫌她"笨死了"（我妈妈告诉我，她妈妈希望她做到最好，理解不了写作业有什么难的），这种境遇下我妈妈的人生目标就很好理解了：嫁一个聪明丈夫，生一个聪明孩子，而且最好是女孩（我外婆不太喜欢男孩）。

然后我就来了，对于我妈妈来说，算是借着我得到认可了吧。对所有跟这件事有关的人来说，这意味着轻而易举就达到目的了。

事实是什么不重要，别人看到的是什么才更重要。给老师留下深刻印象——即便留下印象的是我妈妈（不是我）——最重要。到我三年级之前，我妈妈一直都是把我在学校写的文章打印出来的。我敢肯定，从某种程度上来讲，我妈妈很享受我这"优等生"的光环，就像她自己也变成了"优等生"一样。很多家长都是这样的。当然了，为自己的孩子骄傲那是天经地义的。我从来都没怀疑过她是很想帮助我的……但是给我的感觉就是她觉得我什么事都做不好。真相不重要，表象才重要，她受到的教育就是这样的，她就是这么长大的，我学到的东西也是这样的，我也是这么长大的。

---

① 译注：简（Jane）是作者妈妈的名字。

　　有点讽刺的是，恰恰是因为这个原因，我告诉她不要再打印那些东西了，而当时她正在打印我的长篇大论，刚刚打到一半。注意，我这里说的不是请妈妈不要这么做了，而是我告诉她不要这么做了，就这么直接地告诉她。当时我才八岁，是吃午饭的时候说的。这不是家教不家教的问题。不知道是什么原因，就在那天，就在那个时刻，好像有什么东西惊醒了我——突然间，我觉得在写文章这件事上，自己能做得更好。不是打字，而是真正地创作。结果最重要，这就是我学到的。我知道我能做得更好。

　　那天下午，在那个厨房里，一场复杂的权力交接就这样完成了。我人生中第一次朦朦胧胧地意识到：我的脑子不但超过了同龄人，而且超过了我妈妈。我指的不是社交方面，也不是三观方面，抑或是成熟不成熟。我说的是在分析事实方面、学习认知方面。我知道我比她强，而且，她也知道。对我来说，那天下午就是一个分水岭，从那时起一切都不同了，生活发生了非常明显的、翻天覆地的变化。我妈妈看着我，看到了一些她认不出来的东西，一些在三年级小孩身上"不应该"有的东西，我也看着她，这个曾经是我的全世界的人，我突然意识到她也不过是个普通人。其实我一直都有这种感觉，现在我明白了：我是——确实是、真的是——有点特别。

　　这种感觉，就好像超人克拉克·肯特（Clark Kent）小时候在养父身边把卡车抬起来一样。对我妈妈来说，这个现实越来越清晰，毫无疑问，这已经证明了，我的力量与日俱增。我这辈子大部分时间都觉得很孤独，被误解很多，被欺负很多，孤立无援、满心绝望。在家的时候、上学的时候，在所有地方，我都有这种感觉。那天下午，在那个角色互换的觉醒时刻，我发现了一条出路，以后我再觉得这个世界打击到我，就可以用这种方式予以还击了。我获得了力量，这种力量非常强大，而且合理合法，能改变我的一生。真是太让人着迷了，太神奇了，太开眼界了。从那以后，据我妈妈说，我的脑子开始飞速运转，比她认识的任何一个人都迅速、都努力、都夸张。她说这些话的时候，有时候就是陈述事实，有时候是为了抱怨。她说我脑子转得让人跟不上，还说那个速度跟别人就不是一个层面的。

嗯，某种意义上说，她是对的。后来也证实了，我的大脑确实不够典型。

只不过不是她期待的那种罢了。

名字游戏

我不太清楚大家有没有琢磨过自己的名字，或者有没有琢磨过这世上的很多事。咱们好好说说这个事。用我的脑子做标准，评估别人是"典型"还是"不典型"，那结果肯定不准。我太能琢磨了，总是这样。我的脑子就没有停下来的时候，我的思维也从来不是线性的，而是弯弯曲曲的，呈现出很多之字形。我最终会给你说清楚，但是这个过程跟寻常的思路肯定不同。（你可能已经发现了，我这个回忆录也不是那么严格地按传统的时间顺序来写的。）

还记得吗，我提到过我妈妈想给我起个名字叫"珍妮"，但是担心人家不让，因为她觉得，给孩子起名字就得取个正式的，而小名可以随便叫，所以后来给我起的名字叫"珍妮弗"，我觉得还行，除了有两点不怎么好：一点是，这个名字里头的两个元音字母"i"和"e"都是"男的"，太让人失望了；另外一点是，这个词的变形也太多了：珍妮弗、珍妮、珍。我永远都想不出应该让别人怎么称呼我，我猜这么说有点荒唐是吧，毕竟是我自己的名字。不管怎么说，要说这个世界上有什么东西能让我理直气壮地有点发言权的，那应该就是我的名字了吧。但是，不是。因为对我来说，每个名字都是一个不同的人设，一个完全不同的人。"珍"应该穿着臀部剪裁不贴合我身材的男款宽松牛仔裤。"珍妮弗"应该穿着小黑裙外加一双超靓的鞋子，看起来既漂亮又时髦，既经典又时尚。而"珍妮"

应该藏在她们俩中间，是个能变身的孩子，穿一双蕾丝边白短袜，红头发、扎个小辫子，但是一转眼又变成戴猫眼墨镜、穿波点衣服的样子。我给自己选的是珍妮这个名字，但是如果陌生人用这个名字叫我，我又觉得太过亲昵了。表面上，你可能看不出来，但是我的大脑一直一直在高速运转，分析各种想法，进行各种博弈。"你叫什么名字？"我不知道，因为我不太清楚你希望你面前这个人是什么样子的。

我写完上面那一段话之后大概一个月左右，偶然间看到了一个词"自我消失感"①，一看到这个词，当年那个研究存在主义的一年级女孩和后来那个纠结名字的大人，突然就合二为一了，那就是我。我突然意识到，我的自我感就是我经常没有自我感。〔但是，让我觉得很有意思的是，一直以来我最喜欢的诗却是沃尔特·惠特曼（Walt Whitman）的那首《自己之歌》（Song of Myself）。嗯，真是没有什么东西是偶然的。〕

想象一下，拿个香薰机，滴几滴浓缩精油，一吹，一阵轻烟袅袅升起、缓缓飘散，那个味道就像精灵一样在空气中弥漫。人类"自我"的意识就像是这里的精油，天生就很强烈，在生命早期就已经建立起来，随着时间的推移，经历越来越丰富，这个"自我"意识也越来越丰富。而那种自我感分散的人，没有这种心理基础，没有那种高度凝聚力，其自我认同更像是水蒸气，不断变幻、浮动、飘散。

临床心理学家克里斯特林·赛特－帕德涅奥特（Kristalyn Salters-Pedneault）博士这样写道："自我感消失的人就像变色龙一样……能变成不同的人。所处情境变化，他们就会变化。他们觉得别人希望他们什么样，他们就会变成什么样。"这里要明确的是，她指的不是我们为了适应某种社交情境而做出的那种小调整，不是，这是一种更深层的感觉，非常短暂但又非常频繁，即使意识完全清醒，

---

① 译注：心理学术语，指的是一种异常的心理状态，个体感觉不到自己的存在。

也感觉像是半梦半醒一样。说实话，就算我突然发现超现实其实就是现实，从来没有人真的来过这里，我都不会觉得有什么大惊小怪的。

这里有必要澄清一下，我说的不是多重人格障碍，因为那肯定不是我这种情况。"你走到哪里，哪里就是十月。"我女儿这样形容我和我出生的月份。如果说的是颜色的话，她肯定是对的。但是因为她对我很熟悉，我知道她的意思肯定不只是说我的头发颜色。她指的是那个绿山墙的安妮，我最喜欢的一个文学形象（跟我一样也是个红头发）。安妮有句名言："能够生活在一个有十月的世界，真是让人满心愉悦。"我也这么觉得。十月的一切都充满活力，像燃烧的火焰，有热情的夕阳，还有茂密的树丛，好像在召唤我们钻进去游戏。确实，这很像我的性格。性格这东西，我倒是不缺，一点都不缺（看我的双手在无声鼓掌）。但是，性格和自我不一样。

包括孤独症在内，有好几种精神方面的疾病都会伴有自我感消失的情况，这并不奇怪。还有一个很有意思的现象，在遭受过虐待的人群中，也经常会有自我感消失的人。这就意味着，基本上无论是什么样的维恩图①，无论是哪种集合或分类，谱系女性其实都在其中。或者，也许受虐待的人中，很多恰恰也是孤独症人士。所以你看，谱系女性也有我们自己的独特历程，这一路走来，性虐待，生理的、心理的，还有情感上的虐待都屡见不鲜，绝不是个案。在"#MeToo"②受害者这个大群里，还有一个小群——"#WeToo"，即我们也是。具体情况各不相同。即便没有遭遇什么大的变故，那种"小创伤"③的影响日积月累，也会造成伤害，比如遭遇霸凌，教育或工作得不到保障，受到精神控制，内心所想或者想说的东西和别人所见所说

---

① 译注：表示集合的一种草图。
② 译注：美国女星艾丽莎·米兰诺等人2017年10月针对美国金牌制作人哈维·韦恩斯坦性侵多名女星丑闻发起的运动，呼吁所有曾遭受性侵犯的女性挺身而出说出惨痛经历，并在社交媒体贴文附上标签 #MeToo。
③ 译注：达不到应激障碍程度的创伤。

总是不一样，煤气灯效应（总是否定你的认知，让你觉得受到的伤害是自己想象出来的），经历过这些的人，可能想都想不到人与人之间要有正常的边界，也感觉不到别人到了哪一步就应该适可而止，更别提要明确这种边界或感觉了。如果我们总是要靠别人的反应才能确定我们自己是谁，我们过得好不好，而别人的反应，就像赛特 - 帕德涅奥特博士说的那样不可捉摸或者令人恐惧，或者两者兼而有之，那么我们就完全没有什么基础或者空间发展强烈的自我意识。

谈到自我感被剥夺的话题，真正讽刺的其实是"孤独症"这个词本身来自希腊语词根"autos"，意思恰恰是"自我"（跟"自传"和"自动"的意思一样）。我们当然只能以自己为参照。我们很难理解别人对这个世界的感受，所以要把我们自己的想法、愿望和思考与别人的区别开来，几乎是不可能的。我们的思维是透明的，这不是因为我们的自我感太多了，而是太少了。

败走"沃顿"面包

交通协管员是不应该穿连体睡衣的，至少上班的时候不能穿，这些事都是你能慢慢学会的。至少，如果你是我，或者你想，你就能学会，只不过这不是一朝一夕的事。

好莱坞的传统一向钟情于早熟的孩子。孩子跟小大人似的，让人觉得很新奇、很可爱。对，早熟就是可爱，反正在银幕上是这样的。然而现实生活中呢？那可就大不一样了。

我小时候，有三个"神童星探"接触过我父母，但是，让这么小的孩子进入"娱乐圈"，这个事他们不感兴趣，所以前两次都（很明智地）拒绝了。但是，我六岁的时候发生了一件事。

那天，我们去家附近的公园参加复活节帽子秀①。我自己已经记

———————————
① 译注：美国传统的复活节民俗活动。

不清当天的事了，不过我妈妈记得很清楚。到了"评委打分"环节，实际上就是孩子们一个个戴着傻乎乎的大帽子在台上站着，家长们趁这个时间赶紧拍照留念，就在这个当口，我旁边一个小女孩突然哭了起来。这孩子大概三岁左右，根本不明白周围这一切是怎么回事。我一向擅长和比我大或者比我小的人打交道（记得前面写的"孤独症女性自检表"吗？就在那写着呢），我觉得自己可能天生就是个当老师的料。于是，我拉起她的手，给她解释周围是怎么一回事，我跟她说她特别漂亮，还信誓旦旦地跟她保证，周围人都看着她是因为她的帽子秀实在太棒了。我家影集里还有当时的照片，其中有一张，是她转头看着我，正在擦眼泪。下一张，她抬头看着我这个"大姐姐"，笑得跟朵花似的。我好像一直觉得帮助别人，让他们不再害怕、不再孤单是我的天职。

后面一直到颁奖环节，披上绶带、拿到证书的时候，我都没松开她的手。等到我妈妈挤过人群来到我身边的时候，我已经跟这个女孩的家人聊得热火朝天了。

还是那句话，一般来说大人对别人的接纳度比孩子高多了。所以，其实那不是真正的对话，可能只是大人们问个问题或者评论两句，而那个红头发的小话痨又挺喜欢大人的，因为大人觉得她很可爱，也不怪，所以她就熟练地说着那些大人话，配上从舞蹈学校学来的手势和做派，看起来像个小大人一样，还挺有教授发言的派头。其实那种对话不是你来我往的对话，是有来无往，还说起来没完。

反正不管聊天怎么样，后来我发现那个女孩的妈妈居然是个"神童星探"。我妈妈刚挤过来，她就递过去一张名片，拜托我妈妈一定要带我去一趟她的办公室，说她马上就能让我试镜，吧啦吧啦说了一堆。我父母大概打听了一下，结果这位女士还真挺靠谱的，是个遵纪守法的好公民。所以，这一次，他们没像前几次那样回绝掉，我也长大了，也能表个态了。我表态？我当然想上电视了！我当然想让大家认可我了。我知道怎么给大人们留下好印象，甚至哄他们开心……反正大部分大人都很受用。

但是，问题是我做不到"审时度势、随机应变"，所以，虽然有些人确实很喜欢我像个小大人似的，但是我从来就没想过这种表现在一种场合讨喜，在其他场合就不一定好用，我也从来没想过有些表现有时候让人觉得很可爱，有时候就让人觉得是炫耀。但是，因为我从来没想过这些，所以我也没注意过这样是不是招人烦，不管对方是直截了当说的，还是拐弯抹角说的，我都没注意过。我妈妈回忆说，有一次去小学帮忙做烘焙义卖，写价钱的时候，突然就想不起来"布朗尼"这几个字怎么写了。她嘻嘻哈哈地笑着，转过头去问旁边一个女人，对方想都没想脱口而出："怎么不去问你女儿呢？"呵呵，嗯，很多大人对我的态度都是这样的。现在我自己也有孩子了，作为一个家长，我很不待见这种小肚鸡肠的表现。这种大人，要么是自己缺乏自信，要么是怕我的存在把自家孩子比下去了……不管是哪种情况，都是自身没有安全感的表现。但不管怎么样吧，我还是觉得，作为一个大人，要是觉得一个孩子都能威胁到自己的话，那还是挺可怜的。

在好莱坞的银幕上，大家会觉得：哎呀，这小孩也太可爱了吧。可是在银幕之外的现实世界里，立马就会变成：那小孩什么毛病？但是，研究自己究竟是谁，这种课学校里可没有，而且，研究这个也不能帮你在同学中搏个好人缘。作为家里唯一的孩子，我只能模仿大人。毕竟跟我待在一起时间最长的就是他们。而且，想想看，你小时候在学校里最想讨谁的欢心？老师，校长。在家最想讨谁的欢心？当然是父母。都是成年人（确实，我现在发现回答这个问题的时候不管是我自己还是别的孩子都压根没被考虑在内）。但是，问题在于我没有观察和归纳大人的一言一行，我只是模仿，纯粹地模仿，一板一眼那种。

这里大家需要注意的是"纯粹地模仿"这几个字，那个时候我还不懂和大家相处融洽的奥秘不在于模仿，模仿只是生搬硬套，不注意细节，也不管场合。而想要在社交方面游刃有余，需要的是临场应变，是在某种心照不宣的规则界限内的自觉自发的行为。不管在哪个方面超出这个界限，都会立马出局，眨眼间的事。一旦你煞了风景、破坏和谐，才没人管你有什么要说的，大家都只顾着注意你说话的方式，顾不上你说的到底是什么。

说场面话、做场面事，这是我自己不断试错才学会的。我第一次选秀试镜，是给沃顿面包①拍广告。我妈妈带着我，开车大概四十五分钟左右，到了纽约，找到了选角导演的接待室。推开门看到的场景，用我妈妈的话来说，真是既诡异又惊悚。

全世界红头发的人大概只占总人口的百分之四。当然了，在有些地方更少。我的一个高中同学也是红头发，大学毕业以后在日本教书。有一次，在东京坐公交，发现有个小男孩一直盯着她，死死地盯着。她猜可能是因为这个小男孩之前从来没见过白种人吧，于是就招了招手，还笑了一下。结果接下来发生的事把她的下巴都惊掉了。那个小男孩非但没笑，还把嘴张得要多大有多大，尖叫起来，声音简直让人毛骨悚然。后来我同学才知道，日本民间故事里，女巫都是红头发，所以那个小男孩以为她笑是因为要吃掉他。

背景不同。我的意思是，这件事从头到尾就是因为背景不同。

在日本，我也可能会被当作吃小孩的女巫，但是即便在日本以外的地方，不用说，红头发也很难不引人注目。我父母、爷爷奶奶、外公外婆很喜欢我这与众不同的外表，他们的这种热情肯定为我的自信奠定了基础，一直到今天都是。实际上，我的第一本书《阿斯伯格孩子》（*Asperkids*），开头就是这么写的：

---

① 译注：曾为美国知名袋装面包品牌。

没想到是个红头发

"这孩子是个红头发！"

很显然，这是我妈妈第一眼看见我时说的第一句话。她一直都说当时那样说只是因为挺意外的而已，就是没想到自己能生个红头发的孩子（尽管她说自己小时候头发就是红褐色的）。但是，就是这样啊，我们期待的常常和现实不太一样，不是吗？

不过，红头发确实一直都是我的标志。我小时候就明白了，这个特征很引人注意。那是一种很漂亮的古铜色，大人们一直都很喜欢。后来我渐渐长大了，头发也是相当吸睛。可能是因为传统吧，我在学校剧团里演的总是女妖精这种类型的角色。我高中写论文写的也是红头发的历史……

从好的方面来说，跟别人不一样，让你显得很特别，很突出，让人羡慕，可以成为你身份标识的一部分。

但是，我也认识其他一些红头发的人，他们的经历就不太一样了。他们成了别人的笑料，被起外号，或者自己就是很不喜欢因为这一头红头发而引人注意。对于他们来说，老天爷赏赐的这种"不同"（提醒一下，这可不是他们求来的赏赐）压根就不受欢迎，甚至让人讨厌。

其他不同也是如此，如果你能随大流，那就让你加入进来，承认你是一伙的，否则就立马把你排斥在外。

"阿斯"这个标签就是这样的。

因为头发颜色就对别人产生某种偏见，这种做法被诟病已久。不过想想《哈利·波特》（Harry Potter）里的韦斯莱家族吧，作者 J.K. 罗琳把他们全都设定为红头发，实际上是有深意的。即便不是在东京，就单从比例上看，要是你看到一群红头发的人在一起，那也是够奇怪的。可能也是因为这个，我和妈妈那次去纽约的时候感觉才会那么不好，一进接待室，发现满屋子全是红头发的六七岁孩子，个个都是伶牙俐齿。

菜鸟的满腔热情变成惊慌失措也就几秒钟的事。我当时就蒙了。不，不是蒙了，是彻底吓坏了，我们这是一头栽进少儿版《阴阳魔界》（Twilight Zone）里了嘛。我当时觉得天旋地转，第四面墙①被打破了，这里满屋子都是可爱的、早熟的红头发小女孩，都跟我一样，他们都是我，那我又是谁？真的，那位星探妈妈应该说清楚点，好让我们有个心理准备。不管是我妈妈还是我，都不了解要当童星和星妈（还不知道能不能当上）首先要干什么，对此我们心里一点底都没有。我妈妈不知道，人家让你来试镜，肯定是需要表演某个具体的角色的，比如那种古怪老头，下巴上还有道竖纹，如果拍商业广告，是要让某个品牌的面包卷家喻户晓的那种，人家要六岁红头发女孩来试镜的话，要的肯定是邻家女孩那个类型的。我呢，说实在的，还以为试镜就跟我们在星探公司做得差不多呢：就我一个人面对一群和蔼的大人，他们很喜欢我即兴表演的踢踏舞，也很喜欢听我没完没了地穷白话。

我根本就想不到居然是现在这种情形。我本来是想好好表现，因为我从来都是靠好好表现赢得安全感和大人的欢心的，但是现在，用不上了。在我看来，这些已经用不上了，那么，我，也就用不上了。我就这么一个办法，我知道怎么做能让别人——嗯，也就是大人吧——喜欢我，但是现在这个办法也没啥用武之地了。眼下只能随机应变了，是有剧本，但是大家拿到的剧本都是一样的。

---

① 译注：第四面墙，戏剧术语，舞台上的写实室内景一般只有三面墙，朝向台口的一面打开，被称作"第四面墙"，旨在隔开演员与观众，让演员表演时视观众不存在，而如果演员在表演的过程中与观众发生了互动，就是打破第四面墙。此处意指作者突然发现这个世界上红头发孩子不止自己一个。

　　我得琢磨清楚怎么才能被选中，不是，是琢磨清楚怎么才能不被刷下来。

　　可我不知道该怎么做。

　　"演你自己就行。"进去试镜的时候导演这么说道。这确实是个好主意，但是现在周围人都跟我一样，都是我自己了，那我应该是谁呢？

　　试镜那段是要表演"妈妈不给我买沃顿面包了，我有多难过（后来发现其实妈妈是买了沃顿新品面包，很惊喜）"，我干巴巴地念着台词，念到一半就哭了出来，这应该也没什么好奇怪的。试镜那个房间太大了，灯光太亮了，到处是陌生人，闹哄哄乱糟糟的。我想找妈妈……但是，我又希望回接待室的路能再长点，走一辈子才好呢。大家喜欢我，她才开心。但是我搞砸了，他们不喜欢我了，我觉得很丢脸，就想永远消失才好。

　　当然，我没有真的迷失我自己，沃顿面包广告试镜那件事让我遭遇了存在主义危机，那是因为周围环境变了，我不知道怎么调整适应，失去了平衡。一直到十岁之前，我都没怎么缓过来。这个时候，发生了我前面说的交通协管员和连体睡衣的事。

　　那是 1985 年的万圣节晚上，我站在一个十字路口指挥交通，为的是让一个小孩过马路。那一年，我十岁。我在那指挥一群大人，开着真车的大人，最棒的（或者最糟的）是，我打扮得像个小宝宝——穿着一件超大号的粉色连体睡衣，扎个小辫，还叼个大奶嘴——就那么在那指挥那帮司机，我还真没把这个当回事。

　　但是，第二天上学，在操场活动的时候，有个女孩悄悄靠过来，我紧张起来，一般来说，平时不怎么跟我一起玩的孩子突然接近我，肯定没什么好事，老师在眼前都不好使。她靠得特别近，往周围溜了一眼，一脸人畜无害的笑，然后不怀好意地小声说了一句："昨晚我在街上看见你了。"我脑子飞快地转起来，什么街？沉默了几秒钟，我正有点疑惑，她突然发难："我从我家看见你的，我知道你干了什么，我爸爸会告诉你妈，这回你可闯大……祸啦！"她拖着长声，坏笑着走了。

我当时恐慌极了，我闯大……祸了？为什么呢？我也没违反什么规则啊！我做错什么了？我一头雾水，但是我知道要是大人告我状的话，那肯定是我搞砸了什么。但是……怎么可能呢？我知道她家住在那条路尽头那个十字路口。我在那干什么了？肯定不会是帮小孩过马路那个事吧？

当然了，恰恰就是那件事，但是，说实话，就算我妈妈问到我的时候，我都没明白我到底错哪了。在她看来，这是我又一回"聪明是聪明，净干糊涂事"。但我完全不明白怎么回事。当时我是学校任命的"交通安全员"，意思就是，学校指定我和另外几个学生一起，每天放学的时候协助交通协管员工作。我特别靠谱，我有橙色的荧光服，还有胸牌，交通协管员那套行头我全都有！万圣节那天，我还很注意一招一式都是照着交通协管员的动作来的，我在家时在镜子前面练过这些动作。需要说明的是，我当时练这些不是为了干什么，就是觉得好玩。我确信当时指挥的时候，自己的手势一点都没错。即使这样他们还说我，这到底是怎么回事呢？我当时是在帮忙啊！

情境线索

情境和场合就是问题所在，现在也是。当时我肯定是没注意到场合（现在也经常这样）。如果当时有人知道我是孤独症的话，可能就看出来了，我这种情况就属于"很难调整自己的行为以适应不同的社交情境"。实际上，这就是孤独症临床诊断的一个指征。当然了，当时没人知道这些，所以温柔而同情的教导什么的根本不存在。任何人看见我当时的举动都会合理推断，这个叫珍妮弗·库克的孩子，要么就是太傻了，要么就是太飘了，还真拿自己当大人了，就在大街上，前面都是车，大晚上的，还叼个大奶嘴（我的幽默倒是没丢）。既然我不傻，那就只剩另一种可能了，估计大家都是这么想的。但其实我既不是傻也没有飘，我只是完全意识不到周围那些情况，判断不出来自己当时的行为和每天协助学校交通协管员的工作有什么不同。

就我感觉（很多人确实也说过），大家都觉得珍妮总是好支使别人，还爱出风头，经常自作聪明、小题大做，还总是一惊一乍的，有点神经质。现在我知道这些都不对，不是好不好的问题，不是过不过的问题，也不是胆子大小的问题，其实一直都是场合问题，就是能不能结合周围环境去理解事情，或者考虑自己的行为会不会引起误解，比如大家会怎么看我。

人类大脑都是接收了碎片信息之后就匆忙做出结论，以我们已知的东西为基础综合一下，去理解未知的东西，这就是思维捷径。是，我们知道这样做不怎么道德、不怎么善良，也不怎么厚道……但是，这是人类为了生存自然而然养成的习惯。比如，夜里，你忽然听到一个声音，很大，是，当然不排除是彩票车拉着一大车钱开到你家了，但也有可能是入户抢劫，两者都有可能。但是，根据生活经验，你会觉得哪一个更有可能呢？

这就得看情境场合了。想象一个星座，什么星座都行，从地球上看过去，先找到英仙座，就能找到仙女座，或者先找到小熊星座，就能找到大熊星座。这就类似前面所说的情境场合的作用，我们需要一个参照物，才能理解并弄明白事情，才能把散落的点连成线……就是这样。但是只连上猎户星座里的三颗星，就想顺藤摸瓜找到海王星，那肯定是不够的。北斗星也根本不是连个勺子就能找到的。我们以为有些规律是永远不变的，但其实这种规律是不存在的。因为角度是不断变化的，情境也是不断变化的，所以，我们的理解也是不断变化的。

要解释"我"这个谜，没有什么可参照的东西，别人没有，我自己也没有。我就好像从海王星上看到的那个星座一样，一片混沌，总是犯错，没有什么可参照的东西。不过，如果能换个角度，发现事物之间的联系，那么一切都将顺理成章，或者本来就应该顺理成章。但是，这个过程需要很长很长时间，可能几十年过去了，我才能搞明白是怎么回事。

可是在彼时彼刻，在当时那种情况下，我的父母或老师都没办法理解我，因为那时没有什么可以参照的东西。确实是，我也不是一无是处，我有很多矛盾的地方：我很聪明，但却不机灵；我对弱者充满了同情，同时却又很实事求是，有种"理中客"的冷漠；我拼命讨别人喜欢，但是却常常让人讨厌。这些矛盾七零八落，整合不出什么来，也看不出到底符合什么范畴或星座……所以最后只能得出这样的结论：我太自作聪明了，太自负、太敏感、太情绪化，实在让人喜欢不起来。我当时就是这么想的，因为别人——确实，一字不差——就是这么跟我说的。但是当时也没有什么可参考的东西，所以这可能就是我当时给人的印象，这也情有可原。

一个小孩，除了别人告诉你的，怎么可能还知道什么别的东西呢？如果你不明白有什么不一样，也说不出什么其他的原因，如果你不能像别人那样观察自己，那你怎么能知道你错过的是什么呢？你竭尽全力去模仿那些对的行为，到头来发现也不对，那你怎么能搞得清楚自己到底做了什么别人才不喜欢你的呢？

答案很简单：再等二十五年吧。

走过鬼门关的孩子

罗宾·威廉斯（Robin Williams）说过："老天爷就给我们这么一

点点疯狂的火花，可千万不能让它灭了。"我简直太认同这句话了。我这一路寻根究底，最重要的一个因素就是一段"死而复生"的经历，主角是我女儿，她在鬼门关转了一圈，所幸还是捡回了这条命。

很多人都知道，我的人生态度一向都是"命运给你一坨屎，那你就拿着，给它晒晒太阳，种点儿好东西出来"。合情合理啊。对我来说，那就意味着哪怕伤痕累累、心已破碎，还是要坚持活下去。我女儿刚出生就成了儿童病房和手术室的常客，别人还不屑地说我"家长都一样，都是过度紧张、小题大做"，甚至还有人问我是真担心她吐得厉害，还是因为吐得脏衣服洗不过来，我这个新手妈妈受不了了才带她来医院。

最后，医生们告诉我，正是因为我如此执着、坚持不懈地寻根究底，觉得我们可能没发现这些症状也许是孤独症引起的，这才救了我女儿一命。总算真相大白了，这就好像一个人被冤枉了，关了二十年才被放出来，最后只得到了一句道歉，能改变什么呢，这一路走来已经失去太多，无法弥补了。2007 年以前，我从来都没听说过阿斯伯格综合征，对孤独症也基本是一无所知。我父亲刚刚因肺癌永远地离开了我，我整夜整夜地做噩梦，梦里的情景非常真切，我在水下抱着我小小的女儿，看着她无法呼吸、痛苦挣扎，眼睛瞪得大大的，像是在求我救她。

这样的情形总共有四次，刚开始是两岁，后来是三岁，每一次，我都紧紧地抱着小小的她好让护士把鼻饲管插进去，穿过嗓子，再到胃里。那个管子插到嗓子的时候，孩子必须往下咽，否则就没法呼吸。而这个时候，紧紧地抱着她、让她遭受这种折磨的人却是我——她的妈妈，看着她哀求的眼神，冲着她喊"快咽！咽！"而她是那样恐惧，管子卡在气管那里上不来气……每次插完鼻饲管以后，她都好几天不肯说话。

那些日子实在太难熬了，黎明确实会来，天总会亮，但是之前的夜还是太黑，不想再提起。到了最后，医生没有摆什么架子，而是对我表示祝贺，说我救了她，这种时候，那些可怕的记忆，我不光是不愿意想，甚至会觉得无法承受。我救了她？不不不，你不知道吗？看不出来吗？从某种程度上讲，这是我造成的，是我破坏了所有美好的东西，我一贯如此。如果不是这样的话，如果当初真是为了救人一命的话，怎么你们这么多人都敢挑我们的不是呢？

回想起来，大概是我女儿长到四岁的时候，我才开始不再对别人的话言听计从了。最开始她就是不长个，后来一点一点升级，变成了罕见的胃肠神经障碍，又加上了鼻饲管，然后肠胃都不吸收了，只能靠上臂静脉注射维持生命，最后孩子已经不成人样了，好像一块儿冰，一下子就能碎掉。整整四年，我们在全国各地遍寻专家，最后终于有位医生听我提到孩子出现了一个新的并发症以后，让我们去做一个腰椎的核磁共振。谢天谢地，检查发现她的脊髓底端和脊柱底端长在了一起[①]，这种情况叫作脊髓栓系综合征，所以随着她年龄的增长，大脑就会受到脊髓的牵拉脱出颅骨，就像锚链太短会把船拖沉一样。

发现的时候，她的脑下垂体因为受到这种牵拉都已经碎了，就差几毫米，她的大脑就要疝入椎管内，发生小脑扁桃体下疝畸形了[②]。还好在生死关头及时发现，也算不幸中的万幸吧。但是，因为大脑已经卡在了枕骨大孔的位置，本该在脊髓中央管和脑室中循环的脑脊液现在已经无法流动。但是，正常的生理过程，比如心跳等，还依然刺激着脑脊液的流动，脑脊液受到的压力并没有减小，只是在

---

① 译注：脊髓位于脊椎管中，生长发育过程中脊椎管的生长速度大于脊髓，因此脊髓下端正常位置应渐渐高于椎管下端。

② 译注：又名阿诺德 – 奇阿（Arnold-Chiari）畸形。

脊椎中央管内无法回到脑室……所以，只能挤进脊髓里，导致脊髓内部出现了很多积液①，这对某些神经功能造成了严重损害。当时所有的神经性胃肠道症状，根源都在于此……回想当初第一次带她去医院时，那个医生还问我是不是因为她总是呕吐，导致我要洗很多衣服，所以才带她来看病的。

当然不是，现在也不能这么说。我能说的是，手术切除一整块椎骨和两块椎骨的一部分，再用超声刀切断脊髓底端之后，脊髓就上移了五厘米——立竿见影的效果。

我们最终找到了病因，这个过程就很像后来发现阿斯伯格综合征的历程，并不是因为哪位"专家"看到了我们多么痛苦、多么虔诚，然后给我们看了前因后果，或者告诉我们应该怎么改善。不是，这两次都不是。我厚着脸皮说点实话吧，其实这两次都是我自己搞清楚的。

小脑扁桃体下疝那次，还有后来阿斯伯格综合征那次，其实都是因为我非常严谨地研究了很多资料，所以才能说得那么肯定，以至于我们看过的所有医生都问我是不是上过医学院。不是咄咄逼人的那种问法，他们只是觉得我肯定应该上过。唉，我多么希望我当时能这么说啊——不是，我不是学医的，我是孤独症，所以我能搜集到大量信息，还能理解并记住。这就是我的风格，我的大脑一旦抓住什么东西，就会像咬住裤腿不松口的小狗一样，不把这些七零八碎的东西理清楚我是肯定不会放手的。这种风格，我只在谱系人群中碰到过。

但是，这个寻根究底的过程并不会给你带来什么安慰，不管你研究的是医学问题，还是心理问题、精神问题、感情问题，或者以上问题都有。在这个过程中，你根本就不知道自己这么研究下去会

———————————

① 译注：脊髓积水，也称脊髓空洞。

带来什么结果。彼时彼刻，你只会觉得自己很脆弱，而且一如既往地没有自信，觉得不知道怎么回事，无论自己做什么，都会搞得一地鸡毛。

除了偶尔会有一些电光石火的瞬间，你感觉那些乱七八糟的事情好像有点理顺了。那些散乱的星星开始有序起来，你终于看出来了一个大致的轮廓，而且这个轮廓一直存在。那就是我努力想留住的心动时刻，我想要记下那种一切都很明了的感觉。可惜那种时刻总是太短，但也很神奇、很甜蜜、很有意义，足以令我们停下脚步、感受生命，足以让我们保持警醒、报以谦卑。这种时刻可以改变你，也应该改变我们所有人。

2013 年 8 月，我就经历过这样的时刻。我刚刚荣获许愿基金会①最励志女性奖，写《阿斯伯格孩子》那本书之前，那些地狱般的日子，我之前从来没有详细说过，但是得奖那天我卸下了所有防备。那一天让我感觉自己像是身处飓风中间，所有东西都朝我涌了过来：寻医问药这一路的艰难，《阿斯伯格孩子》这本书带来的压力，私下的也有、公开的也有。这些年来的抗争，先是为我自己，之后是为我女儿，再之后一直到现在，是为我的三个孩子，其实最终，是为每一个谱系或者有谱系特质的孩子和大人，也是为他们的家庭成员，还有所有我曾经捍卫过或并肩战斗过的人们。所有这些，在那一刻突然涌上心头。是许愿基金会勾起了这些回忆，让那些努力最终开花结果。看看世界各地的那些孩子吧，他们的笑脸、他们的名字，现在我认识了他们，对于他们来说，我也有了一点影响，尽管这种影响永远赶不上他们对我的那么重要。

我以为当初带着孩子四处求医那些事应该是很久远的记忆了，但是《阿斯伯格孩子》那本书让我又一次找回了那种感觉。成千上万的家长都来找我，每个人都疲惫不堪，专家们对他们横加指责，把

---

① 译注：许愿基金会成立于 1980 年，致力于帮助生命垂危的儿童达成心愿。

他们都吓坏了。那些专家，要么就是指责家长，说这一切都是家长的错，要么就说这是家长自己想象出来的，除了这些，好像什么都不会干。颁奖那天，我没办法保持冷静……他们喊我上台的时候我正在卫生间里大哭不止。就像弗兰纳里·奥康纳（Flannery O'Connor）说的那样："我是通过写作才知道我自己的想法的。"是的，就是这样。所以，我做了所有事情，是因为我需要搞清楚事情到底是怎么回事。2010 年 1 月，我在爱心桥①上发布的求医日记里写过这样的文字：

> "她的命是你救的。"这是几天前医生对我说的话，那时他们刚给我女儿做了脊髓手术，他们说："是你救了她的命，是你一直不放弃，坚持打破砂锅问到底，你给了她最大的支持。"
>
> 这么久了，我们辗转全国各地，四处求医问诊，想要找到病因……多少次我们如履薄冰，又多少次心灰意冷。在那段心力交瘁的日子里，除了疾病与痛苦，我们要面对的还有恐惧、怀疑和疲惫……还有些事情，比这还要糟糕。
>
> 没有几个人知道，就在今年（2010 年）夏天，不知道是什么人，没有胆量直接面对我们，却无知无畏地觉得自己比我们懂得更多，竟然叫了社会工作部的人突然来到我家，说要了解一下孩子的情况，调查一下孩子的医疗状况……就差那么一点儿，这些小家伙就被带走了。从那以后，莫拉——那个时候已经好带一点儿了——一直做噩梦，害怕失去爸爸妈妈，这孩子本来就焦虑，这下子更是雪上加霜。那些人是这样批评我们的："没完没了地去医院，换了一个又一个医生，就是想听到自己想听的，根本没有充分接受治疗。"
>
> 这件事发生之后一个月，我父亲去世了，和癌症苦苦抗争，终究还是没打赢。

---

① 编注：爱心桥（Garing Bridge）是一个全球非营利社交网站，致力于为人们提供一个与身患疾病的家人或朋友沟通的平台，以此为患者提供支持。

当时，社工只和孩子们见了五分钟，就下了结论，说我们很荒唐，但是我们刚刚收到世界顶级医生专家的肯定，我实在想不出还有比这更矛盾的了。这些医生非常肯定地告诉我们，正是因为我们不辞劳苦地换了一个又一个医生，永不放弃、善于思考、勇于质疑，才救了我们的宝贝女儿……如果我们没有这么做，或者没有做这么多的话，这个孩子可能早就没命了。

所以，现在这个小女孩已经从神经外科出院了，对未来，我们充满希望。她将来的生活可能还是跟其他孩子不太一样，或者也可能完全一样。

你看……我们知道她是个"阿斯孩子"之前，她还是个差点需要临终关怀的孩子呢。从那以后，所有事情——我生活中发生的所有事情都将与此有关。

遍身砂砾：感觉过敏

每年万圣节对我来说都是一场灾难。那个服装让人特别痒，这让我（和我妈妈都）特别闹心。去海边，也是痒，还有那么多沙子。但是，当时我却表达不出来那种感觉，别人（大部分人）跟我的神经系统都不一样，所以对于他们来说，我的表现就是惯出来的，矫情、事多，肯定跟人处不来。但我不是，我和所有孩子都一样，通过自己的感官去体验这个世界……只是我的感官体验和其他孩子不一样罢了。

和谱系打交道，老师和家长听得最多的六个字就是：感觉加工障碍，也叫感觉统合障碍。有时候这几个字听得实在太多了，感觉就像是"没事找事，啥事都管的家长"反应过度了，要么是为了证明孩子没啥别的问题（"哦，不过就是感觉问题而已嘛"），要么就是把感觉加工障碍当成一个筐，啥问题都往里装。不管是哪种情况，"障碍"这个名字本身就有问题。但我得承认，这种感官体验确实是我们这些隐形孤独症人生活中最大的困扰，确实让我们很痛苦、很不舒服，也很困惑。

当然，也不是所有存在感觉加工问题的人都属于谱系，但是确实所有谱系人士都有感觉加工困难，也就是说，对于神经系统传来的信息，我们的大脑处理起来有点困难，这些信息包括：

· 视觉信息
· 听觉信息
· 触觉信息（类别、时长以及力度）
· 嗅觉信息（闻）
· 味觉信息（尝）
· 运动感觉（前庭系统）
· 本体感觉（能意识到自己的身体在空间中所处的位置）

感觉加工问题不是说视觉或者听觉不好（有感觉加工问题并不代表视力不好或者听力受损），而是在处理感觉器官输入的信息时出现问题。我们的大脑发育就是从感官输入开始的，这是我们获取信息、观察世界的最原始的方式。用积木搭起来的楼，撞一下就会倒。一样的道理，谱系孩子对于感觉信息非常抗拒，那么必要的学习基础就无法建立起来。如果你受不了碰到大米的感觉，那你怎么可能玩把大米装进漏斗的游戏，从中观察重力作用呢？又怎么可能搞清楚如何解决米粒堵住了漏不下去的问题呢？尽管感觉问题具体都是哪些，每个人的情况各不相同，同一个人，每天甚至每一刻的感受都有变化，但是有一点始终不变：我们的体验感受确确实实千真万确，确确实实让人崩溃，当我们感到"感觉失调"的时候（其实就是大脑在痛苦地呼号，感觉信息输入得太多了或太少了，或者某一种感觉信息太多了，而另一种又太少了），确确实实非常难受。

我们觉得输入刺激太多或太少的时候，就丧失了推理和思考能力，也听不见任何东西。我们没法不在乎这种感觉，没法继续学习，也没法主动做事，找不到乐趣，也做不到理性思考，意识不到别人需要什么，更别说弄清自己需要什么了。这种感觉就好像拿一壶滚开的水当镜子照一样，什么都看不清。

孩子饿了、累了或者渴了，家长从来不用特意去学要怎么共情，小宝宝一哭，自然而然就行动了，对这样的问题我们都有心理准备，所以我们会教孩子怎样识别自己的感受，会教他们这些词汇，我们会这样问出来："你饿了吗？"但是，如果我们自己从来没体会过痒的感觉，那就永远也不会想到要教孩子"抓"和"痒"这些表达。如果妈妈不是谱系人士，也不会本能地说出这样的话："哦，小宝贝，你是觉得感觉失调吗？"同样的道理，我也永远理解不了为什么小宝宝哭的时候，很多人的哄法都是拿着什么东西对着他们叮叮当当地晃，或者是把孩子摇来摇去。如果我是小宝宝，我会吓坏的。

我家孩子没确诊的时候，就发生过这样的事情。他们哭了，好心的大人是想哄一哄，但是那种放到眼前的感官刺激只会让他们更加难受。能哄好我家这几个宝宝的不是彩灯、音乐或者小玩具，他们需要的是紧紧地拥抱、有节奏的运动，还有白噪音。作为一个谱系妈妈（尽管当时我也还没确诊），我能感觉到他们的需求。对我来说自然而然的感觉，对他们来说也是自然而然的。儿子们喜欢像直升机一样转圈，而我小时候也经常在客厅里沿着对角线练点转舞步，就像在舞蹈教室那样……其实并不需要在家也练，练得那么多、那么卖力气。我当时不知道"刺激"这个词，也不明白这个行为其实就是自我刺激行为。通过这种行为，我能获取大脑非常需要的感觉输入，而穿着芭蕾舞裙这样做就是看起来更像女孩子而已。

我小时候，甚至我这大半辈子，都没有孤独症方面的资料可供参考。我父母也没有喘口气的时候，也不明白为什么我总是这么"矫情"，对待什么事都这么极端。无休无止的情绪和感觉问题，以及万千的思绪是我以前和现在生活的全部，而他们只能在旁边束手无策。

我央求妈妈剪掉衬衣上的标签时，她肯定马上就要爆炸了。我们可能上课或者训练就要迟到了，她可能已经紧赶慢赶了，还要琢磨晚饭做什么，或者还得把我从这里接到那里，同时还要记着别把踢踏舞鞋或者指挥棒丢了。而我这个熊孩子，居然因为衣服标签跟她叽叽歪歪、没完没了！现在想来，她当时应该是非常非常想薅着自己头发怒吼一声："我的老天爷啊，求求你了，珍妮！不就是个标签嘛！"可是我感觉那个标签的小纤维就像刀子一样划着我的皮肤……那个痒痒劲都赶上苦修士穿的马鬃衣服了。有东西让你难受，没人帮忙，这时候你还得尽量有礼貌，我觉得这很不公平，觉得自己很无助，真想大发脾气。而且更糟糕的是，我心里在追问：她为什么不肯相信我？我没撒谎，也不是在寻求关注，我那么痛苦，却还被吼，我不知道还能干什么。

我外婆带我去买鞋——一家一家地逛，一逛逛好几个小时——可是不管她或者店员给我拿什么鞋，我都不要，现在想来我的眼泪当时肯定让她非常难堪。但是，那些鞋真的很磨脚。我也很疲惫，店里的灯光让我心口都疼，我不是矫情，也不是惯的，我也很想做个好孩子，也很想守规矩，我也确实知道规矩，我还知道鞋子买回家了我要是不穿就会有麻烦。最后我们只好离开，什么也没买。回家路上，我外婆狠狠地骂了我一顿，我哭了，坐在后座上又热又饿，心里难受极了，晕车也很严重，说不出话来……我知道不说话可能更好，说了只能更坏事。

有一年夏天，来了场暴风雨，我突然歇斯底里地尖叫着让人去把后院的轮胎秋千解下来，我知道我爸爸肯定是一边喘粗气一边在心里骂我。他心烦地嘟囔着。外面是倾盆大雨、电闪雷鸣，而他冲出去就是为了解个秋千？从树上？他们肯定觉得珍妮的脾气莫名其妙到了极点，这孩子简直娇惯得没边了。但是，我真的不是为了好玩才这样的，那个轮胎秋千荡起来是弧形的，来来回回很有规律。我知道那个规律，知道使多大劲能把它荡多高，可是突然间，不对劲了，风吹乱了这个可爱的节奏，我没法预测它的运动规律了，我那可怜的秋千乱七八糟地转来转去，东一头西一头的。我的秋千又糊涂、又害怕，迷迷糊糊不知所措，我也是又糊涂、又害怕，迷迷糊糊不知所措。恐惧占据了我，我没办法理性地思考了。我哭着、求着、央告着让它停下停下停下！小小的我完全地崩溃了，我泪如雨下，使劲拍打着窗户，歇斯底里地喊着，声音差不多盖过了外面的暴风雨，一直喊到最后轮胎浇透了、落地了、不动了。

哦，对了，还有游泳池那个事……

去玩吧！

小时候，到了夏天，我经常跟着妈妈一起去镇上的游泳池玩。作为一个全职妈妈，她很需要和其他妈妈一样躺在沙滩椅上聊天，享受"大人专属时光"。现在这种做法很常见，也很健康，而且（以我现在做妈妈的眼光来看）也可以理解。但是在那个年代，20世纪80年代，就不一样了，那个时候没有人听说过阿斯伯格综合征或者孤独症，也没有专业人士能帮着指导家长渡过难关。因此，我妈妈的处境相当艰难。我不愿意进泳池，水太热、人太多，还没有朋友，她拖着这么一个我，想象不出我为什么那么难受，自然也不会由着我的性子来。可能她觉得如果我发现自己别无选择的话，就会学着去应对了吧。

于是，我们几乎每天都会去那个雪松街泳池，我一想到那个地方就浑身发痒、焦虑不堪。每次刚铺好浴巾，我妈妈就会挥挥手赶我走，说："去玩吧！"这个时候我的心就一沉，浴巾周围，不是扎人的草地就是滚烫的路面，浴室里面特别滑，回声嗡嗡响。我在这没有朋友，也不能跟不认识的人扎堆。那我到底应该干什么呢？我很不自在、摸不着头脑，不知道她想让我去哪，我脑子里全是跟人打交道搞得一团糟的记忆，怎么可能再去自取其辱呢？最糟糕的是，她赶我去玩，本意是好的，是想把我推出襁褓，但是我感觉到的却是拒绝。在我心里，甚至是自己的妈妈都不想要我。我不知道要去哪……无所适从、无所事事，最后要么自己去游乐场，要么就是在她身边坐着、看书。用她的话来说，"看起来太奇怪了"。虽然她不会知道，但是那些话真的比什么都伤人。感觉到自己让父母失望了，那种心痛大家都能明白。但是，意识到自己天生就是个让人失望的人，那种感觉能杀了你。

我们的家长、老师、老板、配偶和朋友都是普通人，所以无法亲身体会感觉或者情感失调的症状。他们眼里只有我们造成的不便或者麻烦。我们情绪爆发的时候，他们会指责我们不够冷静；我们害怕或者抗拒什么事情的时候，他们会大声催促；我们坚持自己的想法时，他们会抱怨我们不好相处或者"神经质"。就像那年夏天，我去考救生员证时发生的事一样。我游泳其实非常非常好，但是考场那个湖里的水藻味让我实在忍不住想吐，这种生理反应我没法控制。我妈妈写了一个说明大概解释了一下，结果就是他们让我改划独木舟。没有人提出让我换个区域或者换到游泳池，因为在教练的眼里，我其实就是矫情、没有恒心，他们看不到这是一个嗅觉神经超级敏感的孩子。我一直就没拿到证书，所以第二年夏天也就一直没有资格去应聘我想要的工作。我不知道该怎么表达，所以也就没有力量去帮助自己。我们身体的一些反应其实是危机之前的求救信号，但如果我们不知道自己的神经系统是特别的，就没办法识别出来这些信号。我们只需要一些非常简单的工具，就能生活得舒服一点儿，但是我们表达不出来这种需求。如果我们大人不为自己发声，不为这些孩子发声，那么还能指望谁守候在身边倾听我们呢，这是很正常的。

所以，我来说说我的做法吧——到了崩溃边缘的时候、觉得自己一个人承受不来的时候，要怎么平静下来。

深呼吸，慢慢呼气，想象自己在闻花香（用鼻子吸气）；慢慢呼气，想象自己在吹蜡烛（用嘴把气全呼出去），再重复一遍。呼……吸……你会好起来的。现在这种感觉你以前有过，不舒服、焦虑、难堪、害怕，你以前有过这些感觉，但你还是熬过来了。呼……吸……要相信这一次自己也能挺过来，变得更有智慧、更加强大。这些感觉打不垮你，它们只会伤害你，刺痛你，破坏你的计划，可是，如果你能接纳这些感觉，察觉它们，与它们共处，而不是逃避，如果你真的能做到，你会发现它们也不是无底的深渊，也有尽头，它们不会让你耗尽心力、把你淹没。它们会变得越来越浅……最后，你终于可以浮出水面、继续向前。坚持呼吸，坚持向前。很快，你就可以从那些伤痛中走出来，就可以回望当初起航的岸边。你会知道自己已经挺过来了，现在你已经恢复元气、强大无比，无论碰到什么事情你都可以克服，不会再沉下去。眼下，这听起来好像不大可能，你觉得受不了了，我知道，那么现在，就只呼吸就好。一切都会好的，你会挺过去的，一次一次地呼吸，这种时刻终究会过去的，总会结束的，但你不会。

尼采曾经写道："听不到音乐的人看到别人闻声起舞，就会觉得那些人是疯子。"嗯，我就是那个闻声起舞的人。即便你听不到音乐，我也很愿意教你那首伴奏的歌，因为在这一片混沌之中真的存在奇迹。在那些为数不多、转瞬即逝的时刻，那些七零八落的碎片真的可以拼凑起来，那些散落的星星真的可以排列有序，那就是我伸出手去想要留住的心动时刻，那就是这世间万物的连接，我现在看得更加清晰。

　　之后，这个世界肯定还会变化，不以我的意志为转移。

　　而我的生活也还将继续。

第 4 章
执行，功能：教授也可以是女孩

1955 年 4 月 18 号，阿尔伯特·爱因斯坦（Albert Einstein）于新泽西州普林斯顿逝世。成群的记者和摄影记者涌向当地医院，希望能挖点料出来，但是却发现他们挖出来的东西都一样，就是一个大家都认识的普通人的感觉。病床上、医院里，都没挖出什么饱含独特思想、创意灵魂的不朽故事。其实他们都没抓住重点，除了《时代周刊》一个名叫拉尔夫·莫尔斯（Ralph Morse）的摄影记者，他没有一窝蜂地跟着众人挤到医院去，而是去了爱因斯坦在普林斯顿高等研究院的办公室，在那里，他拍到了一张照片，拍到了这个全球最智慧大脑留下的东西。

一片狼藉的办公室里，这位教授的办公桌上到处都是纸。书、杂志、乐谱、手稿，还有拆开的信件，从地板一直堆到天花板。书架上也堆着一摞摞的纸，满到再塞不进任何东西。椅子歪着。最显眼的位置摆着一个饼干罐。不管谁看见那个场景，都会觉得好像刚刮过龙卷风一样。爱因斯坦就喜欢这样，他还曾经说过："要是一个人的桌子乱七八糟，就代表这个人的脑子也是乱七八糟的话，那么空空如也的桌子又代表什么呢？"

当然了，没有人会用整洁的标准来评价爱因斯坦。一位有点顽皮的天才，加上一头乱糟糟的头发，再加上一把小提琴，好像有种奇怪的吸引力，就连古怪的地方都有了某种魅力。这么特别的大脑，要守的规矩自然应该有点不一样，这一点大家都挺认可的，所以人们就会觉得，这样真的算"乱"吗？或者，这就是一种很特别的大脑，就是比较喜欢这么乱着，就是喜欢抛开那些尘世纷扰，一头扎进那一大堆乱七八糟的想法中潜心钻研。

天才总是和不修边幅形影不离，这种刻板印象已经深入人心，所以大家看到这样的情况时，就比较愿意认可和接受。早在古希腊的时候，传记作家第欧根尼·拉尔修（Diogenes Laërtius）就曾经写过发生在著名哲学家泰勒斯（Thales）身上的一件事。泰勒斯为一些伟大的思想所困，于是在深夜走上街头，望着天空，陷入沉思，完全注意不到周围的事情……然后掉到井里淹死了。确实是够不修边幅的。

在过去几个世纪里，我们特意为爱因斯坦这种人打造了一个人设——迷糊教授。这是一个可爱的文化形象。天才总是这样，不修边幅、记性不好，还不懂人情世故。这种"聪明的傻瓜"的人设为大家所熟知，甚至维基百科里专门有个词条，里面全是这种"迷迷糊糊"的例子，有的是真的，有的是虚构的，其中包括艾萨克·牛顿（Isaac Newton）、尼古拉·特斯拉（Nikola Tesla）[1]、阿基米德（Archimedes）、皮埃尔·居里（Pierre Curie），当然，也包括阿尔伯特·爱因斯坦，这些都是真的。几个世纪以来，流行文化又把这个主题加以丰富，如《回到未来》（*Back To The Future*）中的布朗博士、漫威中的埃奇威斯教授、19世纪儒勒·凡尔纳（Jules Verne）小说中的人物、原版《小孤儿安妮》（*Little Orphan*

---

[1] 译注：尼古拉·特斯拉是塞尔维亚裔美籍发明家、物理学家、机械工程师、电气工程师。

Annie）连环漫画，甚至迪士尼一部经典电影用的就是这个名字《迷糊教授》[①]。

尽管这位迷糊教授算不上一位科学家，但他确实是个天才，经常沉浸在自己的思考中，完全注意不到周围发生的事情。他的性格总是那么和善，他的错误总是那么无心，以至于我们不但不想责怪他，反倒想要帮助他。对于他的失误，我们哭笑不得，不以为然，会愉快地去帮助他。"迷糊教授"不仅成了一个很容易得到认同的形容词，还专门用来表示亲昵——带着一点儿戏谑、一点儿喜爱。我记得很清楚我妈妈用这个词来称呼我爸爸，而我爸爸总是欣然接受，呆笑着或者大笑着表示"哇，真糟糕"。我称呼他为：乔，迷糊教授，或者小迷糊。这是我发明的外号，我那时候太小了，还不理解大人用的词，但是这个意思我已经懂了，我的……"小迷糊"爸爸，就是那种让人钦佩和赞叹的人，就是那种人。

那种男人。可是……谁说教授只能是男的呢？

在研究"迷糊教授"这个词的过程中，我发现了一个非常明显的规律，明显得我都不敢相信自己以前从来没发现过。这个规律就是：跟别的领域一样，毫无例外，"可爱的不修边幅"这个地盘，也基本上是男人的天下。历史上、文学作品中、电影里、学术界、科研圈，在所有能够体现时代潮流的文学、哲学和政治作品里，这种"可爱的不修边幅"的形象只出现在男人身上。我实在很难不发现这其中的讽刺之处：汉斯·阿斯伯格医生在观察研究对象的基础上定义了孤独症，这些研究对象都是小男孩，医生称呼他们为"小教授"。我的老师，还有我女儿的老师，也用同一个词形容过我们。虽然我百分之百是我父亲的女儿，但从来没有人因为我是个"聪明的傻瓜"而爱我。尽管有人爱我，这是肯定的，但是，他们是因为我是"聪明的傻瓜"而爱我吗？从来都不是。

[①] 译注：《迷糊教授》（*The Absent Minded Professor*），国内译为《飞天老爷车》。

故障线路（不是我们的错）

当个谱系的感觉就好像在一套完全不同的软件平台上运行，挺悲哀的。从谱系的定义就能看出来，我们的神经系统就是不一样的。我们的大脑创造力很强，分析事情很厉害，想象力也很丰富。但是，这种大脑在某些方面有天赋，在某些方面却是成功的绊脚石。本来一切都挺好，偏偏就有一些故障线路埋在里面，但那不是我们的错。

我们想得很好，但是执行起来就会在细枝末节里蒙头转向，有时候动力十足，有时候又无精打采，总是分心，容易激动，做事情没有条理，这种情况称为认知过度激活。大脑实在太忙了，所以才会不断地分心，这个时候，我们感觉不到时间在流逝，也想不起来要去吃饭，记不住哪些事要来不及了。我刚刚就是这样，本来想去卫生间洗澡，预计路上要花十分钟，然后想什么事情就入了神，等到突然想起来自己本来要干什么的时候，热水都放光了。

很多想法都是一闪而过，很多计划都想不起来，也分不清轻重缓急，所以感觉总是忙作一团。比如，我正在用笔记本电脑工作，半分钟之前，我把一段笔记复制到了剪贴板，之后敲下了这段话，然后打开一个新标签页查点东西。这个时候我就一点儿也想不起来我还没点击"粘贴"呢，因为在前面这一系列操作过程中，我忽然想起来自己想写的下一句话里还有个术语没查。当然，这句话我已经写完了，但你现在还没读到，因为后来我又回过头加上了这部分内容。的确，我能想起来"切分音"这个词是什么意思，这个词我有十五年都没用过了，但是我现在完全想不起来我在点了"复制"以后迷迷糊糊地在想什么，也想不起来要把它用在哪，或者我上一次更改联系方式是什么时候。

所以，对于普通人来说，非常简单的日常小事，如买东西、洗衣服、做饭、保管个人物品、付账、回邮件等，对于孤独症人士来说，都不是自然而然就能想到的，除非我们能分析出根源、找到解决办法，否则就会很不方便，不但不方便，而且很让人费神、困惑和难堪。这就好像让你拿五个球玩杂耍抛接，同时又让你收邮件、遛狗、刮腿毛一样。不光是这些，在这同时还有孩子在大喊大叫，电话也在响，邮箱里刚进来几封重要邮件。（嘘，还有马桶也堵了。）

这些都是在实际生活中我们需要统筹规划的事情，这还只是表面。仔细想想，生活中我们还需要处理和协调很多内在的东西，比如，我们怎么处理自己的想法、情感，如何对人或事做出回应，能不能分析出别人说的话是什么意思，能不能分析出这些话里隐含的社交信息。

举个例子，我每次看视频都会把隐藏字幕打开，我发现其他谱系人士也会这么做。我的听力一点儿问题都没有，但我需要看字幕。因为场景那么多、人物那么多，肢体语言和面部表情的变化也那么多，要是边看边听的话，我对不上号。如果只看画面，把需要听的部分变成无声的、不带什么感情的文字，那我理解看到的东西时，还能有点参考。

在实际生活中，在情感和社交方面做这些调整同样很耗精力。我总是溜号，所以在社交规则方面，经常无意之中就掉链子。我记不住要对别人表示关心。我的脑子太快，一闪念的想法，要是不立马抓住，转眼就忘，所以别人说话的时候我才老是插话。我总是记不住上下文里的代词指的是谁，比如说"让他从那里把那个东西拿来"，我就会忘了"他"指的是谁，"那里"是哪，"那个东西"是什么，所以我经常弄混、蒙头转向，搞得别人也不耐烦。我还经常乱总结规律，总结出来的规律又不合时宜。我的想法多得不得了，一个接一个，虽然都很棒，但是却完全没有规划，经常把人吓跑。然后我就会很崩溃，因为我如此努力赢来的善意，经常就这样在我眼皮子底下化为乌有。屡战屡败，屡败屡战，周而复始。这就不是忘了等另外一只鞋落下的事①，而是我疯狂地找鞋，却发现鞋一直就在自己手上拿着，然后一不小心把鞋掉在另外一只脚上，这就是我干过的事，就这周还干过。

大富翁棋盘事件

一般来说，你想换一种思维模式，改变自己的生活，转换自己的视角，不一定非要玩大富翁游戏才能做到，但是，我们家从来就不走寻常路，你永远不知道生活会让你遭遇什么。

有一天，我们玩大富翁游戏，我正在棋盘一角黄色绿色那一片儿踅摸，看看有没有什么值得买入的房子。这看起来挺寻常的吧。

我很仔细地查了一下迄今为止自己买过的房产，掂量了一下，跟我九岁的女儿提了一笔交易——我女儿需要公共事业公司，而我需要她手里的一张卡，我拿我的公共事业公司（再加点现金）换她一张卡，有了这张卡，我就可以实现垄断了。这个交易看起来非常公平合理，但是我妈妈当时也跟我们一起玩，她插进来提出了抗议，刚开始是开玩笑的语气说的……后来就越来越生气了。

一开始，她只是"刺"了我一句，语气还挺好的，一般玩家也这样，所以我就回了一句："这位女士，一边儿待着去！"我还老气横秋地模仿《报童传奇》②里面的语调开着玩笑："这可是我和孩子之间的事。"我在笑。

我妈妈却没有，她指责我说："你这是欺负孩子，真不敢相信你居然能干出来这种事，珍妮。"我"宣称"她这话把我说蒙了，听到这些，她的脸上掠过震惊和失望的神色，接着就变成了愤怒。她

① 编注：指主人公晚上睡觉时经常听到楼上有鞋子落下的声音，总是等听到另一只鞋落下才能安稳睡去的典故。
② 译注：《报童传奇》（*The News Boys*），1992年美国歌舞片。

狠狠地瞪了我一眼，对我女儿说："不跟她换，你妈欺负人。"

很明显，这里应该能看出来有一步棋，就是把两个角中任意一个角上的两套房子都买下来。也是很明显，这样走的话，更大胆、更有利，能让玩家获得大笔收益，同时还能让对家更快破产。还是很明显，大家都看出来了。

我猜所有人都看出来了，除了我。

但是不管怎么样，我都理解不了我妈妈为什么气成那样。"怎么回事？"我问他们，"你们说的什么意思？嗯，那个角？那个角怎么了？"（这个时候我已经喊了起来）怎么会有人，尤其还是我的家人，会觉得我竟然！竟然能去算计一个孩子！我会仅仅为了个游戏算计别人？我明白了我妈妈话里的意思，我自己的妈妈……她这样大声地、毫不避讳地表达了这个意思……这个时候我的心都要碎了。但凡这个世界上能有个人了解我一点儿，但凡能有个人为我说句话，我都觉得这个人应该是我妈妈。但是，这种"有罪推定"让我觉得自己毫无价值可言，我当时就崩溃了，跑出了房间，觉得特别耻辱。

孩子们会问：我们怎么知道周围有空气呢？毕竟，我们也看不见空气，所以我们想出一些科学实验，让看不见的东西变成能看见的。成年人也会问类似的问题：我们怎么知道上帝是存在的呢？我们也看不见他。也许根本就没有，也许吧。我证明不了有，反之，我也证明不了没有。问题是，任何东西，一定是可见的才是真实的吗？要这么说的话，任何事情，我们都必须搞明白是怎么回事，才能相信它是真的吗？

我有个朋友，她儿子需要坐轮椅，没有人觉得这个需求是不合理的。还有一个朋友的孩子看不见也听不见，也从来没有社工上门去调查这个朋友是不是"无中生有"。但是，几年前，在我为女儿的健康奔走的时候，既有人认为不合理，又有社工来调查我。很多人都说她看起来很正常啊，后来听说她是孤独症，他们还是这么说。这种情况下应该怎么礼貌回应，艾米莉·博斯特①也没提过。怎么回应算对呢？"那你觉得这孩子应该是什么样的？长三个脑袋吗？或者像戴了猫王假发那样？"要不这样回应怎么样："谢谢！你看起来也挺正常的。"我记得我女儿小时候长得特别小，其他妈妈就总问她的体重跟标准体重相比处于什么位置，我们的儿科医生就建议我回问一下那些妈妈她们的体重处于什么位置。

大家都尽力了，确实尽力了，可是……还是惨不忍睹。经常让我感觉遭到打击的，就是那句"你是孤独症？哦，那你肯定是高功能的"。这句话太讨厌了。唉，我明白他们想说什么，真的，我真的明白。他们是想表达善意。这句话暗含的意思是"如果你真的有孤独症的话，我跟你说话的时候，没看出来你有很多我觉得孤独症人士都会有的那种很明显的缺陷啊，所以，你还挺好的，不算太差！"只是这根本就不是夸我啊。这是一种比较，这种比较预设了这样一个观点："孤独症"是个挺难听的词，是见不得人的，或者至少不是什么好词。他们觉得我是"高功能"，唯一的根据就是把我和其他孤独症人士——看起来障碍比较明显的孤独症人士——比较了一下，然后判定他们是"低功能"的。真的，这种话跟下面这些话其实没什么两样："哦，那个，你还挺幸运的，你还不算太难看。那边那个女孩，简直丑死了。"嗯，无知的人总是很有优越感。

最近，《危险边缘》②节目里（这是我最喜欢的游戏节目）有一道题，给了这么一个提示："一般认为阿斯伯格综合征属于这种障碍，是这种障碍中比较轻的一种。"正确答案是"什么是孤独症？"很明显，节目组那天应该是没好好检查题目和答案，不仅仅是因为

① 译注：艾米莉·博斯特（Emily Post），世界礼仪专家，被誉为"美国礼仪之母"，代表作品《礼仪》。

② 译注：《危险边缘》（Jeopardy!），哥伦比亚广播公司推出的益智问答游戏节目。

现在已经没有"阿斯伯格综合征"这种诊断了（2013 年阿斯伯格综合征就已经被划入孤独症谱系障碍），也不应该出现"认为"这种词。压根就没有所谓轻度还是重度孤独症，孤独症就是孤独症，也可能节目组觉得"有一点儿怀孕"这种说法也是对的吧。

2014 年，我参加了一个专题讨论会，会上有个年轻人，没有语言，只能用触摸屏和人交流。他输入想说的话，电子声音从设备里传出来："每天我都要和别人解释我的认知没问题，我的言语智商是162。"估计你们好奇我的智商是多少，我就说一下吧，没他高。这位"低功能"小伙子很难读取自己大脑中的词，所以他的能力总是被低估。他的障碍是能够看到的，这种障碍让他难以发挥他的聪明才智。那么我呢？我经常被高估，因为我太能白话了。看起来好像"高功能"，其实只是"高伪装"罢了。我跟他一样，面临很多实际困难，这些困难都是孤独症的表现，只不过没那么明显罢了。

真的。我没有不高兴，就解释一下。"这么聪明却又这么笨"的感觉实在太痛苦了，而这种痛苦的根源，就是人们的无知。其实我们所有人都有稀里糊涂错过时机的时候，普通人也是一样的。

"大富翁游戏事件"过去几天之后，我和妈妈坐在花园里，我（动作有点大）给玫瑰丛剪着枝。"妈，"我有点哽咽地说，"你说我是你认识的最愿意善待他人的人，那你怎么还能冤枉我玩游戏的时候算计我女儿呢？妈，谁会干出这种事？肯定不是我！"

滚烫的泪水大颗大颗地落下来，流过我的脸颊。我觉得很耻辱、很难过、很受打击。"为什么要做好人？为什么要诚实？"我沮丧地喊着，"如果最了解我的人第一反应都是不相信我，那我为什么还要善良、要大度？为什么还要总是充满正能量？从小到大，我做过什么坏事了，能让人这么想，觉得我会去算计一个孩子？"

我妈妈很难过，她承认我没做过什么坏事，一件都没有。"你小时候，还有现在也是，我确实一直不能理解你这么聪明的人怎么就……"她越说声音越小，连她自己也搞不明白这个矛盾。从12世纪到21世纪英国王室整个家族，我都能如数家珍，每次都是信手拈来、绝不出错。我能说出整个玫瑰战争的来龙去脉，还能详细解释这场战争为什么会让莎士比亚采取虚构写实的方式进行历史剧写作，还有为什么会让其他许多学者也以各种不同的形式记录那段历史，我是如此聪明……玩大富翁游戏的时候怎么可能看不出来那一步棋呢？或者怎么可能不想了解呢？如果我真的没搞明白的话。

外表真的能骗人啊。尽管我妈妈有我这么个刚刚确诊孤独症的亲生女儿，尽管她亲眼见证了这些年来我一路走得磕磕绊绊。她看到过我的痛苦、我的茫然，这些都是孤独症的特征，但是，她依然"看不到"我的孤独症。她看到的是我的固执、我的不合时宜、我的矫情，还有我的歇斯底里。默认选项一旦设定，是多么难改啊！我终于明白了，有些事情对她来说很容易，所以她就希望对我来说也能一样容易，以前是、现在也是，这样的话我就能活得轻松一点儿。我知道，曾经有很多时候我让她特别难堪，特别没有成就感，还伤害了她的感情。我不是有意的，但我确实做了。尽管我从来都不是有意的，但我确实做了。不过不管怎么说，一路走来，我们终究还是拨云见日，慢慢和解。这就是为什么，一切终将尘埃落定，我们终将"看见"彼此。就在那里，坚定不移地站在一起。我妈妈从来没看过我的书，但是我写第一本书的时候，她说了一句话，是电影《帮助》①中的一句台词："有时候并非每一代人都有勇气，"她重复着，"你，我觉得，你很有勇气。"而她，我知道，她是我的英雄。

但是，赞许和理解从来都不是轻易就能获得的，现在也不是。我妈妈就是不明白为什么有些事对她来说那么清楚，而我就是理解不了，比如人情世故这些东西。她不明白我说"妈妈，你能教教我怎么交朋友吗？"这话是什么意思，在她看来，你去交就好了呀。

---

① 译注：《帮助》（Help），又译为《相助》，美国电影。

我妈妈因为教不会我觉得很没成就感，她的这种感受带给我的感觉，应该跟她妈妈当年训她时带给她的感觉是一样的吧，我们祖孙三代在不知不觉间形成了一个轮回。我在学业上可能很优秀，但是生活中，我听到最多的就是"笨死了、笨死了"。我在有些方面肯定特别糟糕、特别不对头、特别招人烦。瑕疵可以遮盖，裂痕可以隐藏，伤口可以掩饰，可是如果你根本不知道要掩藏什么，你能做什么呢？问题不是你做的哪件事不对，而是你整个人就不对。

如果你是我的话，你就会坚持学习，开始对自传（很多很多自传）和小说产生兴趣，研究里面的人物，研究人物原型，研究他们的服饰、装扮，还有肢体语言，充分利用自己的模仿能力，学着怎么说、怎么做，只是，不会再敞开心扉。

即便确诊了孤独症，我们也不像需要坐轮椅的人那样，有什么明显标志能随时随地"证明"我们确实就是不谙世故。你以为你明白，但其实你不明白，你以为事情绝对是这样的，但其实不是。要接受这些，其实挺难的，但对于谱系人士来说，这就是我们的日常。这需要换一种思维模式，我们非常希望得到信任，非常需要别人的信任。

"大富翁游戏事件"过去两年之后，我和几位孤独症自我倡导者一起参加一场访谈，这些人都非常优秀，其中有一位是记者，得过普利策奖，还有三位知名教授、一位科学家和一位著名的艺术家，他们都很有成就，很有见地，都是男的。

观众安静下来，直播马上就要开始的时候，主持人对我们说道："以各位的自身经历来说，你们觉得作为谱系，最难的是什么？谁先发言都行。"

坐我旁边的那位教授把麦克风递给了我，脸上带着一丝促狭，小声说："女士们优先。"这位教授有一个小女儿，也是谱系。这个美丽、聪明的小家伙，过得也很不容易。不管他作为教授或者自我倡导者是多么能言善道、多么受人尊敬，那一刻，他只是一位父亲，作为一位父亲拜托我替他做一件事，这件事是他作为男性没有办法做到的，那就是：为他女儿发声。

他的女儿，还有我的女儿。那一刻，我想起了"大富翁游戏事件"。我拿起了麦克风说道："最难的，就是不明白……总是不明白，一直都不理解，为什么我这么聪明，但是还觉得自己这么笨？"

会场一片寂静，有人在点头，还有人在流泪。我听到身旁有人低声说："是这样的。"

这就是困扰我的谜题所在。我参加益智问答比赛的时候表现那么出色，记忆力超群的我很容易就能在大脑中检索到很多没用的事实材料，能记起高中排戏时的台词，能背诵九年级世界文学课上学的有关日本神道教的所有内容……但是总也想不起来扔垃圾，还经常匆匆忙忙跑一趟商店回来才发现买的都是不想要的，想买的一件却也没买回来，这到底是怎么回事呢？大脑怎么可以对某些"事实性的"东西掌握得那么好，而对有些东西简直无能为力呢？

我非常清楚自己总是让朋友、家人、老师、同事失望，次数多得我都数不过来。我让他们很生气，让我自己也很伤心。我在这两个方面的表现实在太不均衡了，简直让人难以置信。就因为这个，我失去了很多朋友，甚至工作。这些年来，他们感觉得到，也这么认为或者直接表达过这样的想法：你这么聪明……不应该是这么一个不负责任、稀里糊涂、笨手笨脚的人啊。这样的话，如果你听很多人在很多场合说过很多次，慢慢地自己也就相信了。我当然也是这样。不管我有多努力、多仔细、多小心，还总是会把很简单的事情搞砸，而且还总结不出来什么教训，不知道下次怎么才能不搞砸。我觉得很丢脸、很受伤、很孤独，感觉自己像是被困在仓鼠笼子里，徒劳地、拼命地奔跑，但却没有任何进步。我一遍遍地为自己的心辩解，为自己的性格辩解，绝望地为自己解释着，一遍又一遍，直到最后我自己都解释烦了。

我居然要给大家讲脑科学

对于我这个孤独症大脑来说，最愉快的体验之一就是让自己沉浸在让我着迷的某个课题里，这里说的"某个"，其实就是什么课题都行。几年前，我编著了一本名叫《非典型》的涂色书，专门介绍谱系人士的艺术作品。我搜集到了一些作品，并把它们归到大众兴趣类别，就在这个时候，有一幅作品跳入眼帘——斐波纳契数列和黄金分割。我一下子被吸引住了，因为这个东西好像很出名，但我对此一无所知。另外，我以前对高等数学从来都不感兴趣。但是不知道为什么，这个"神奇比例"的数字序列居然把松果鳞片的排列规律、人类指骨的比例、银河系螺旋的形状、蒙娜丽莎的面部特征、和声里的音程以及帕台农神庙的建筑等全都联系在了一起。是不是真的有什么东西天生就有某种神秘的密码，能给所有东西，从艺术到宗教，再到宇宙等，都赋予与生俱来的美？——嗯，最开始的兴趣现在变成了贪婪的求知欲。

一直都是这样的。不管我的研究对象是家谱还是英语语言史，或者是蛋糕装饰，只要我的好奇心、想象力还有我的心不知怎么被勾住了，我就会一直学、一直学、一直学，就会沉浸在这种满足中忘却自我。把诗歌、人类和学术结合在一起，这对我的灵魂来说，简直就有致命的吸引力。说得粗俗一点儿，我就像小狗咬住裤腿一样，绝不松口。当然了，在这种时候，我可能把交电费的事完全忘在脑后，直到他们电话留言催缴（就刚刚发生的事儿）。唉，凡事都是如此吧，有得必有失。

说实在的，我从来都没想过我会对大脑功能这些东西这么着迷。请不要误解，上学的时候我很喜欢生物这门课。但是，高中时在大学预修课上学点科学知识和出版很多神经科学方面的书，这两者可是差着十万八千里呢。虽然我以前（现在也是）谈到有关诗歌、人类和学术的话题总是有点激动……但是对我来说，还有一件事更有吸引力，能让我一头"扎进去"，那就是人际关系。如果一件事能够影响我们的生活，或者我们在意的人的生活，那我们就比较愿意参与其中，为之贡献力量。就好像草根并肩作战、血汗泪水交融那种动力，爱也能产生这种动力。因为我受过这方面的教育，并且非常努力，才能熟悉神经学、心理学、精神病学、教育学等方面的知识，可能还有其他科学我忘了提，而在所有这些的背后，我都有"亲身经历"。

大约九年前，为了去附近一所蒙台梭利学校上学，我女儿参加了一系列心理教育测试，这是他们学校的入学测试。心理评估能让我们对很多心理过程有所了解，而这些心理过程是学习能力的基础。这种评估先是一个标准化的智商测试，但是比起单纯的"学习上"够不够聪明，它能反映的信息更多、更全面。它能全面描述被试、多方面的认知能力：语言理解能力、视觉空间信息加工能力、流体智力、工作记忆和认知加工速度。这里先不用纠结每个术语到底是什么意思，只需要知道智商分数由这五部分组成即可。这五部分加起来就代表了一个人整体的思考和推理能力。通常情况下，每一部分的得分，相互之间的差距不超过 5 分。但是在谱系人群当中，"碎片技能"[①]（得分差距非常大，超过 15 分，达到 30 分、40 分，甚至高达 70 分）的现象并不少见（当然不是太普遍，但是也不少见）。再说清楚一点儿，我认识一些"碎片技能"状况特别明显的谱系人士，却是非常优秀的教授、科学家和语言学家。因此，我们平时所说的智力并不是问题所在。我们关注的是大脑能不能高效地、成功地理顺并协调所有的想法和情感。

事实上，我女儿十个月大时就能说完整句子了，三岁之前，她就自己学会了阅读，到了四岁，就开始啃"大部头"了。用我父母

---

① 译注："碎片技能"（splintered skills），也称"孤岛技能""零星技能"。

的话说，她真的就是得来全不费工夫。我小时候认字读书也是没人教过。事实上，我烦拼读烦得不行，不管是谁叫我念这念那的，我肯定都不搭理，太烦人了。有一天下午，我妈妈指着一个路牌（高速公路上用的有绿色字的那种，不太简单）问我上面写的是什么，我告诉她。她挺吃惊的，又指了另外一个，想着说不定我只是背下了那个词而已。我也念出来了，完全正确。我之前从来没念过单词，那之后，就没有我不会念的。从那天开始以及之后的很多年里，我就把自己的脑力当作唯一能获得安全感的东西，这一切跟什么有关呢？我觉得应该是智商吧。

回想起我那个年代（我是老到可以说这种话了吗），我们能看到的就只是一个智商测试分数，现在想来应就是那个报告分数了。我到现在还留着我的测试报告呢，上面只有一个数字，作为一个还要当二十多年妈的人，我以前也是希望这种报告就直接一点得了，我不懂什么四部分得分，也不懂什么多重处理分数之类的东西，也没听说过什么"碎片技能"，而且我也根本就不会在意这些东西，除非对我在乎的人来说，这些东西很重要，比如我女儿。因此，当那位心理学家一脸严肃地带着我女儿回到候诊室，对我说孩子的测试结果中几部分得分差距相当大，并且说我急需约一个神经心理学评估（当时没人告诉我这个意思其实就是"孩子很可能有阿斯伯格综合征"）时……我马上就接受了这一切，变回从前那个女孩，开始我的研究，这个研究不仅会改变我女儿的生活，也会改变我自己的生活，也许还有你的。

近十年之后，我已经啃完了医学期刊里最难懂的那些论文，还有无数的心理测试及文本、上百份的学校报告，做了无数个小时的评估，还有幸结识了来自欧洲、北美和澳大利亚的顶尖神经科学专家和心理学大咖。我既不是医生也不是心理学家，但我认为，一个和孤独症共处四十二年的人，而且三十六岁就开始养育几个孤独症孩子，外加之前提到的那种自主学习能力，总该让我有点资格来跟大家说说（此处应有掌声，谢谢）……

我想跟大家说的是一系列非常复杂、非常重要、非常高级的认知过程，叫作执行功能（executive function, 简称 EF）。我想解释一下为什么我们这些"迷糊教授"（甚至是所有男性）会这么迷迷糊糊的。我还想跟大家解释一下为什么我会说我们这辈子一直觉得自己"这么聪明却又这么笨"，还因此造成了很多创伤，这一切归根结底都是因为我们这个不怎么样的执行功能。

但是我又不想讲得太无趣，所以我决定从圣诞老人讲起。谢谢大家。

圣诞老人：执行官，功能

（开讲之前我必须先说清楚，我这里要跟大家分享的所有东西都已经征得了我八岁孩子的首肯。毕竟，谈到圣诞老人这个话题，再没有比八岁孩子更权威的人了。现在，我们可以继续了。）

地球人都知道，圣诞老人在北极是最大的官，这是无可争议的事实。但是，你想过他的工作量有多大吗？他的公司比亚马孙还大呢。如果他要办好这个一年一度的全球活动，不管这位"一线明星"有多强大，都需要整个圣诞部门和下级部门的协助。

真要表示对这位大人物的感谢，就应该了解一下他所负责的一切。我们不能只把他看作一个笑眯眯的老精灵或者胖嘟嘟的吉祥物，应该把他想象成圣诞城有限责任公司的首席执行官。咱们先从交通管理局说起吧。

我儿子告诉我，交通应该包括驯鹿总公司和雪橇运营公司。这两个分公司相辅相成，都是由专业部门组成。驯鹿总公司包括鹿棚给养部门、马术用品商店、垃圾清运部门、兽医诊所和飞行培训基地；雪橇运营公司则包括焊装车间、导航技术部门、历史档案馆、通讯部门，以及玩具集成车间。

　　所有这些部门对于其所在分公司的顺利运营都至关重要。如果鹿棚给养部门的员工没给驯鹿提供充足的食物和休息场所，那么驯鹿总公司就是个摆设。如果导航技术部门没做好分内工作，那么雪橇运营公司压根就运营不起来。（圣诞老人是个路痴。）

　　听起来相当符合逻辑。不过，需要指出的是，这些部门相互之间合作非常紧密，这才是创造奇迹的原因所在。

　　比如，驯鹿总公司马术用品商店聘请了北极最优秀的皮革工艺精灵，他们用自己的手艺给鹿棚工作人员提供缰绳和马鞍，给兽医诊所供应专用马具，给飞行培训基地供应笼头、嚼子、缰绳和马具，还给雪橇运营公司焊装车间提供他们需要的特供内饰。同样，如果没有雪橇总公司通讯或导航技术部门提供最新训练装备的话，飞行培训基地的精灵们也没有办法为这些新上岗的驯鹿进行培训。

　　很多极其专业的部门互相依存，分属两个关联分公司，同时又紧密合作，构成了这个交通管理局。一路往上，到最高级别的管理者，那就是圣诞老人了：就是那个执行，功能。

换作人类大脑

　　现在该做个类比了，我们把北极换成人类的大脑，接下来要说的就是这个地方。现在不谈分属两个子公司（驯鹿总公司和雪橇运营中心）的那些非常具体、非常专业、合作紧密的部门，就来说说非常具体、非常专业、合作紧密的一些技能，也是分成两类：组织功能和协调功能。

　　组织功能，指的是能让我们有条理地收集、处理和组织输入大脑的数据信息的能力。协调功能，更多是以情绪为基础，主要关系到我们如何与周围的人和环境互动。

　　把这两类技能合起来，就像之前把北极的分公司合起来一样，再把圣诞老人替换成我们大脑的首席执行官，来理顺和协调我们的想法和行为。北极是由它的首席执行官来管理的。

我们的大脑，是由执行功能来管理的。真的，这些真的非常重要，所以请听我接着说。

执行功能

控制／管理思想和行为的高级能力

组织功能相关能力
· 规划能力
· 工作记忆
· 注意力
· 问题解决能力
· 语言推理能力

协调功能相关能力
· 抑制能力
· 行动发起能力
· 行为监控能力
· 认知灵活性

执 行 功 能

执行功能是大脑的一系列高级能力，能够控制和管理我们的思想和行为。

组织功能相关能力

组织功能相关能力，能让我们有条理地收集、处理和组织输入大脑的数据信息。

规划能力，指的是大脑在处理一项任务的时候能够评估任务需求，能够将不同的方案考虑在内（包括该任务涉及的人、想法、材料、时间规划，以及客观条件）并对这些方案进行评估，之后能够确定要成功实施所选方案需要采取哪些步骤，最后能够执行这些步骤进而达成任务目标。

- 与规划能力有关的其他执行功能相关能力包括：工作记忆、推理能力、问题解决能力、行动发起能力以及认知灵活性。
- 对谱系大脑来说，困难在于：如果任务比较大、比较难，或者之前没有碰到过，就会让人感觉不知所措，无从下手；很难估算完成任务需要多长时间、多少工作量；需要与相关人士沟通时，囿于社交焦虑很难保证沟通清晰顺畅；容易走神，一旦走神很难重新集中注意力；他人介入或情境发生变化的时候，非常难以适应，因而导致焦虑。

工作记忆，指的是一种短期记忆，负责抓取信息片段（如电话号码、你为什么要走进房间、你在说什么或写什么），然后调用这些信息来完成一项任务。

- 与工作记忆有关的其他执行功能相关能力包括：保持注意力高度集中的能力。
- 对谱系大脑来说，困难在于：我们的感觉过敏，大脑的认知活动过于活跃，这让我们很难过滤和筛选周围环境中的各种信息刺激，如灯光、气味、织物纤维、对话和音乐①等；我们很容易走神，一旦走神又很难重新集中注意力，跟上原来的任务或者对话，这就导致我们的思维经常是非线性的（跳跃的），解释事情或者讲故事的时候经常前言不搭后语，让人摸不着头脑。

---

① 译注：分别对应视觉信息、嗅觉信息、触觉信息、听觉信息。

注意力，指的是大脑能够有意识地把精力集中到某一点上。

· 与注意力有关的其他执行功能相关能力包括：保持高度集中的工作记忆的能力。

· 对谱系大脑来说，困难在于：对于基础输入信息（通过感官传到大脑的信息），我们的选择性注意[1]还是很不错的，但是按照传统标准判断的话，这种注意力其实是一种"过度敏感"现象。根据这个标准，我们平时所说的"集中注意力"其实应该是"排除干扰的能力"；从生理学角度讲，我们就是天生的"注意力不集中"，因为对于来自周围环境的信息刺激，我们的大脑非但不能过滤，反而更加关注（回想一下联觉的例子，是我太容易分心了，还是普通人的身体其实也感觉到了这些信息，但是他们的大脑太忙了，所以才没注意到？）。上述原因导致工作记忆弱，因此就更难排除感觉信息输入的干扰，对外界信息几乎无法保持注意力。

问题解决能力，指的是在包含多个步骤的活动过程中，为了达到预期目标，需要我们发现困难、克服困难，或迂回或排除，或者兼而有之。

· 与问题解决能力有关的其他执行功能相关能力包括：注意力、行动发起能力、行为监控能力、工作记忆、认知灵活性、推理能力、规划能力。

· 对谱系大脑来说，困难在于：具备问题解决能力的前提是要保证几乎所有与执行功能相关的能力都不出问题。因为我们很难识别自己以及他人的情绪，所以出现问题的时候（很显然这是解决问题的前提）我们很难意识到。

---

① 译注：外界诸多刺激中仅仅注意某些刺激或刺激的某些方面而忽略其他刺激的能力。

语言推理能力，指的是针对语言所表达的概念，具备理解、分析和批判性思考的能力。语言推理能力不仅与词汇量和理解能力有关，还包括领会说话人书面表达或口头表达的主题、语气、观点和意图。

- 与语言推理能力有关的其他执行功能相关能力包括：规划能力、工作记忆、注意力。

- 对谱系大脑来说，困难在于：如果我们觉得某种假设不合逻辑或者不够准确，就很难接受或者做出回应（选择题和判断正误题对我们来说简直就是噩梦——微妙的差别太多了、可能的选项也太多了，简直没法回答。开放性问题也是如此。上高中的时候，美国历史大学预修课上，为了说明论文题目本身就是错误的，我写了一整篇论文。我真的做不到写上三到五页来讨论我认为根本没有意义的东西）。所有交流，不管是书面的还是口头的，其基础都是社交线索、肢体语言、语气语调和社交规则，而我们却经常误读或察觉不到这些，结果就是：我们很难听懂别人的讽刺，只能理解字面意思（如前面提到的"来月经就是下蛋"那个例子），不喜欢打电话（因为没有视觉提示），收到太多短信会崩溃，还有我看电视时就要打开隐藏字幕。

协调功能相关能力

协调功能相关能力，指的是发起、抑制以及监控思考和行动的能力。

抑制能力，指的是随时能够暂停下来，能够进行考量并判定哪些想法、情绪和行为是需要抑制的，哪些是可以进行的，不管这种控制是有意识还是无意识的。

- 与抑制能力有关的其他执行功能相关能力包括：注意力、语言推理能力、问题解决能力、认知灵活性、工作记忆。

- 对谱系大脑来说，困难在于：周围有太多太多的颜色、声音和纤维①，我们根本排除不了这些信息的干扰。对于我们来说，要识别自己的情绪实在太难了，往往在意识到这些情绪之前，我们已经崩溃了。我们很难记住不是每个人都有和我们一样的体验、感受和想法，也很难记住人们所说、所想、所感不一定就像他们表达出来的那样。我们常常不能完整接收或者误解别人说出的话、给出的指示。变通对我们来说是不存在的。我们的注意力下一秒就不知道跑哪去了。我们的想法常常如闪电一般转瞬即逝。我们的焦虑越积越多，每天都在提醒我们面前这一切有多可怕……我们说话不过脑子，写了帖子，点击了"发送"，几乎马上就会后悔。我们易冲动、喜怒形于色，即便我们知道别人已经觉得很无聊或者很烦躁了，还是会忍不住只谈自己喜欢的话题或者自顾自没完没了地说。我们好像就是控制不住自己的灾难性思维，一点儿小事就让我们觉得天要塌了，一下子就能想到世界末日的场景，本来只是一种可能性，但经我们一想就感觉越来越焦虑，在这个过程中，伤害了自己，也破坏了和别人的关系。

行动发起能力，指的是启动新活动的能力。

- 与行动发起能力有关的其他执行功能相关能力包括：问题解决能力、认知灵活性、抑制能力、规划能力。
- 对谱系大脑来说，困难在于：不管面对的是什么，事情也好、想法也好，对话、感受、文字、谜语、算式、问题等都好，我们的大脑都比较容易放大或者纠结某些细节，但是很讽刺的是，如果呈现在我们面前的是一个完整的任务、想法或概

---

① 译注：分别对应视觉、听觉和触觉信息。

念（也叫"格式塔"或者"完形"），我们却很难看到比较容易着手的部分，更不知道怎么才能想出一个不会引起社交焦虑或感觉过敏的方案或计划，以至于还没开始行动呢，我们就已经紧张到无法呼吸了。别人常常觉得我们懒散、不负责任，因为我们好像总是拖拖拉拉或者不肯投入，但实际上，我们可能就是会把事情复杂化。保持现状会让我们更有安全感，这样就不会把事情搞砸或让自己难堪、让别人失望，就不用费力去适应变化，因为你不知道接下来会发生什么，所以……即使我们知道下一步要干什么……即使我们自己也解释不清楚……即使我们知道无论发生什么都是不可避免的……我们也很难开始改变。

行为监控能力，指的是发现和纠正错误的能力，平时都是后台运行，只有情况突然出现变化的时候才会发出警报，或者在我们进入不熟悉的环境或学习某项新技能时调到前台运行，这样我们就能及时发现错误并快速而频繁地做出调整。

- 与行为监控能力有关的其他执行功能相关能力包括：注意力、认知灵活性、抑制能力、工作记忆。
- 对谱系大脑来说，困难在于：识别预警信号、处理周围环境中的感觉信息，同时过滤其他信息，再调动选择性注意、注意力和工作记忆，这个流程对我们来说实在是太难了，以至于我们几乎时时刻刻都处于一种应激状态。这种高度紧张的状态让我们很难辨别所处情境到底是不是真的需要调动全部注意力，这就导致两种情况的发生：可能只是隐隐地提示出了一点小问题，但我们马上就会反应过度，或者过多的信息刺激，导致我们需要通过一些自我刺激行为来屏蔽这些信号或"重启"，这些自我刺激行为包括身体方面的（运动，如拍东西或蹦，我是经常用手指头搓指甲盖侧面的皮）、发声方面的（说话、唱歌、背诵东西或模仿口音）或者心理方面的（沉迷于某种特别的兴趣）……在这段时间里，我们会完全关闭自己的监控系统，因此很容易摔倒、尿裤子、撞到东西，甚至是犯下弥天大错。

认知灵活性，指的是场合或环境发生变化的时候，可以随机应变、调整思路或重新分配注意力（比如：自己的车开不了了，就得租修理店的车；频道换了；话题变了；社交情境变了；游戏规则变了等）。还有，对于同一个问题，能想到不同的解答，或者针对同一个情境，可以同时想到不同的方面，比如两种观点完全相反的时候，要能接受求同存异，而不是非此即彼。最后，任务转换时，即在某项活动即将完成之前需要改成别的活动的时候，能停下正在做的事情，开始下一项任务。

- 与认知灵活性有关的其他执行功能相关能力包括：注意力、抑制能力、问题解决能力、规划能力、语言推理能力。
- 对谱系大脑来说，困难在于：难以完成执行功能的其他进程（尤其是规划和问题解决阶段），所以就更难形成新的想法、建立新的行为模式，而这是适应任何变化都必需的一种能力，无论变化大小。越难适应，就越容易焦虑，因此，出于焦虑和恐惧（注意不是出于固执或者无礼），我们的想法和观点一旦形成，就极难改变和打破，我们必须遵循某些规则，沿袭某些规律，重复某些行为、活动和习惯（而不愿意进行"任务转换"）。我们很难"换位思考"，这是大脑执行功能受损引起的问题，不是性格问题。"心智解读能力"较弱或者

"缺乏共情"，可能会降低我们的认知灵活性，我们不情愿，但也能做到综合考虑各种角度，但是这个过程比较艰难，这也是情有可原的。

多亏了执行功能，普通人的大脑才能很容易地设定并实现目标，分派任务，有效规划，理顺各种想法，有条理地安排事情、利用空间，启动任务，及时察觉自己对于周围情境和人的情绪反应并随机应变。执行功能很强大，反映在日常生活中，就是你能做到设定闹钟、按时起床，还来得及冲个澡、换上干净衣服、规划出行路线，上学或者上班从不迟到，还能准备充分、用品齐全。每天都是如此。早餐时还能闲聊几句，回复重要的短信，还能记个备忘录提醒自己要去修理厂给车换机油。你还真的能记住去换，这样车就不会在道边突然熄火。

执行功能处于平均水平，意味着如果你参加了童子军，你就能规划出要用多久赢得一枚徽章，或者如果你是一位父亲，答应了孩子要去参加烘焙义卖，你就能备好烘焙原料、留出足够的时间。而且，在这两种情况下，如果需要，你都可以在中途停下来，因为你很有把握自己会记得回头完成手头的事情，能把没做完的事捡起来，最终还能及时完成。可是我们不行，不管我们的出发点有多好，还是极有可能发生这样的事情：牺牲了休息时间，就为了提前好几个小时到场，结果最后还是坐在车里或者趴桌子上睡着了，或者忘了要先去商店买东西。

火车和萤火虫

孤独症大脑的一大标志——也是对我们影响最大，和普通人大脑之间最为明显的区别，没有之一 ——就是我们的执行功能和什么都不匹配。这究竟意味着什么呢？我们的注意力是怎么分配的，都分配在哪了呢？要我回答的话，就是火车和萤火虫，尽管不是真的火车和萤火虫。

火车：如果说普通人的大脑是小汽车，能急转弯、能变道、能绕着环岛轻松地转圈，那么我们的大脑，从很多方面来讲，大多数时候就是火车。劲很足、很冲，开起来勇往直前，想要减速或者转弯，需要费好大的劲。当我们非常专注于某个课题的时候，确实就会完全忘记时间的流逝。我还记得有好多次我让家里人担惊受怕，或者约好的事却迟到了，都是因为我忘了时间，就是字面意思的"忘了时间"了。这样不好，但是这是真的，而且应该得到理解，因为不管是什么事，只要是吸引了我们的注意力，当我们极度专注的时候，就是我们最高效、最满足、最辉煌、最开心的时候。恳请您，尽可能地保护和尊重这种时刻。我知道，想把我们从正在做的、体验的或者思考的事情中拉出来，想要让我们克服思维惯性，对您来说也很艰难，甚至非常痛苦。我也知道这是必要的。只是，拜托您……给我们一点时间，做点准备，温柔一点。就像火车一样，如果还没准备好就变道的话，我们就会脱轨，就会撞毁。

萤火虫：进入萤火虫模式的时候，我们马上就会四处乱飞。我们的脑海里，一会儿冒出一个主意，一会儿冒出一个主意，新点子一个接一个，联想特别丰富，让我们兴奋无比。新的可能、新的模式，新的东西遍布各地。我们来不及考虑细节或计划，不喜欢枯燥乏味的东西，不能去想怎么把想象的东西付诸实践，因为一旦陷进去，就会失去创新的动力。如果旁边有人能把这些精彩的主意逐一理顺，变成现实，这个模式会很棒。否则，我们就会一直联想下去，不等我们想完，就有很多很多新念头爆出来让我们飞上天了。风吹着翅膀，我们都想不起来自己最开始要干什么了。

我们的思维就在这两种状态之间来回荡啊……荡啊……有些人

多数时候是火车，有些人多数时候是萤火虫，还有些人一半时间是火车、一半时间是萤火虫，或者处于中间地带。不管是上述哪种人，能力测试的分数相比普通人而言都不算低，但是相比我们自己的其他认知功能而言，就很低了，而且中间有难以逾越的鸿沟。这就是让我们感到挫败的地方，也是我们让你们感到挫败的地方。因为我们的精力分配实在太不均衡了，所以那些需要规划组织、工作记忆、时间管理或灵活思维的任务对于我们来说都太难太难了。我们的大脑工作环境不像个办公室，更像个苹果应用商店——移动、空间、创意，还有大量的超链接，七拐八拐通向无限的远方……处处都很精彩、处处都吸引你。等你抬起头才发现三个小时过去了，你一件正经事都没干成。

执行功能的强弱代表着面对出乎意料的事情、不太熟悉的事情以及乱七八糟的事情时，我们能处理得有多好。对于我们谱系人士来说，这个"有多好"经常就是不怎么好。我们看起来总是磨磨蹭蹭、拖拖拉拉的，根源其实就是大脑确实有困难。但是，在现实生活中，税收员才不管我们到底因为什么忘了付账单，邻居们也不想知道我家草坪为什么总不打理。不管我们的那些想法是多么精彩、多么惊天动地，对于旁观者来说，我们就是非常聪明，但又很没礼貌、自私自利、不负责任，还总爱找借口，他们就会把我们当作这样的人来对待。如果我们不想总是让自己失望，让那些我们在乎的人失望，我们就得搞清楚自己这种思维方式和痛苦挣扎的根源到底是什么。不管乐不乐意，只要没弄明白这些，我们就不可能找到有效工具来帮助自己应付日常事务，而这些事情都是保住饭碗、维护关系、成为成熟能干的大人所必须做的。

为什么我们觉得自己"这么聪明却又这么笨"？这是因为我们的智力和执行功能之间的差距实在太大了。因为这个差距，我们总是昏头昏脑、稀里糊涂，觉得自己孤立无援，还要饱受别人的误解。

不管这个差距是小还是大，导致的结果都是一样的。我们明白自己应该懂事，但是我们确实就是不懂事，也不知道该怎么解释自己为什么这么不懂事。

所以，我想代表我们这些人——脑回路确确实实有点特别的这些人说一句：即便玩大富翁游戏的时候没人"看见"我们，请相信我们真的一直在努力。我们确实很擅长思考和管理信息，但是我们不擅长加工。这些信息进到我们脑子里时是什么样就是什么样。这就是我们的常态，不是你们的常态。恕我直言，如果普通人作为少数群体生活在孤独症世界的话，那么其中绝大部分人也会像我们现在这样三心二意，也会觉得沮丧失望。但是，我们不能因此说我们就是对的，他们就是错的，反之亦然。

如果能有人鼓励我们做自己，如果我们做了自己真的能广受支持的话，那么我们在生活中会做得好得多，这是很简单的道理。

功能巡回总监

当然，在谱系人群中，不管男女，执行功能都是个大问题。但是，《孤独症研究》（*Autism Research*）上曾经发表过一篇论文，说的是2017 年的一项研究表明，与孤独症男性相比，孤独症女性的执行功能相关能力偏弱，而且不像男性那样会用适应性行为来弥补执行功能的不足。

这是先天的不足，但是，同样也有后天的原因。男性完不成工作、做事没条理，多数时候都能得到周围人的理解和支持，他们有行政助理，有老婆，有妈妈……还会被叫作"迷糊教授"，可是女性如果情绪化了、稀里糊涂了，就没有什么词来形容，至少，没有什么好词，或者让人觉得还挺可爱的词。我们日复一日地扮演着家庭"巡回总监"的角色，不管是传统习惯还是我们这个群体内部，对女性的期待都是"上得厅堂，下得厨房"，我们不但要管好自己的生活和工作，还要管好孩子、宠物、另一半，做到一声令下，全部到位。一般来说，大家对女性的要求更为苛刻，对女性的评判也是如此。

所以，嘴里甩着大词，心里想着大事，为了下周的项目疯狂工作，却忘了今天的急事，该干的不干，总纠结小事，因为情绪影响工作，约好的事不记得，把借来的东西弄丢了，如果这是女性做出来的，肯定就会受到误解，一点儿都不奇怪。别人肯定觉得我们懒散、讨厌或自私自利，到最后对我们失去耐心，不会再给机会。所以，我们丢了朋友，丢了工作，确实就很正常。所以，我们总是爽约，毁了信用，管不好钱，也很正常。

不管学业成绩怎么样，聪明也好，精明也罢，最让我们痛苦的就是永远都觉得自己能力不行，做得不够。连生活中最基本的、最普通的事，我们都搞不清楚，做不好，都能"翻车"。智力这个东西又有什么用呢？我们又有什么用呢？毕竟，我们大部分人没有意识到，造成这些问题的罪魁祸首，不是性格问题，是神经差异，是确确实实存在的神经差异。我们也没意识到，如果没人了解这些，没有专门的帮助，有些事情，我们确实就是做不到，还往往会陷入长期的抑郁和可怕的焦虑之中。我们拼命纠结一些细枝末节，这会让我们感觉有所掌控，但是这会让我们的思维方式更加刻板，情感更加脆弱。我们折磨自己，伤害自己，沉溺于毒品、酒精和性当中以图逃避。我们的离婚率比普通女性高 30%，比起谱系男性，我们的自杀率也高得多。我们当中很多人根本就放弃了努力，放弃了自己和家庭，失去了家人的支持。很多人辍学，很多人的工作，无论是收入方面还是知识方面，都与自己的能力并不匹配。

知道那么多事，了解得那么详细，脑子里装了那么多东西，那么复杂又那么细致……但却总是觉得自己不行，这是一种深深的耻辱感。在父母、老师、朋友、家人和上司眼里，我们既让人失望，也让人困惑。在自己眼里，我们是可怕的骗子，我们觉得，大家和我们自己一样把我们的无能看得一清二楚。但是，这一路走来，我们其实一直都在努力，尽我们所能去记下所有需要记得的东西：不能迟到，做事要分轻重缓急，要行动起来，要随机应变，要保持冷静。

支　点

如果一个孩子能把所有希腊神的名字全都背下来，或者能背下所有百老汇歌剧的乐谱，我们就会理所应当地认为她肯定不会忘了作业，也不会找不到鞋子。我这样一个三周就能写一本畅销书的女士，当然应该能够合理利用时间，计划好洗澡、买东西这些事，更不用说记得朋友的生日了，反正就是应该什么事都能按时做好，如付账单、锻炼身体、把脏盘子从卧室拿出来、倒垃圾、洗衣服，甚至去看牙等。可是大多数时候，我就是做不到。我也很努力，我定闹钟、写备忘录，每次学校有重要活动，我都保证一定出席，免得孩子们觉得我不在乎他们，但是，他们参加小伙伴聚会的时候我还是需要我妈妈帮忙。平时，洗衣服、买菜、买吃的什么的也需要她帮我记着。我知道我每天焦头烂额，她也知道。我知道我每天、每分、每秒都在拼命，她也知道。我俩都知道靠我一个人肯定应付不过来，尽管绝大部分见过我的人可能都不相信。

确诊了孤独症，并不会改变我的脑回路，我的思维还是像萤火虫一样东一头西一头，还是像火车一样呼啸着往前冲。但是找到这个答案，确实让我有点如释重负的感觉，因为我可以从科学的角度分析一些问题的前因后果。现在可以非常明确地证实一点：我不是，从来就不是拖沓懒散或者漫不经心的人，也不是不负责任或者自私自利的人。有时候，我的表现看起来好像是这样的，但是这种评价，不管是说我这个人怎么样，还是说我是不是有意为之，都大错特错了。

我做事没条理，规划能力很差，好冲动、情绪不稳定，注意力不集中，所有这些，以前不是，现在不是，将来也不是任何性格上的缺陷。

另外，现在回头想想，其实我觉得我们在同时面对多个任务的时候，表现得还真不是特别的差，相反，还挺不错的。为什么？因为这就是我们时时刻刻要做的啊。比如，约人喝咖啡聊聊天，我们都得想着要看对方的眼睛（或者是不是没看），尽量跟上对方的节奏，琢磨他的表情，注意有没有社交线索，如果有就要搞明白是什么意思并做出回应，同时还要过滤其他感觉信息的干扰，对新接收到的信息进行加工利用，同时注意自己的态度，不要无意间冒犯了别人或者听起来太过自我，还不能忘了问问题，还得记着面带微笑……任何人要同时做到这些，确实都很难不迷糊、不紧张。对我们来说，那就得"熔断"了，这些认知活动实在太"耗电"了，这个时候要是我们能想起来还要喝咖啡，那就算不错了。

孤独症人士这些内在的体验感受，很多很多都是局外人无法看到的。为什么我们经常把事情搞砸，就是因为这些核心认知困难，但是这些困难没有人能看得见。现在，有了这些科学发现，就能证明我们犯错是神经基础的问题，不是性格缺陷，我们终于不用再把那些误解和偏见放在心上，过去的就让它过去吧。执行功能就是一张复杂的网，打了好多缠缠绕绕的结。我们不断地学习和了解自己大脑的运行方式，在这个过程中，自主的力量更多地变成了我们自己的力量。

读到这里，大家可能会觉得，那好啊，那我们就教她怎么规划、怎么分解任务、怎么统筹安排呗……不管什么，就教她就行了呗。请注意，我这里要提醒大家的是：事情没那么简单。我们了解了问题根源之后，其实就更能理解了，真的，确实，现在有很多手机应用、攻略还有小贴士什么的，都是设计出来为有执行功能困难的人提供支持的。请注意我这里用的词是"支持"，现在有很多适应性工具，能够让听力较弱的，还有视力受损的人过得轻松一点。但是没有人想要让他们最终学会听见或者看见。如果有人想要这么做的话，不但显得傲慢，而且非常无知、无礼，这就好像在说："这帮该死的聋子、瞎子，他们就是不努力，就是这么回事。我把这些工具都摆这了，都教他们怎么听、怎么看了！我觉得他们就是太……顽固了、太懒散了，就是以自我为中心、想搞特殊化，所以才不想努力去学的。"呵呵，我呸！

马克·吐温（Mark Twain）曾经说过："不读书的，不比不认字的人强到哪去。"不错。一纸孤独症诊断书不是什么特权通行证。谁都没有权利故意不尊重别人。我肯定也不是要说相反的意见。诊断之后，如果我能用上这些辅助支持资源当然是非常好的。不过除此之外，我觉得对那些我爱的人，和我一起生活、一起工作的人，还有我自己……我有这个责任尽我所能把我作为孤独症人的经历全都真实地呈现出来，让大家体谅这些不易，让这些经历更有价值。另外，做这些的同时，我也希望他们明白，有些东西确实就是超出了我的孤独症大脑功能，我确实就是学不会，也练不成。是，我是可以练习，可以在包里装很多小工具，掌握一些小技巧。但是，对我来说，每个情境都是没经历过的，与执行功能相关的能力都是相互关联、相辅相成的，所以这里补一点儿，那里调一下，是不可能"修好"我的。不会的，不会。

就我个人而言，我无意坐在这自怨自艾。我其实还算幸运的，我实在太忙了，没时间坐在这抱怨。我想要的不过就是希望大家对我们多一点点耐心，即便我好像一直不缺这个。我擅长伪装，记得吗？所以，拜托大家，耐心一点。还有，即便你对我有所怀疑的时候，也一定要从善意出发。对我来说，被人怀疑真的是件很严重的事，让我感觉很糟糕。如果要我用一句话来概括，其实这句话你已经听过了：就算我在大家眼皮子底下把自己摔个大跟头，也请一定相信我没想把别人弄倒。

我的"正常"状态跟大多数人是不一样的，这是事实。这是一个统计学数据，不带任何感情色彩。这个数据的意思就是，孤独症这种情况，作为一个总体概念，不是特别常见，谱系人士确实就是不太典型。但是，请记住"正常"和"典型"这两个词并不相同。就像花和草一样，其实并没有什么不同，如何看待这些花草，完全取决于个人。

真的，大部分人看见蒲公英的时候可能就想连根拔起①，但我就不属于大部分人。

我看见它们就想许愿。

---

① 译注：在美国和加拿大等国家，蒲公英一般被当作杂草。

第 5 章
流言终结者：敞开心扉

十月的一个星期六，我碰到了全英国最勇敢的孩子。英国牛津孤独症协会邀请我过来做两个讲座，我刚刚讲完第一场，主要是从一个"圈内人"的角度给家长、治疗师、老师和家人讲讲"阿斯孩子"（我对诊断为阿斯伯格综合征的孩子的称呼）。午休的时候，有对可爱的夫妻拿着书来找我签名。他们很友善，对书里的内容和观点很感兴趣，所以能找到作者签名觉得很兴奋。妈妈说个不停，爸爸频频点头。他们带着个孩子，十岁，名叫杰克，看起来愁眉苦脸的，两个人都拼命调动气氛，想让孩子高兴点。我对他们笑了笑，也对孩子笑了笑。我挤挤眼睛，意思是让他们别太在意了。大周六的，换作是我，肯定也不愿意被关在礼堂里，和父母坐一起听这些大人们说我有什么"毛病"。

听别人说自己哪有毛病，为什么大家都不喜欢自己，需要做出哪些改变，还有自己惹过多少麻烦、出过哪些问题、多么让人失望，还要面对一大堆陌生人，而这些人还要介入自己的生活、自己的家庭，谁会愿意呢？小孩就更不愿意了。我理解这种感觉，爸爸妈妈好像看出来了。真实一点儿，这多轻松啊。不用老想着拼命维护面子上的事，有那么一小会儿，能放下心来，不用像平时那样担心别人不喜欢你或者你家孩子，甚至多数时候都不喜欢。感觉自己孤零零的，却还要强颜欢笑，是很耗心神的一件事。

我没再看手上的书，抬起头看向杰克，小声问道："杰克，我向你做个保证啊！"他从帽檐底下瞄了我一眼，"上一场讲座是给大人们讲的，为的是让他们所有人了解我们。下一场是给你讲的，确实很有用，记住了，我跟所有人都说了，我不会啰嗦的，所以你能感觉好点，行吗？"杰克想了想，很迅速地点了一下头，我也点了点头，成交了。

来自孩子的尊重很珍贵、很难得，唯有以诚相待方能收获。而且，我认为，不管什么情况，孩子都应该得到我们的爱，永不改变。不过，最最重要的，如果他们的信任已经被破坏、心灵已经受伤害，那么我们对他们的承诺就必须有个完全不同的高度。在我这里，不管多大年纪、不管什么身份，孩子的优先级都是最高的。因为在他们每一个人身上我都感受到过同样的东西——在愤怒、无礼、冷漠或者怀疑之下……其实藏着无声的、不懈的祈求，那就是希望你们"爱我，如我所是"，这是我们共同的需要。这就是我的感受，无论到哪都会有这种感受，就像大合唱一样，但其实每个人都没意识到他们在同一时间唱着同一首歌。

下一场讲座我讲的是"社交潜规则"。这是大家的"人间指南"，但我们偏偏生来就没拿到。讲座中间，我对着人山人海的观众席，时不时地朝杰克那边看看。最开始的时候他一直在玩游戏机，但是后来，他开始听我讲了，他看着我，紧紧地盯着我。我满意地笑了，高兴地想着：我们之间的连接通道建起来了，可以沟通了，这个世界上又多了一位向善向上的人，我们会坚持下去。

但我当时不知道，也不可能知道真正精彩的故事还在后面，我这一生非常有意义的时刻之一，就在几分钟之后。

　　我讲完之后，有几位当地的孤独症自我倡导者走上台，开始互动问答环节。志愿者们在礼堂里跑来跑去给观众递话筒，大概过去了二十分钟，我们问还有没有问题要问了，让我又惊又喜的是，杰克举起了手。手拿话筒的女士快步走了过去，大家都等着，几百人都在等着，一片安静，感觉好像要等一辈子一样。我能看到杰克的脸红彤彤的，突然，他把手往志愿者面前一伸，想把话筒还回去。对方不太情愿地接过话筒，有点茫然，不知道要往哪递。杰克的父母挤了过来，鼓励他再试一次。

　　大家都在等。

　　杰克有点迟疑，但还是犹豫着试了一次，他再次伸出手去，拿到了话筒……礼堂里还是一片安静。整个上午，礼堂里都很凉快，但是现在变得非常燥热，所有的焦点都集中在了杰克身上。全场都能感受到那种悸动，就好像，如果可以的话，我们能把那个男孩托起来，帮他走过这一刻，让他知道背后的力量，就像鲸妈妈举起刚出生的鲸宝宝，冲破海面，呼吸第一口空气。但是，我们不能那样做。这一刻是属于他的，在沉默中，时间正在一秒一秒地慢慢溜走。他摇了摇头，好像就差骂自己一顿了，然后，垂头丧气地把话筒又一次递了回去。

　　"杰克？"

　　我这美国人的大嗓门打破了这片安静氛围，所有人都刷地看向了我，满脸错愕的表情，我忽然意识到他们是不明白我怎么知道这孩子的名字，但是我确实知道他的名字，而且我也应该知道。

　　在所有来听讲座的人当中，只有这个孩子和我做了一个约定，他的名字深深地印在我的脑子里，这是特别的缘分，我确信这一点。我还确信，在这一刻，他能听到我，也知道我的话完完全全就是对着他说的。

"我不知道你知不知道，"我温和地开口说道，"其实很多大人也都害怕在公共场合讲话，而你，你看，你还是个孩子，都能两次接过话筒！这是很多人都做不到的，而你做了两次。我可以告诉你的是，不管你想说什么，我都会非常庆幸能有机会听到你的想法，因为你可能有非常敏锐的见解、非常重要的问题，这些对我们所有人来说都很值得学习。但是即便你决定什么都不说，我也希望你能明白，你已经是这个礼堂里最勇敢的人了。"

他伸出手去，拿过了话筒，开始说话。

他具体说了什么，其实已经不那么重要了，重要的是，他说了出来，重要的是我们之后合影的时候，他还秀了一下他的肌肉，因为我说了他是全英国最勇敢的孩子，而且全场观众都表示认可。虽然很多年过去了，我们远隔重洋，但我和他妈妈还在社交媒体上保持联系，这让我有机会看着他成长为一名孤独症倡导者、一名公共演讲人，为牛津孤独症协会发声，为他的学校发声，也为他自己发声。这个男孩永远是我的珍爱，就像贝丝、路易斯、依奇、奥莉、亚历克斯、尼古拉、汉娜、彩虹、妮娜、安妮–路易斯、克洛伊，还有很多很多人，你们永远都是我的珍爱。

人们对于孤独症有很多误解，这导致了很多错误的刻板印象。有多少高敏感的孤独症人士被拒于千里之外，就因为不符合这个印象？就因为他们跟我们一样，有时候可能表现出非常激烈的情感变化，而让大家避之唯恐不及？他们是不是得"把自己罩起来"，屏蔽所有的感受？还是得奋斗终生决意拯救世界？他们的感受就是我心底里的使命，我将永远为之奋斗，因为我就是觉得自己很强大，很有大爱，想做大事，也因为我们所有人，包括我、我的孩子，甚至所有孩子，不管年龄大小，全都是谱系。除此以外，最重要的是，我们都是人。我们都真实地活着，都希望活得有意义。我们很特别，我们在一起。

你现在能感觉到我吗？

　　这让我想到一点：说孤独症人士没感情，除了自己谁都不在意，这种谬论实在就是完完全全、彻头彻尾的胡说八道。实际上，还不止如此，这比单纯的胡说八道影响坏多了。这是一种无知的偏见，这种偏见建立在一知半解和伪科学基础之上，不但让全世界数百万人背上了沉重的道德、伦理包袱，而且对他们的实际生活造成了严重影响。

　　就是这样的。

　　医学院是这么教学生的：最简单的答案往往就是最正确的。就像谚语说的那样，听到马蹄声时，应该想到的是马，而不是斑马①。所以我想告诉大家的是：我不是斑马，我只是一匹脑袋有点特别的马，而已。我说得再清楚一点吧，孤独症是脑神经差异所导致的一种状况，不是说我们的脑袋本身有什么不同，我们的脑袋也是人脑袋，就是脑回路不一样。人脑袋具备的功能我们也有，比如体会感情，这一点我必须大声说出来。只是不管从哪个角度看，在脑回路有点特别的脑袋里，这些功能也有点特别。或者就像查尔斯·亚当斯②说的那样："所谓正常只是一种假象，对蜘蛛来说正常的，对苍蝇来说还不正常呢。"不管这里把谁比作蜘蛛，把谁比作苍蝇，这句话都是有道理的。

　　2015 年 7 月，美国孤独症协会年会在丹佛举办，天宝·格兰丁博士、帕蒂·加托 - 沃登（Patty Gatto-Waldon）博士和我一起在闭幕式上做了主题发言。帕蒂·加托 - 沃登博士是全国著名的心理学家，三十多年来一直致力于天才人群研究。研究发现，天才人群和孤独症 / 阿斯伯格综合征人群的交集非常惊人，尤其在女性群体当中更为

---

① 译注：20 世纪 50 年代开始在医疗界流传的一句话，意指常见病概率远远高于罕见病，诊断时应优先考虑常见病。

② 译注：查尔斯·亚当斯（Charles Addams），美国卡通漫画家，以黑色幽默漫画著称。

明显。这就意味着，因为没有确诊，得不到相应的心理和情感援助，这个世界上很多有才华的人被耽误了。

加托－沃登博士最先发言，虽然我事先知道她要讲什么，但亲耳听到那些话的时候，还是很有感触，很震撼。"一个五岁的小孩，如果说话像九岁，问问题也像九岁，我们说这是比较有天分；如果说话和思考都像十三岁，这就叫天才（智商在 145 以上……我就属于这种）。"顾名思义，我们的成长和年龄是不同步的。我经常说我们就像瑞士奶酪一样，硬是硬，但全是窟窿。

"另外，我们发现很多谱系女孩在情绪方面都比较敏感，"她继续说道，"五岁孩子表现得可能像三岁，九岁孩子可能像五岁，经常情绪崩溃或者大发脾气。她们常常需要更多的肢体接触或者某种类型的肢体接触，可能很爱哭，还需要安抚物①。"

听到这里，坐在主席台的我倒吸一口冷气，暗暗祈祷台下看不出来。我就有条"安抚毯"，从生下来就用，一直用到十岁。要不是因为那条毯子被狗咬坏了，让清洁工收走了，我还能接着用。关键是狗不但把毯子咬坏了，还把它拖到门前草坪上在上面拉了一泡屎，所以毯子就这样被收走了，我连声再见都没来得及说……我应该说一声的……哪怕它成了狗屎毯，怎么也应该有个告别仪式。我妈妈把家里的车卖了的时候也是这种情况，我就认那台车……还亲昵地称它为"珍妮车"，当时我肯定是哭了一整天。这些东西都是我的小伙伴，熟悉亲切，看得见摸得着，而人呢，我搞不懂我怎么就惹大人生气了，也不明白为什么小孩好像不像大人那样喜欢表现突出的孩子……人类是喜怒无常、捉摸不定的，以前是，现在也是。可是我的小毯子，还有我的珍妮车，会永远跟我在一起，从来不会扭头走开。

---

① 译注：一般指的是柔软的、方便携带的玩具或者物品，小孩常常拿在手中以获得安全感。

我看起来什么样

我们的情感，跟思维差不多，也常常是非此即彼。不是幸福就是忧伤，不是快乐就是痛苦，不是大喜就是大悲，不是兴奋就是无聊，就像钟摆一样，尽管荡一下可能需要很多年才能缓回来，这又是拜我们那别致的执行功能系统所赐。我们的情绪调节，与其说是管强弱的，不如说是管开关的，没有档位，只有开和关。有个朋友说过，"据我观察，你有什么感觉的时候，就好像你的世界里只剩下这一种感觉，别的什么都不见了"。其实我并不认同这种看法。这些感觉的核心基础一直都在，只是出于当时需要，他们让出了 C 位，退到了后台而已。

但是在别人眼里，我表现出来的就是那样的，我以前也听过很多这样的话，这一点我接受。实际上，我脑子里全是鸡毛蒜皮、各种触觉刺激，感觉到的光线也是忽明忽暗。我这么喜欢文字，原因之一可能就是，对于我来说，理解文字所花的时间，只比口头表达花的时间长一点点而已，但是比起口头表达，文字有编辑的余地，还能写出温度，而不是非冷即热、非此即彼。

但是有件事情很奇怪，尽管我有这些感觉，尽管我是感性多于理性，我一直觉得不管自己心里想的是什么，我的大脑，或者说我的表情，跟我的心思还挺同步的。但是，就在最近，我才发现事实不是这样的。我发现我感觉特别害怕或者难过的时候，做出的却是讨厌的表情，而我紧张或者焦虑的时候，脸上的表情却显示出自己很烦躁。我很久以前就意识到了，自己缺少换位思考的意识，所以说话的时候经常显得很唐突或者欠考虑，因此我总是尽我所能，特别特别注意自己的语调和措辞（尽管这样让我经常精疲力竭）。

是，我知道孤独症其中一个方面的表现就是情感平淡（也称情感淡漠），换句话说，就是表情不生动、不丰富。但我绝不是没有表情。

实际上，有人跟我说过，想拍一张我演讲时候的照片简直太难了，因为我的表情实在太生动了，根本来不及抓拍。所以，当我发现我能表达心里的想法，也能表达得准确到位，但是我的感受和表情却并不一致时，我感觉有点不知所措。这种情况比较有利的一点是，在意我的人看到我好像有点伤心、生气，或者表现得像个刺猬的时候，可能就会问我是不是有什么别的感受，因为他们能肯定我是有的。

我觉得孤独症的问题就在于无论什么事情，都要多费一点劲才行。

值得庆幸的是，我花了几十年的时间研究和教授如何解读情绪，所以，即使我有时倾向于过度思考（这是认知同理心 / 换位思考的副作用，很正常），至少我也明白了大家在沟通的时候总会说上一些废话，不管是给人解释什么东西，还是和人商量什么事情、问什么问题，抑或是掰扯清楚大家说的到底什么意思。比如，如果有人说"我觉得……"或者"我感觉……"后面的话其实并不是一种感觉，而是一个想法或者观点。关于感觉我们没办法说谁对谁错，但是就一个想法或者观点，就可以讨论对错。有些人根本就没搞清楚到底什么叫感觉，难怪他们和自己在意的人沟通起来那么备受折磨了。很多人都不先去查证一下就急着发表自己的观点，既没有真正理解也没有准确描述，导致了错误的想法，还错把自己的想法当成感觉，但其实他们自己都不知道自己的感觉到底是什么。

你看，我们说到感觉的时候，总是用形容词来描述：迷迷糊糊、不情不愿、小心翼翼、伤心欲绝……比高兴、难过、好、坏这些苍白无力的词要具体得多了。高兴、难过这种词既无聊又无力，用这些词的时候，大多表明说话的人其实一点都不感兴趣。如果用这些词的是孤独症人士，那其实就表明我们根本没意识到自己有什么感觉，无论是类型还是强弱。你开心吗，或者你愉快吗？这里用到的两个词都是高兴的意思，但这两种感受其实还是有很大不同。然而，除非我们特意学过如何命名这些感受，否则根本意识不到有这些感受和没有这些感受时是什么样子的，也不知道我们应该如何考虑回应。

比如，生气这种感觉有点像邦迪创可贴。这种感觉是真实存在的，去掉它的时候要温柔一点，因为它的真正目的其实是保护下面的伤口。需要治愈的是那个伤口，如果治愈不了，那就还需要更大的创可贴。所以，如果有人说她生气了，是真的吗？是……不是……如果我们还是继续的话，她真的是怒不可遏吗？或者只是挺烦躁的？她是真的崩溃了吗？或者可能是失望？只有知道自己到底是什么感觉，才能判断别人的那些表现背后是什么情绪，才能知道应该如何给予回应。

首先，人们是怎么明白自己感受到的是什么情绪呢？通过社交反馈。孩子指着一本书，你告诉她那个东西叫"书"，很快地，她就会重复这个词，要是读错了或者用错了，你会纠正她（这种情况下，就会有下一轮更多的反馈），要是读对了，你就会告诉她。没有太多可以发挥的地方，该是什么样就是什么样。但是，感觉就不一样，它是一种内心的东西。你看不到它，你只能看到它的外在表现，比如表情和行为。所以，如果我们的外在表现和内在感觉不匹配的话，会发生什么呢？或者如果我们的表情所表现的内在感觉，和老师、家长、看护人、配偶甚至治疗师认为的不一样呢？

答案很简单，大家都会非常困惑。别人说我们现在是什么感觉，但是我们自己的感觉却完全不是这么回事，我们就会很糊涂，这种表情代表的到底是什么感觉呢？是我们自己感觉到的，还是别人说的我们应该感觉到的？还是别人有这种感觉时表现出来的样子？他们的感觉是我们实际的感觉吗，而不是他们所说的我们应该有的感觉吗？

你明白我的感觉吗？

述情，告诉我，我是什么感觉

"不太能够识别引发情绪的原因"，这只是述情障碍的其中一个方面（也是普通人评估孤独症人士的一个方面，不过这个就得另说了）。述情障碍其实不是一种障碍，而是一种"社会情感"状态，这种状态刚好和孤独症人士的情感体验差不多。把两者类比，以此解释一种复杂多面的体验，这是一个很好的捷径……只是需要深入挖掘和思考一下我们为什么会有这样的表现。

述情障碍包括下列状况：

· 难以识别不同类型的感觉
· 难以表达自己的感觉
· 难以识别他人的面部表情线索
· 缺乏想象力或者想象不够丰富
· 思维方式局限
· 对生理感觉过敏
· 对他人表现淡漠或者不能保持长久关系

孤独症人群中有很多人都难以识别或者表达自己的情绪，这其实不难理解。我设计过一套用不同的色块表示情绪的级别和差异的方法，帮助孤独症人士识别情绪。在没有给出表示感受的词汇（也没有很多小说可看）的情况下，所有人都被我们独特的反应搞糊涂了，这让我们自己也很困惑。确实，我们很难和别人保持长久关系（要是换了你，一天到晚和人产生那么多误解，你能保持吗？）。确实，我们对生理感觉"非常敏感"（判断一个人是不是孤独症，其中一点就是有没有感觉问题）。

缺乏想象力？这其实是因为我们的思维方式就是非常具体的，只能考虑字面意思。我想起一个关于西红柿的事。我女儿小时候让我讲故事时偶尔会说"讲个嘴里的故事"，而不是说"讲个书上的故事"。每次她这么说的时候，我都唱首歌或者讲个她小时候的事来哄她……换句话说，我从来不编故事。我在房间里四下扫一眼就能马上发现可以用来当学习用品、派对装饰或者小玩意的东西，保证是你见过最滑稽还最好用的，但是我就是编不出故事来拯救自己于水深火热之中。所以，我只好给她讲我爸爸的事，我记得小时候我爸爸编不出睡前故事哄我的时候也这么干过，他当时讲的是西红柿的前世今生。

这种故事我想编也编不出来。（明白了吧？）

我们是很糊涂，有时东一头西一头的，但我们也能很专注，很理智。我描述的这些情绪感受可能很折磨人，让人感觉很无助，但同时也很细致、很美丽，充满热情。我们是很特别，这让我们和普通人格格不入，但也让我们有机会超越他们，让我们获得信心，肩负使命，让我们看到人心最深处。

这是很可爱的事情，很有诗意，也很真实。而且，也许……你们能比我这一路更成功一点儿。

糖衣毒药

马修比我大三岁，每天放学都跟着我。几十年过去了，直到现在我都好像能听见他在我身后，隔着两条街大声地喊着："哎，书呆子！你知不知道没人喜欢你啊？你知道大家都讨厌你吗？哎！大书呆子！你听见我说话没？"每次我都尽量不搭理他，也尽量加快步伐，还和旁边的小女孩说话，尽量压过他的声音，但我心里觉得很丢脸，连个"小孩"都知道我多么丢脸。

"书呆子，我听说你回家吃午饭，是不是因为在食堂没人跟你一起坐啊？"是的，确实是。那么冷的大冬天，我却觉得脸发烧。有一天下午，我发现我把我的连指手套丢半路了，我知道我妈妈会因此抓狂，即使这样我都没回去找。不行，我不能回去找，别说手套了，丢什么都不能回去。

我搞不懂马修为什么这么针对我。当然了，现在的我，作为一个成年人，当然有能力判断这其实是因为他自己不开心，不是我的原因。也许有一部分是我的原因，但是这个来龙去脉就比较长了，一般来说都是这样。

我家那个地方挺小的，学校也挺小的，所以比起现在的老师来说，我们当时的老师更自由一些。他们知道我在课上觉得很没意思，所以就允许我自己一个人去学校图书馆，一待就是几个小时。简直就是天赐良机！我总是走进图书馆，朝着每次见到我都笑眯眯的管理员挥挥手，然后挑个书架，开始看书。我一本接一本地细细品味那些书，在里面探索那个久违的世界，想象着自己幸福地徜徉在某个时代某个地方，什么时代、什么地方都行，我分明是属于那些时代或者地方的。对我来说，摆放自传类书籍的那一片书架，就好像坐满了我的朋友们，和他们在一起，我可以傻乎乎的，但他们在乎我，甚至可能喜欢我。恐龙书那一片就是我的私家侏罗纪公园。从某种程度上说，这些按照杜威十进制分类的书[1]引领我明白了人间世事，也明白了我自己。

我这样没完没了地看书，唯一的"代价"就是时不时地要多写几篇读书报告。太划算了，这对我来说简直就是一步好棋。

老师们也觉得是个好主意。实际上，我写的关于克里斯托弗·哥伦布（Christopher Columbus）的读书报告给老师们留下了非常深刻的印象，他们让我—— 一个二年级的学生，去五年级课堂把这篇文章从头到尾大声朗读了一遍，给学生们示范怎么写"好论文"，而马修正好就是五年级学生。

很多年以后，上高中的时候，我偶然发现马修阅读不怎么好，写作也不怎么好，所以，当年那个七岁的红头发小鬼大摇大摆地走

---

[1] 译注：图书馆常用的分类方式。

进他们教室去当老师"教"他，可能让他觉得很没面子，感觉受到了轻视、怠慢，说不定还让他想起了被课堂提问支配的恐惧，想起他觉得自己很笨的那些时刻，让父母失望的那些时刻。当然了，去五年级课堂不是我的主意，但是我肯定是很自豪的。我从来没想过坐在下面的学生会有什么感觉，一丁点都没想到（尽管老师们应该想到）。我发自内心地以为那些大孩子会喜欢我的。但是现在回想起来，不难明白，那个——虽然没有恶意，但是傲气十足、声音清脆的书呆子珍妮所具备的，可能就是当年那个小男孩所痛恨的。不过，也可能不是因为这个，也许他就是觉得我好欺负。我可能永远都不会知道了，不过我愿意打个赌。

1991 年 1 月 12 日，当时十五岁的我去参加好朋友的生日聚会。当天晚上聚会期间，一个叫丹尼的男孩（非常可爱）把我带到一个安静的地方（好吧，那是洗手间），然后吻了我，真的。他很有人气，我当时感觉特别好，觉得自己很特别。更重要的是，我以前从来没有被吻过，更不用说吻我的还是一个让所有女孩朝思暮想的大男生了。这对我来说好像有点一箭双雕的感觉：既是我生命中的里程碑，又绝对提升了我的社交地位。当然，事情过后，我就像所有的十几岁的孩子一样，向朋友们和盘托出（谢天谢地，还好我没大声吵吵）。

不过……事还没完。我的朋友，瑞秋，她很喜欢丹尼。实际上，最开始丹尼和我能单独在一起，就是因为瑞秋托我悄悄告诉丹尼她喜欢他，就是试试水，看看她有没有希望。我照做了，一点都没耽误。就像瑞秋托我的那样，我把丹尼从大家身边招呼过来，告诉他瑞秋喜欢他。只是，他的回答是："她人很好，但是，不是我喜欢的类型。（此处省略一大堆能让十五岁女孩紧张到动弹不得的甜言蜜语。）"他说喜欢的是我，他想要的是我，打死我都想不到会发生这样的事。其实，我很喜欢被人喜欢的感觉。说实在的，我觉得所有人都喜欢这种感觉。

在我想来，我没做错任何事。朋友托我说，我就说了，但是丹尼对她没兴趣。这个故事到此为止。接下来就是下一个故事了，在我看来，这两件事是完全不搭界的。丹尼这是很郑重地"还了个盘①"，而且也很诱人。我呢，顺理成章地接受了，完全没想过这么做会让朋友伤心。但是，她当然伤心了，非常非常伤心。

现在，我是明白的。可当时我简直活脱脱是一个以自我为中心、可怕卑鄙的疯丫头形象。但是，其实我不是。我的所作所为，给人的印象往好了说是单纯，但更多的时候可以说是冷漠、以自我为中心，甚至是刻薄……然而这些其实都不是真的。我从来都没想过我做错了什么或者伤害了谁，哪怕一分钟都没有，从来都没有。这简直是同理心的滑铁卢。

后来不知道什么时候，我好像有点明白我做错了，可能是从别人冷冰冰的态度和恶毒的眼神里看明白的吧。听到丹尼喜欢我，我觉得受宠若惊，这并不算错。错就错在当时还是少女的我，既好奇又没自信，所以去跟瑞秋说了这件事，让她觉得自己被抛弃了，觉得很没面子。换作我是她，肯定也会有这种感觉。

那一吻之后二十年，我才确诊了孤独症。二十年之后，"超级婊"（原话就是这么说的）才不再是我的代号。经历了二十多年来"高处不胜寒"的煎熬，之后的事情几乎毫无悬念，在社交方面我一路磕磕绊绊，屡屡失败，虽是意料之外，却是命中注定。比如，早上上学，到自己柜子放东西的时候，每次都有一个男生，对我说一样的话："这里没人喜欢你，回家去死吧。"比如，我全身心地投入到一段童话般疯狂的爱情里，换来的却是与我共舞时这个男人在我耳边低语："你是个婊子，是个荡妇。别人不知道，但我知道，你自己

① 译注：还盘，外贸交易方式之一，即接盘人对所接发盘表示接受，但对其内容提出更改的行为。还盘实质上构成对原发盘的某种程度的拒绝，也是接盘人以发盘人地位所提出的新发盘。此处类比丹尼拒绝瑞秋并提出他喜欢作者。

也知道。"二十年过去了，我才开始明白，为我自己搞个明白，可能还有另外一种答案。他说对了，我确实知道一个秘密。我参加啦啦队，加入女生联谊会，都是为了努力藏住这个秘密。我学习优秀、眼神勾魂、笑容魅惑，也是为了努力藏住这个秘密。我是糖衣毒药，是系了蝴蝶结的炸弹。不管是什么东西还是什么人，只要靠近我一点儿，我就会开始搞破坏，连我自己都不知道我怎么做到的，然后就会遭人讨厌，遭人嫌弃。

周而复始，一回又一回。

为什么？因为我看不明白自己做了什么。

认知同理心、心智解读和玛丽·波平斯①

我之前说过典型和正常不是一回事，其实同理和同情也不是一回事，同情、同理和悲悯都不是一回事。我知道，我知道这样说有点让人抓狂，但是到底用什么词确实很重要，因为这会非常影响别人对我们的看法以及对待我们的方式。

一般来说，同理心就是我们所说的对谁都关心、都在乎。说得学术一点，同理心就是人类理解和感受他人的情绪体验的能力。别人问"你知道我的感受吗？"的时候，如果有同理心，我们就能说："嗯，我知道。"因为我们确实感受得到，感同身受。不管是不是谱系，我们都能感受得到，只是途径不同。同理心，其实并不只有一种情绪，而是由两种不同的能力组成。

我女儿刚上幼儿园的时候，老师了解了一些她的病史、感觉问题，也知道她正在接受心理学评估（后来就是通过这个评估确诊的孤独症），评估中的一些重要内容她也了解。我到现在都记得，老师当时告诉我一定要"有什么说什么"。很大程度上，我没有意识到"全

---

① 译注：玛丽·波平斯（Mary Poppins），影片《欢乐满人间》中的角色，被称为魔法保姆。

都跟我说"其实就是一句客套话，她只是礼貌地表示自己感兴趣，但实际上并不真的就是这个意思。这句话并不像字面意思表达的那样是一个要求，而是你总结过后或者过电影似的说完一大堆来龙去脉之后，对方表示一下你说得挺有意思而已。而我，却真的理解为字面意思，也真的照做了。我给她发了一封巨长的邮件，里面有海量的信息，然后还给学校寄了一个文件夹。这样的话，即便中间漏掉什么东西也可以补上。对了，我发过去的可不只是检测和报告，还有很多"有用的"、关于怎么帮助我女儿扬长补短的文章、建议、课程等。事实上，我对自己收集、整理出来的这些东西感到无比自豪。我以为这样总能给老师留下深刻印象，这样的话，这些东西就能帮助我的女儿适应学校生活，甚至可能让我有机会和学校建立某种长期关系。

没想到我的举动却把老师整烦了，她不觉得我是在提供帮助，而是在越俎代庖。她不但不认为我是个帮手，反而觉得我自以为是、指手画脚。她觉得自己的权威受到了挑战，觉得我居高临下，不尊重她，而且，最糟糕的是，因为这些，她彻底地受不了我女儿了。过了一周，我被叫到了副校长办公室，被狠狠训了一顿。他说老师们需要照顾的学生太多了，需要完成的工作也太多了，而我这么发邮件轰炸老师，还用这么权威的口气跟一位老教师讲话，甚至还要让老师给我的孩子这么特殊的待遇，这实在是让人难以接受。他说我的孩子可能就不应该来这个学校。

到底是哪出问题了呢？夏洛特市[①]新建了一个很大的儿童医院，我在他们的家庭咨询委员会工作时也出过类似的事。我们的一位主席了解到那些小病人非常喜欢卡罗来纳黑豹队吉祥物呼噜先生来看他们，就绞尽脑汁想要打造一个可爱的、属于我们自己的吉祥物。为了这个，我们在一起集思广益，她还和设计人员以及行政人员开

---

① 译注：美国东南部北卡罗来纳州最大的城市。

了好几次会。但是说实在的，我真的一点都不喜欢那个形象设计，我觉得孩子们也不会喜欢。不过，我可是一个很有创作灵感的人，所以，脑袋里灵光一闪的时候，我立马就给委员会发了邮件，提交了我的新构思。我们的目标是一致的——每个人都希望这个设计能够大获成功。所以啊，你看，我有个确实很不错的新创意，我的邮件里还清楚全面地解释了为什么这个创意有可能会广受欢迎。这事就发生在正式方案提交到医院董事会的前一天晚上，我前面没说是吧？那位主席后来再也没跟我说过话，我也没说是吧？

我摸爬滚打的时间够长了，也知道如果有人丢了工作，他会很难过；如果有人的航班取消了，他也会很沮丧。我明白了某些事就会导致某些后果，所以我也能学着留意，也能看出来一些因果关系。我总是观察并收集信息，我看小说、找规律，有关感情方面的描述我都非常注意。我对心理学、社会学和历史进行分析和研究，试图去理解人们在不同情境下的反应，了解这些反应背后的情感、策略和动机。不同场合有哪些不同的线索，我也很注意。我时时刻刻都在思考，很大一部分原因就是我真的很难凭直觉去感受，因为我确实做不到与他们感同身受。除非我自己也亲身经历了这种情形，否则我就感受不到别人的恐惧、难过或者兴奋。我能为他们去感受（我后面会说到这个），但是，我做不到和他们一起感同身受。我无法感同身受他们的痛苦或者欢乐。我不能，是因为我做不到。

我问过的每一位孤独症人士都认同这个说法，我们知道别人也有想法，也有感受，但是那些想法和感受就是不像我们自己的那么真实。别人也告诉我们了，每个人都有感情，每个人的感情都和我们的一样丰富多彩、包罗万象，这是真的。我们和别人的互动，也确实证实我们必须假装这是真的。所有的证据也都证明这是真的。但是，我能说实话吗，如果我们可以勇敢地说点实话，不用承担后果，哪怕只有这一次也行……那我想说这个确实不像真的。我们不说出来，因为那样的话别人会说我们没心没肺、冷酷无情，会觉得我们可怕、无良，甚至危险，会鄙视我们，我们也确实经常被鄙视。我们也明白了，自己这一点是不好的，所以我们不说出来。

就像那个术语说的那样，我们是"心智盲"，就是玛丽·波平斯说的那种人，她曾经很生动地描述过，有时我们所爱的那个人就是看不到自己鼻尖以下的东西，但那不是他们的错，他们也很无辜。如果你不能自然而然地看到自己鼻尖以下的东西，也就是说，你不能跳出自己的视角，那你解决问题的时候就想不出来不同的方法，遇到陷阱时可能就看不到，也就不知道要迂回躲开，造成伤害时你也看不出来，也就不知道要改变策略。

回想一下加托－沃登博士说的话，还有我讲的因为失去安抚毯和珍妮车而伤心的故事吧。如果我没有同理心，我怎么可能会有那种强烈的感情呢？答案是我确实是有同理心的，而且有很多。只是这个词妨碍了我们的理解。（友情提醒：确实会发生这种奇怪的事，你一遍又一遍重复说某个单词，突然间这个词就失去了意义，当心你会听得耳朵起茧子，后面我会特别集中地提到"同理心"这个词。）

你还记得上学时候学的维恩图吗？所有黄瓜都是蔬菜，但不是所有的蔬菜都是黄瓜；所有女孩都是人，但不是所有的人都是女孩。类似这些东西。好，想象一下，要是真有个人挥舞着一根黄瓜说："这是蔬菜！"我们肯定都会很快纠正他，不是，这只是蔬菜的一种，不代表所有蔬菜。嘘，谁去给辣椒打个预防针，免得它们发飙。

这里想说的是，某种东西不能和一类东西互换。还记得吗，我们之前把同理心定义为：理解他人的情绪状态并感同身受的能力。这个定义其实要分两部分来理解，因为同理心其实就是分为两部分——认知同理心和情感同理心，这两种同理心都需要一系列不同的技能。

认知同理心一般被称为心智解读能力，指的是不需要他人解释说明，就能理解其情感、意图和动机的能力。这对我们来说就很困难，因为和普通人的大脑相比，我们的大脑在这方面是有严重缺陷的。自觉地换位思考，对我来说是不可能的。但是问题还不止于此，我们在想象力和想象性叙事方面也有困难。我在写作方面最大的理想就是能出版一部小说，因为对我来说，要以不同角色的视角来写东西实在是比登天还难。这也是我看视频的时候需要看字幕的原因，如果要跟上情节发展，我就需要尽可能多的帮助，这样才能理解视频里到底发生了什么。

　　不管作者用的语言有多生动，我都想象不出来她所描述的人物或者地方到底什么样。我去看电影也从来不会这样想：咦，这跟我想象得不一样。虽然我知道字和词都是有味道的，会创造出某种感觉，这些感觉可能会随着故事的发展而发展，但是对我来说，电影就是向我展示里面的角色都看到了什么，让他们的视角生动一点罢了。别误会，这跟我的阅读理解能力没关系。这纯粹就是因为如果没有亲身经历过，我就想象不出来别人的经历体会，也想象不出来那些地方和人都是什么样的。等到亲身经历的实际例子够多了，我就能总结出来了。但是设想很丰满，现实很骨感。在现实生活中，细节都是在不断变化的，所以在这个领域，我一直没什么优势。

　　还有心机，就我而言，心机这种东西压根就不存在。很多人都知道，我在很多场合都说过，我不玩"心机婊"的把戏。千真万确。我特别受不了女人之间互相说坏话。我觉得大家都有足够的空间、足够的发言权，所以我们有责任尽己所能互相帮助。就像我告诉我女儿的那样："点亮一支蜡烛，并不代表就会吹灭另一支蜡烛。"这是道德品质方面的问题。但其实，作为一个十几岁的孩子，即便我想，我也没那个心机，能在复杂的女孩规则体系中闯出一条路来，当个社交女王，当然了，现在也没好到哪去。更糟糕的是，因为缺乏心智解读能力，我虽然很努力地改变自己去应对社交问题，却看不到任何回报。

　　上中学的时候，我和一个女生成了好朋友，还一起做了"好闺蜜吊坠"。她叫玛丽，那个时候我们认识还不到一年。现在，我得承认，我当时激动极了。不单单是因为我和她确实是非常处得来，而且还因为她很有人气，作为好友二人组的另一半走在她身边，我真是特别自豪。在六年级升七年级的那个暑假，我们走得很近，到开学的时候，我们已经是"一生的"好闺蜜了。我们穿朋友装，在对方家过夜，互相倾诉秘密，闺蜜间做的事我们都做了。我从来没想过，我们的另一个朋友——杰基，放暑假回来的时候自然而然的感觉自己被排斥在外了。我也从来没想过她会报复我，排挤我，还抢走了我的朋友。杰基说我到处造玛丽的谣，说我吹牛说自己是个聪明的白富美，比玛丽强多了（当然了，我从来没说过这些话），没过多久，玛丽就信了。

　　第一步就这样得逞了，之后她们两个人想方设法惹我难过，还在班里传得沸沸扬扬……在齐心协力对付我的过程中，两个人走得越来越近。特别丢人的一次，是她们策划了一次很多女生参加的过夜晚会，骗我说有个人一直暗恋我，当晚会打电话给我……当着所有人的面！我真的应该静下来好好想想整件事情有多大可能性的……但是我想我当时大概太希望这是真的了，所以没办法清醒思考。策划和组织这么复杂的一个骗局，我根本就没这个本事（更别说真的去做了）……我甚至根本都搞不清楚对于某个人来说，什么事情能让他最难堪，也不知道怎么故意给人难堪。不管怎么说，电话里那个"神秘的家伙"自称是什么宾夕法尼亚州的谁的表哥凯文，因为看过我毕业纪念册上的照片，觉得我很可爱，但他其实是我们学校的一个男生，假着嗓子和我说话。只是我到了周一早上上学的时候才发现这是个骗局。玛丽、杰基和那个男生，三个人挎着胳膊，呲着大牙走了过来，向我宣布了这一切。其实大家早就知道了，所有人都知道，只有我不知道。

几年以后，我偶然碰见了玛丽当时的保姆。那个女人非常突然地抓住了我，紧紧地拥抱了我，说："真是对不起，我当时应该拦住他们的，我对不起你。"我特别蒙。拦住什么？整整一个学年的时间里，每天晚上，这个女人都能听见玛丽和杰基打电话商量想什么办法把我整哭。回首往事，我真是不知道，对我当年遭受的那些折磨，谁应该负更多责任。是一直排挤我、对我进行长期精神折磨的那两个十二岁的孩子，还是一个本来可以随时介入但却最终什么都没做，任由另外一个孩子遭到伤害的成年人。

认知同理心指的是，能意识到在同一时间有不同的角度。普通孩子在这方面也并不是特别厉害，但是随着年龄增长会自然而然地进步。我们不行，我们一直就是初级水平。我们要么就是注意不到，要么就是理解不了我们会让别人对自己产生怎样的想法。实际上，就连别人对事情的反应可能都会和我们不一样，对我们来说很明显的事情对别人就不一定，这个道理我们都得特意学了才能知道。对我们来说，"别忘了朝两边看"这种事不是自然而然就能做到的，需要有意识地努力才能做到，一刻都不能放松才能做到，还需要一点一点积累，经历一件事情积累一点，一天天、一年年，不停地积累，一刻都不能放松，需要靠理智，有意识地去积累，从来不能自然而然地就做到。如果有人能把这些东西明明白白、清清楚楚地教给我们的话，我们最后也能识别出一些规律，总结出一些东西。但是每次临场实战的时候，时间、情境、人物都有很多变数，不会完全一样，所以那些规律、总结什么的也经常不好用。

这就是"心智盲"的表现。请相信我，这跟生理问题一样是真实存在的。

我们没法自然而然地就想到自己的一言一行会让别人产生什么样的感觉。还是那句话，是不能，不是不想。一位盲人不小心踩了别人的脚，对方肯定不会怪他，但是一个"心智盲"的人不小心犯了类似的错，大家的反应就完全不同。不过，说句公道话，我知道我们出状况的时候好像没心没肺、满不在乎、心不在焉，还很粗鲁的样子，其实我们就是松懈了，放松警惕了，就像是在玩杂耍抛球的时候，注意力稍微不集中一点，就会噼里啪啦，球掉一地！就像自己给自己绊个跟头。我们经历的所有事情都是这样的情况，出状况是必然的，但也是积累经验的前提，有鸡才有蛋，有蛋才有鸡。对我们来说，恐惧和焦虑超越了一切，时时刻刻都是，这是最最主要的感受。没有什么道理可讲。

谱系人士的日子真是就像在坐过山车一样，一点儿不夸张，一会儿是紧张到晕头转向，一会儿是焦虑到难以承受，反复折磨、战战兢兢，感觉无时无刻都有危险，无时无刻不在恐惧。这种日子就像听着电影《大白鲨》的配乐一样，虽然看不见危险，但知道肯定有危险，这就是焦虑所在。谱系人的运行方式，无论是在生理还是在心理方面，都跟普通人不太一样，所以我们几乎每天都生活在焦虑之中，只是焦虑水平和严重程度稍有不同罢了。

听起来好像有点像偏执妄想了，但真的不是。偏执妄想是没来由的恐惧，而我们很多人，经历过霸凌，无时无刻在承受着感觉问题的折磨，每天面对毫无规律、乱七八糟的社交情境，还要在中间杀出一条血路来。换句话说，我们的焦虑绝对是有理由的，是曾经的经历导致的合理反应。

只要我们存在，这一切就会继续。从我们来到这个星球开始，我们处理感觉信息并对此做出回应的方式，无论从生物学角度还是从神经学角度来说，都是不一样的。甚至在刚出生的时候，我们就需要感觉调节了，最开始是有节奏的动作、有意识的接触和白噪音，后来很快变为一些安静的、有规律的活动，比如，整理自己的玩具、一字不差地背诵喜爱的书或节目中的台词、学习远远超出我们年龄的东西，其实都不过是因为我们需要积累这些可靠的、不变的事物，这样能给我们带来愉悦感。

当然了，我们脑门上又没盖着戳，也没法测个血就能让周围的大人一下子警醒起来，去关注我们心里、脑袋里到底是怎么回事。行为就是沟通，确实是这样，只不过，我们的沟通用的是另外一种语言。可以说，如果对于谱系女孩看起来是什么样的没有一个可信的、容易理解的概括描述，那么就无法明白我们行为的动机所在。在家长、老师，当然还有其他孩子眼里，我们常常目中无人，还总是乱发脾气、情绪崩溃，动不动就钻牛角尖，时不时打扰别人，还老是和别人闹矛盾，如果不能从更宏观的谱系群体角度来看待我们的行为的话，那么面对上述这些表现的时候，确实很难满怀善意、充满耐心。我们有时候表现得很愚笨，有时候忸怩作态，有时候乱开玩笑，有时候又像个交际花，而所有这些背后其实是我们的需要，但是他们看不到。我们的表现其实是通过不断试错来遏制我们的焦虑情绪，是想要对这个混乱的世界有所掌控，但是他们想不到。我们那样做的背后有我们的思考，那就是：我理解不了这个世界，这个世界也理解不了我，这里太可怕了。但是他们听不到。

他们为什么要看到、想到、听到呢？我们自己肯定是没法跟他们解释清楚的，那么谁能呢？

如果一个孩子既不知道这些词，也意识不到自己对这个世界的感受跟别人不一样。面对身体发出的危险预警，她的反应除了抗拒或者退缩，还能怎么样呢？而大人们却觉得她既难带又敏感，面对这种情况，她又怎么可能让大人明白她的感受呢？她的大脑会把语言具体化、形象化，还只能按照字面意思来理解，这种表现给人的感觉就是故意和人作对、挑衅，或者就是个书呆子；因为镜像神经元的功能问题，她给人的印象就是没有感情或者过分矫情，可是她自己怎么能意识得到呢？她不能，我们也不能，因为我们无法知道自己压根就不知道的东西。我们的体验感受，对我们来说是与生俱来的，而对普通人来说是完全陌生的，但我们没有什么词汇来解释这些。

我们是那么挣扎和痛苦，其实都是为了能感觉对这个世界有所把握，而这背后的原因，我们没有办法解释给这个世界听，因为我们的神经系统没有自带翻译。因此，我们也没有办法告诉这个世界，我们本质上不是专横，也不是坏，也不是不在乎别人，我们其实很孤独，即便我们可能很聪明，即便这么说好像很不可信，但是我们确实不知道怎么才能做得更好。因此，我们总是战战兢兢，但又不断触怒他人。我们竭尽全力想和别人沟通，但是给人的感觉就是以自我为中心。我们可能会指责别人，可能会表现得非常傲慢，但其实是在掩饰自己的不安全感。我们要么熟练地模仿别人，要么就把自己藏起来。从以往的经验中我们也明白了，没有人会来拯救我们，因为我们甚至解释不清哪里不对，也想象不出该怎么解决……除了干脆消失没有什么别的办法。

确实，我们确实跟别人不一样，但我们不是笨，也不是偏执妄想。每天早上要开例会，总得接触不认识的人，本来刚刚感觉自己对生活有所掌控，觉得没有那么多危险、那么多意外了，但是又总有变化，站在我们的角度想想，谁能一点儿都不害怕呢？我们真的没办法凭直觉就能明白别人的所作所为。我们常常误解别人，也常常被别人误解。我们从小就知道被人嫌弃、被最亲近的人讨厌是什么滋味。我们从不指望有什么好事能长久，从学校到职场，我们习惯了被欺负、被羞辱、被嫌弃，但是把这些事情大声说出来，会让人觉得我们偏执或者不可信，所以，一般情况下，我们都是保持沉默，甚至对自己都不说。

一次次的教训让我们明白，虽然我们有着某些特殊的能力，比如探究规律、检索信息，比如专注起来就像激光一样高度集中，这些能力可以改造这个世界，让它变得更好，但是这些能力几乎就没有发扬光大的机会，就是因为我们在社交场上屡屡犯错；因为我们没有能力凭直觉就能明白别人的角度，同时又认为自己的角度对别人来说是显而易见的、独一无二的，不需要解释；因为我们很容易冲动，比如别人只是瞥了我们一眼，本来可能是善意的（也可能不是），但我们几乎是自动地一下子就反应过度；因为我们觉得别人都是透明的，就像我们觉得自己是透明的一样；因为我们相信所有人的动机都是无私而真诚的；因为我们意识不到自己到底是怎么一次又一次地陷入窘境；也因为我们注意不到那些虎视眈眈、心存恶意的人，这种人到处都有，他们看得出我们所有的弱点。

作为谱系女孩，在这场生活游戏中，我们完全不了解游戏规则，下场几乎都是一样的——复杂的创伤后应激障碍。这是一种因长期处于非正常环境中出现的心理反应。我们积累的焦虑情绪在周围的人看来是不可理喻、过分矫情，让人厌烦、让人疲惫，但其实说句公道话，这种反应完全是有迹可循、合情合理、自然而然的。我们没有强大的后援团来温暖我们的心灵、理解我们的困境。在这个世界里，我们的体验感受已经被证实没有什么价值，我们不懂人情世故，也不会灵活机变，所以对这个世界，我们没法判断，也无法想象。因此，自己的能力被低估，得不到成功的机会，被抛弃，被嘲笑，心里留下很多创伤，我们也不怎么意外。很多时候，确实就是这样的。

谱系人士经常生活在焦虑状态之中，总是在担心：怎么了？又出什么问题了？你生我气了吗？所以我们总是要么赔着笑脸，要么色厉内荏。我们可能说着说着态度就 180 度大转弯——"反正，我就是要让你看看我多在乎你怎么想的！"（我们这是在默许别人对自己的轻视，这种时候相当多。）我们抨击别人的时候可能会充满偏见、言语尖刻，但其实那背后真正要表达的是：你伤我伤得太深了，这种伤害终生都无法愈合，因此我非常生你的气，我不想痛苦，我也不希望你是那个让我痛苦的人，我感觉很糟糕，我需要帮助，求求你，不要被我吓跑，请你强大一点儿，在我的痛苦中看到真实的我。我们最刻薄的时候，其实就是最无力的时候。我们发着火，内心却很脆弱，生着气，仍抱一线希望，希望能讨好别人。我们就是这样在夹缝中生存。

我们会不经意地冒犯别人，或者表现不够机灵、举止不太恰当，而且我们也知道，自己经常是惹了事却一点儿苗头都没感觉出来，所以我们已经习惯了放大自己的感觉，习惯了问题已经很严重但我们却不能及时发现，总是担心不知道什么时候会爆雷，而这颗雷到底什么时候埋的，自己都不知道。因此，我们老是处在战备状态。这实在是太正常的现象了。从以往的教训中我们懂得，除非别人解释清楚他们为什么会有那些感受，否则我们真的不明白为什么自己的所作所为会伤害到他，也不会考虑除此之外还能怎么回应。

好的方面也是一样的，如果我们让人高兴了，也一样不明白为什么。就在不久前，我正跟别人聊天，对方说："珍妮，我特别喜欢你。"她的语气特别温暖、甜蜜，充满感情。很显然，在当时当地，我说的什么或者做的什么激起了她对我的好感，让她忍不住流露出来，只是，我不知道这个"什么"到底是什么。于是，我开口问道："那……你为什么那么说呢？"

说清楚点吧，如果对方之前不知道我有孤独症，或者不明白有孤独症代表什么（比如，我经常意识不到自己所说的话或者所做的事会对别人产生什么影响），那么我猜这个问题肯定会让她觉得我挺以自我为中心的。其实我真正想说的是："请你告诉我，我刚才做了什么好事，让你对我感觉这么好，因为我很想让你一直有这种感觉，我需要知道自己应该接着做什么。"确实，如果不了解或者不理解这些的话，会觉得我好像是在求表扬或者求关注。但我真的不是，我是在"求强化"，强化我的正向行为。

盲人可能会请求明眼人用语言描述她自己看不见的场景，同样，"心智盲"的人也需要这种语言描述。普通人很容易就能注意到自己的行为引起了哪些正面反应或者负面反应，根本不需要费劲，就像能听见别人说"是"或者"不是"那么自然而然。对他们来说是自然而然，但对我们不是。我们不但注意不到那些微妙的反应，甚至都不知道自己漏掉了什么东西……到最后落到没人愿意跟我们说话的田地。

我这一辈子，不管是小时候还是长大以后，曾经很多次被深深地欺骗、被无情地抛弃，因为我从来都意识不到出问题了，因为别人靠逻辑就能推理出来，而我只能事到临头、摆到眼前才会相信。也难怪，我现在会那么喜欢那种钩心斗角、尔虞我诈的宫斗剧或者有关犯罪心理学和法医心理学的故事，因为我可以从中看到特别聪明的人针锋相对、机关算尽、互相欺骗。我热衷这些是出于好奇，确实，也许在某种程度上，也是出于保护自己。我从来也没学过桥牌和扑克，而我妈妈都打得很好。尽管我是个十足的词汇迷，但是玩拼字游戏几乎把把输，就是因为我不会耍心眼，耍心眼是需要刻意换位思考的。我不会往远了看，也不会在对方玩家和我之间来回切换角度。另外，尽管我的点子总是源源不断，别人对我的反响也很不错，但我真的很不擅长搞业务。我只能协助别人做事情，因为我愿意，真的，也因为别的我也干不好。

情感 / 情绪同理心：明白以后呢？

对于很多人际交流情境，谱系人士的反应都和普通人想象得不一样（虽然凭经验谱系人士明白应该怎样反应，但也经常做不到）。这绝对是事实。对我们来说，有个很大的难题，那就是如果专业人士和大众都误以为换位思考这种认知同理心（也叫"心智解读"）

就是我们常说的同理心的话，那么他们肯定就会误认为我们冷漠、自我封闭、不在意别人，可是没有什么比这更不符合事实的了。

如果我们不谈换位思考这个容易让人误解的话题，那就可以少谈谈理解别人的想法，多聊聊觉察他人的情绪。这才是真正的情感／情绪同理心。正式的解释就是以合适的情绪对他人的心理状态做出回应的能力。通俗点说，就是我们了解到别人经历着什么事情的时候，会有怎样的感受和举动。很大程度上，这就是我们通常所说的同情或悲悯，即为别人感到高兴、害怕、担心或激动，尽我们所能为其减轻痛苦，让他们感受到温暖。这就是情感同理心，这个我们肯定是有的。

在丹佛做主题演讲的时候，帕蒂·加托－沃登博士曾经说过："我提到的这些孩子，无论从伦理上，还是道德上、精神上，其实都很在意别人，他们把这个世界看作一个大社区，把别人的痛苦当作自己的痛苦，所以他们会去支持、守护那些人，认为这是自己的责任。"

是的，是的，确实是这样。听到她说这些，我马上就想起来小时候有一次急三火四地跑回家去打911，因为在路上看到一只小松鼠被车压了，但是还活着，需要救助。类似的事还有很多很多。上大一的时候，我误以为校园绿地上的无主狗都是流浪狗，把它们全都收留了。我拿着一条临时的狗链，拖着一大包乱七八糟的东西，正准备打电话叫保安呢，突然被一个大块头高年级学生拦住了。他嘟囔说："哎，那个，那是我的狗。"（我不能换位思考，但是我有同理心，虽然这个同理心没怎么用对地方。）

高中的时候，网球队的队友给我起外号叫"乐天派"，因为我在球场上总是蹦蹦跳跳的，不停地哼着小曲，对每个人都是一副笑脸，甚至能让最古怪的高年级学生也冲我笑。暑假的时候，我去当夏令营辅导员，和孩子们一起在小溪里玩，一起用花绳编手镯。上大学的时候，联谊会的小姐妹把我当作"精神领袖"，联谊会主席是"头儿"，而我是"心"。那些年的暑假，我都在普罗维登斯郊区教一些母语不是英语的人学英语。从布朗大学毕业后，我去了纽约哥伦比亚大学社会工作学院读研究生，在那里学习情绪动力学以及家庭和个人疗愈的沟通技巧。每隔一天，我都要到布朗克斯区市中心的一所高中以辅导员的身份实习。倒两次地铁，走三里多地穿过一大片空地，门口还要过一次很严的安检，都是为了……那些孩子。

　　我第一份带薪工作是咨询师，专门负责约会暴力或者婚姻暴力方面的咨询。我不顾咨询师职业的个人界限，随时都在回复咨询信件，到咨询者家中探望甚至帮助她给孩子换尿布。我还为自己创建了非常鼓舞人心的音乐播放列表，最终搞得自己精疲力竭……我就是忍不住去做这些，即使这意味着让自己身心俱疲。后来我成了一名教师，原因似乎有点可笑，就是感觉老师这个职业好像不用投入太多个人感情。然而，几乎一夜之间，我就又被一大堆事情淹没了。我觉得自己很荣幸，即使是在午餐时间，教室里也都挤满了孩子，他们需要一个能够依靠的肩膀，一个和人相处不好时可以避难的地方，在这里他们可以发泄情绪，可以得到鼓励……偶尔还能吃点东西。

　　就在最近，我发现人们对于作家有个非常普遍的错觉：能挣大钱。其实不是这样的，除非你是 J.K. 罗琳。就我个人而言，我曾经是一名社会工作者、一名教师、一个有三个谱系孩子的全职妈妈（这是所有工作中最难的），现在是一名作家、演讲家和孤独症自我倡导者。我应别人需要去做的事比我为了赚钱工作做的事可能还要多，而且我一点都不会改。

　　换句话说，我们在乎，在乎得太多了。

痛：我痛着你的痛

情感/情绪同理心是一种非常强烈的东西，因此会在很短的时间内达到让人无法抑制的程度。个人困扰是个体对于他人遭受的痛苦所表现出来的不适和焦虑等情绪反应，这究竟是不是个体情感同理心太强的表现，或者是个体情感同理心太强而引发的体验，这个问题在临床上一直有些争议。不过说实在的，也没人能随身带着心理学教材和记事本，二十四小时跟着我们，所以这个问题的重点应该是这种体验到底是什么样的，它跟我们所熟悉的那种同理心到底有没有关系。分清自己和他人的界限，这对我们来说非常困难，以至于我们可能会感觉自己马上就要被他人的情绪吸引过去，沉浸其中无法挣脱。所以，一旦我们捕捉到别人有很强烈的情绪时，尤其是他们的情绪会让我们感到非常痛苦的时候，我们就会感觉他们的情绪体验就像是我们自己的一样。

今天早上我要赶着出趟差，所以急急忙忙出门了，我的大儿子就特别特别难过。去机场的路上，小儿子打来电话，告诉我说他能听见哥哥一直在哭，"哭得实在太厉害了，实在让我太难受了，你能不能给他发个信息，或者怎么样的？"请注意他这里的用词——哥哥的痛苦让他觉得很"难受"。不是烦躁也不是沮丧，而是难受，而且他不是明确要求我去帮助哥哥。所以，对他来说，最主要的是需要我的帮助，快点遏制这种情绪感染，因为他已经受不了了。他知道我能缓解哥哥的痛苦，这样的话，他自己也就能好受一点儿，这本身就是个情感同理心的例子。

对，这个举动的前提就是他摆脱不了这种折磨他的个人困扰。不过，这不是他打来电话的唯一原因。大概一个小时之后，我能跟他们视频聊天了，我告诉了哥哥他弟弟打电话的事，两个孩子紧紧拥抱在一起。对，这种情况，就绝对有同情关怀的成分了（或者我

称之为将同情付诸行动）。我们回顾一下他是怎么采取行动让事情
发生变化的。他本来可以大喊大叫让他哥哥不要再哭的，也可以躲
起来，或者想办法分散他的注意力，但是他都没有。凭他以往的经
验他认为打电话给妈妈会比较有效，于是他做了，也真的起效了。
出于同情的关怀可以让人免受个人困扰之苦，这就有点像找个不太
痛苦的方式把自己淹死一样。

　　把痛苦转移这种方式虽然难以置信，但确实是真实存在的。有
些为受苦的孩子或动物争取权益的组织，他们的宣传，我真是看不
下去，不是说他们让我不舒服，我的意思是，一看到这种宣传，我
就得走开，或者换台。如果走不开、换不了台，我就得紧闭双眼、
捂住耳朵，直到有人跟我说过去了为止，就是因为我做不到无视这
种事情。我资助贫困儿童，号召人们向慈善机构捐款来代替送礼物，
为动物收容所募集旧毯子，这些事我就是没法不管。在我看来，最
有可能让谱系人士无法忍受的情绪，就是那些在生活中给我们造成
直接而深刻影响的情绪，这一点都不奇怪。有时候可能是愤怒，有
时候可能是恐惧，就我个人感受来说，有时候还可能是觉得被抛弃、
嫌弃、拒绝、排斥，觉得自己形单影只、害怕恐惧，尽管倾注了所
有希望，付出了所有努力，依然得不到爱。这些感受和体验，太多了、
太强烈了，一旦席卷而来，我就无处可逃。

　　洛桑联邦理工学院的亨利·马克拉姆和卡米拉·马克拉姆夫妇
二人将这种极端反应现象称为强烈世界理论（intenes world theory）。
尽管在我看来，强烈世界确实存在，但我并不认为我们需要一个新
假说来解释它。之所以发生这种情况，其实就是因为我们的情感同
理心实在太敏感了，但我们的情绪调控系统又实在太不强大了。这
就是我看很多迪士尼电影的时候都感觉很不舒服的原因。尽管都是
卡通的，但是那种情感实在太伤人，太……刺痛我了。我早上吃麦
片都很仔细，很注意，因为我不希望牛奶里有剩的麦片或者圈圈，

一个都不行。大概十岁的时候，我曾经歇斯底里地哭倒在卧室，连续好几个小时一直在向我心爱的椰菜娃娃道歉，请求他们原谅我这个糟糕的妈妈太久没照顾他们。

我慢慢长大了，变成了被动的那一方……说实话，那种感觉非常不好，也很让人困惑，让我很纳闷为什么自己如此无足轻重。举个例子，如果我哭诉在学校被孤立了，我爸爸就会走开，一句话都不说，也不解释，就直接走开，但其实我真的需要他留下来陪我。我大学毕业那个周末，前男友又回到了学校，并违反了他的限制令。尽管我爸爸知道这个人对我进行过性暴力，在身体上、精神上都折磨过我，但是他们两个人面对面的时候，我爸爸就说了这么一句"这里不欢迎你"，然后，他又走开了。他这么做，不是因为不在乎我，真的，事实恰恰相反。他招架不了这么强烈的情绪，他在世界上任何一个国家的法庭上都能游刃有余，但自己孩子遭受的痛苦似乎超过了他能承受的极限。

作为他的小女儿，尽管最后长成了大女儿，我那个时候也不理解他。那种觉得自己无足轻重的失落感，还有童年的那些记忆，所有这些反复在我心里回响，仿佛有个声音一直在说：太过分了，你太失败了，我不想这样。那个时候我还年轻，我能做的只是怀疑自己的选择和妥协，安慰自己，是我所遭受的苦难还不足以为我赢得保护。我多么希望他还活着，能看到我终于理解了他，那个连他自己都不能理解的人。

我们的心实在太不设防了，感觉实在太敏锐了，只要再多一点点伤痛，就能压垮我们。所以，如果没有健康的活动让我们那执拗的脑袋忙起来，或者没有一个支持体系帮助我们处理这些，让我们熬过去，甚至做到驾驭它，那么很多人就只能想办法尽量消除这些影响，或沉溺于酒精、毒品、性以及色情文学来麻痹自己，或强迫自己运动、自伤或者节食来逃避，或沉迷于电视、游戏或者网络。

这个时候，如果你完全放松下来，就很难注意到危险。

现在我自己也是个家长了，无论是什么事情，哪怕再难、再可怕，为了孩子我也要硬着头皮去推进。有人需要我的时候，我居然可以勇往直前走得那么远。感谢上帝，这条路从来没让我失望过。有些人是害怕，有些人是处在崩溃边缘，不知道为什么，我能很清楚地分辨出来。如果需要，我可以放下自己的情绪，在他们感觉非常糟糕的时候陪在他们身边，做个榜样，帮助他们放松一下。但是，那是我，我不能要求别人也这样。时间可以抚平一切伤痕。我现在能明白，当时我爸爸不知道我的极限在哪里，其实我也不知道他的极限在哪里。

他和我都知道的是斯波克（Spock）。这是《星际迷航》（*Star Trek*）中的人物（我父亲最喜欢的角色），他说话没有抑扬顿挫，凡事都讲逻辑，很多人都认为这个角色把孤独症形象塑造得炉火纯青。不过，我倒觉得太夸张了。他给人的印象是智商超群，但是非常冷酷、感情从不外露。基本上，很像我爸爸，但是外表是会骗人的。在该系列最新作品中，斯波克谈及大家所认为的没有感情的表现，他有理有据的解释让我很受触动，他说：

> 你们误解了，意识到生命就要结束的时候，我不愿意有任何感觉，这的确是事实。派克将军临终时，我进入了他的意识，和他一起体验了临死之前的感觉。我感到了愤怒、困惑、孤独和恐惧。我以前体验过那些感受，我的星球遭到毁灭那天，这些感受被放大了无数倍。这种感受，我这辈子都不想再有了……而你们把这个误解成了我不在乎别人。怎么说呢？请相信，事实恰恰相反。

"我进入了他的意识。"真的，朋友们，我们确实能做到，但后果也很严重，严重到有时候大家都觉得我们很冷漠，但其实我们内心已经崩溃。在别人看起来我们是冷漠的，其实是因为我们难以承受这种情绪，也害怕被它打败。这种同情和悲悯的感觉如潮水般涌来，让我们心碎，让我们不是爆发就是崩溃。看到或知道别人遭受痛苦，我们要么奋起抗争，像老虎那样，要么仓皇逃离，像碰到火灾一样。我们意识到这就是现实，但我们发自内心地、忘我地痛恨这样的现实，因为它违背了我们内心深处的正义感。

最近有临床研究者对普通人和孤独症人士的认知同理心和情感同理心水平进行了评估。相比而言，孤独症人士在认知同理心方面表现得比较欠缺，一点儿都不奇怪。我们自己早就知道这一点。那么情感同理心方面的评分如何呢？两组被测对象在情感同理心方面水平相当，不但如此，在更为精细的进一步评估中，孤独症人士比普通人的得分还要高一些。金伯利·罗杰斯（Kimberley Rogers）博士写道："之前有针对二十岁左右的阿斯伯格综合征人群的研究指出他们缺乏同理心，这和本次研究结果不太一致，不过本次研究结果符合父母和临床医生的所做的轶事观察记录，这些记录表明孤独症人士也是非常在意别人的……我们的研究数据表明，如果阿斯伯格综合征人士能够获取足够多的信息，足以让他们明白别人的角度，那么他们也会像非孤独症群体一样关心和同情他人。"

这么多年来，我一直都认为，我所认识的最富有同情心、最具有人道主义精神、最愿意接纳别人的人，其实都属于孤独症谱系。我们大声喊出来，用行动表现出来。确实，我们表达自己感情的方式比较特别，甚至可能引起不便，的确是这样。我会说西班牙语，如果我用西班牙语说"认识你很荣幸"，有些人能明白，但大部分人不明白。但是，不管你明不明白，我还是觉得"认识你很荣幸"。

孤独症人士没有同理心，不懂得感情，这种看法是错的。但对此进行辟谣，还是会被当作新闻。2016 年，在《科学美国人》上登出了一篇名为《孤独症人士能明白感情，也有同理心》的文章。这篇文章本身是正面的，文中指出：认为孤独症人士在情感方面有些迟钝，这是一种偏见，而这种偏见会影响我们对这些个体的看法，可能会让他们得不到公正的对待。我非常同意。但是，对比之下，现实却令人失望。标题的目的都是为了吸引读者的眼球，意思是这里有新鲜事，所以，在某种程度上，我都忍不住想大喊一声，这真的算什么新鲜事吗？我们不是变态，也不是怪物，我们只是理解事情的方式有点特别罢了。你去超市不止一条路，你知道吧？上班路上有个路口封了，你也能换条路吧？如果能的话，你还能不上班吗？还能不买东西吗？怎么到那个地方不重要，重要的是最后能到那里。所以，管他怎么样呢，反正我们到了。

为什么不能是你，或者我呢？

从我妈妈那里，我学到了两件最重要的事：

· 如果生活打败了你，那就想办法帮别人成功。

· 为什么不能是你？

先说后面这个。遭遇不幸的时候，大家都爱说"我从来没想过这种事会发生在我身上"，这种话你是不是也经常听到？我一直理解不了这个思维过程的逻辑。既然"你们大家"都那么会主动换位思考，那么会设身处地为他人着想，那到底为什么事情就不能发生在你身上，或者我身上呢？

现在有好多特别棒的艺术墙啊、贺卡啊，甚至咖啡杯上都印着什么"勇敢点……随心所欲……做你自己"这种话，这些无一不在怂恿我们做自己。哎呀，我真是举双手赞成。套用我以前教室里一张海报上的话吧："举止得体的女性很少能够创造历史"，但在现实中，能融入集体，就会过得容易得多。大家都在玩扑克，你却带着大富翁来了，要玩这个游戏是需要勇气的。咱们大家都坦诚点，孤独症可不是什么闲庭信步的事，所以换位思考才这么重要……这意味着我们能给自己一点小小的特许，作为家长和老师，我们可以发点小牢骚，可以安慰安慰自己，偶尔为自家孩子的所作所为感到局促难堪，在某些别人甚至注意不到的微妙时刻，为自己的英雄气概哭上一场。就像波士顿艺术家利·斯坦德利（Leigh Standley）在一幅插图作品中说的那样"我相当肯定，给我披个斗篷、戴个王冠，我就能拯救全世界"。保佑你，我的姐妹。

我这辈子过得很不容易，承受过各种病痛，失去过很多东西，经历过生离死别，被利用、被虐待、被伤害，遭遇暴力，还自伤过……过得很不顺，生活对我来说面目可憎，我没有安全感。有些时候我也曾绝望地祈祷，在这接二连三的打击间隙，能有时间缓一口气，但是我从来都没有问过这样的问题："为什么是我呢？"我说这些，不是觉得自己有什么好骄傲的，也不是因为我是相信宿命的悲观主义者，我能这么想，其实就是因为我有孤独症。因为我确实觉得，成功也好、失败也罢，为什么就不能是我呢？

白宫邀请我去演讲的时候，我为这一殊荣哭了一场，真的，不夸张，确实是哭了。我家祖祖辈辈都在军队服过役，尽管我觉得自己和他们一样热爱我的祖国，但我永远穿不上军装，基本没啥可能性。所以，走过艾森豪威尔执行办公大楼①时，我没有那种"看看我，看我多成功！"的自豪感，完全没有。我怀着一种深深的使命感来到这里，我要代表素昧平生的数百万人，为他们发声请命。白宫请我来，是因为总统办公室认为我有某些独特而重要的东西，可以贡献给我的国家，比起冒着生命危险冲锋陷阵，这当然不算什么，但是就对国家的贡献而言，这很重要。国是我的国，家是我的家。所以，就像我的先辈应召服役时可能问过的一样，我，以我小小的立场，

① 译注：位于白宫以西。

也一样想问："为什么不能是我？"

我相信，在充满奇迹的时刻，当世界分崩离析，我依然会这样问，并且，我努力做到妈妈教我的那样：对别人有意义，才有意义。

我父亲的女儿

2007 年 8 月 12 日，我父亲去世了，肺癌，享年六十二岁。听说他得了肺癌之后，大家的第一反应当然是：他抽烟吗？确实，他抽烟。但是，即便抽也不该死。我爸爸做了他那一代很多人都做过的事，他尽自己最大的努力进行了自我疗愈，虽然不太成功。很明显，他父亲是阿斯伯格综合征，他自己也是，但没人给他开过抗抑郁、抗焦虑的药，还有治疗注意力缺陷多动症的药，而这些药我和孩子们都在用（我们是在他去世后才确诊的）。他知道自己在社交方面很失败，但是找不到什么根源或者解释，因此，他能用的就是他拿得到的东西：威士忌和万宝路。小时候，我会从他的柜子里偷出锡箔纸的烟盒，把里面所有的烟都掰开扔进马桶里，看着那些烟草末子从我的指尖掉进水里。我还会给他留张条，上面写着："爸爸，我不希望你死。"很多年后，当他知道自己将不久于人世，再也看不到我和我的孩子未来生活的时候，他觉得这一切都是他自己咎由自取，我尽了最大的努力让他摆脱这份内疚。他是孤独症人士，但是从未确诊，自己也浑然不知，他不明白自己承受了什么，也不会和谁产生真正的共情。我想就是因为这个，大家才觉得他或多或少有点自作自受。多么简单粗暴，多么麻木不仁。

他所拥有的就是我的心。他病倒也就一年多，刚开始情况不太好，后来有所好转，再后来急转直下。他去世前三周左右，我带着小一点的两个孩子去看他们。我清楚地记得我坐在楼梯上，感觉特别累。好像花了很长时间，才终于把我儿子哄睡了。在我身后，我爸爸从床上起来，步履蹒跚地经过走廊，打开了食品柜的木门，那个门吱嘎一声，朝他弹了过来。他踉跄了一下，然后在那堆非处方药的瓶子里头翻了起来，找到了想要的，拧开盖子，把一把药都扔进了嘴里，一点儿都不夸张。

"爸爸！"我大喊着提醒他，"你怎么……"

他使劲地"嘘"了一声，让我小声点，解释说自己头疼，疼得脑袋都要炸了。他说那些药是布洛芬制剂，就是布洛芬或者泰诺……他咳嗽得很厉害。但我知道事情不对，要扶他回床上躺着。当然，他拒绝了，当然，我也跟在他身后了。我们回到他房间，突然，他整个人就瘫倒在我怀里。孩子是支撑不了自己的父母的，但我没哭，没让他知道我很害怕。"没事，爸爸。"我呼出一口气，竭尽全力不让他听出来我撑着他很吃力，"我扶着你呢，扶你躺下来，这样舒服点。"当然，我俩都知道是怎么回事。自从被救护车送进医院之后，我们就都默认了。我们知道癌细胞现在已经转移到他的大脑了。三个肿瘤，动不了手术，没多少时间了。

两个星期后，我已经回到北卡罗来纳的时候，接到了电话。他们说就是几个小时的事了。早上送他进了医院，情况很不好，现在处于昏迷状态。我得去一趟，尽快。

一家人紧赶慢赶地聚到了一起，但那天只剩下一个航班了，而且是快到晚上的时间才有，我真是觉得可能来不及了。于是，我跟我妈妈说把电话放到爸爸耳边，我在电话里告诉他我爱他，我的小迷糊爸爸。我告诉他，我知道他尽力了，作为我的父亲不用有什么遗憾，他只要相信他的小红头发爱他就好。"爸爸，我很高兴我能做您的女儿。"我哭着说道。因为我知道他尽力了，虽然不是最好，有些时候，甚至连好都算不上。但是他爱我，我知道。当我们告别人世的时候，这不就是最真的东西吗？

不过，那天我们还是赶到了医院，晚上，我守在他的病床前，他没再醒过来，但我知道冥冥之中他一定知道我在那里。上午十点左右，他突然张开眼睛，眼神涣散，开始大口喘气。护士很快进来了，给他扎了一针吗啡，好让他不那么痛苦……最后的时刻到了。他慢慢地闭上了眼睛，呼吸慢了下来。我妈妈在旁边嘟嘟囔囔的，好像是说"哭吧，没关系"之类的话。但是，我不想哭，现在还不想。我想唱歌。"奇异恩典，何等甘甜……"我爸爸不是一个非常虔诚的教徒，他小时候被灌输了很多宗教方面的东西，不过成年后没怎么去过教堂。但是，不知道是什么原因，他非常喜欢这首赞美诗。于是我弯下腰贴着他喃喃地说道："我在这。"最后，唱着这首歌，送他长眠。

第 6 章
在别处：捕食者和粉丝大家庭

自从我来到这个世界，总是会因为这样或者那样的原因吸引别人的注意。想象一下，医院育儿室里全是包得紧紧的新生儿，一大片，不是粉的就是蓝的……然后突然出了个红的。那个就是我，红头发那个孩子。红头发也好，孤独症也好，反正要跟大家"打成一片"是不太可能了。没办法，你就是有点显眼。这就是你必须学会接纳的，你得带着这些东西继续走下去，我就这样走下去了。我还记得两岁的时候，看过《芝麻街》其中一集，大鸟看芭蕾舞表演——《天鹅湖》。"珍妮，你喜欢这种美美的舞吗？"我妈妈像唱歌似的问我，就是大人跟小孩说话经常用的那种腔调。"喜欢，"我回答，完全就是实事求是的语气，"我也能跳。"当然了，我妈妈当时就是觉得我是孩子气，但她还是觉得有必要报名让我去学舞蹈。但是，我其实真不是孩子气，我说那句话是认真的，果然后来事实也证明了我没瞎说。从一开始，老师们就惊呆了。他们把我这个红头发的小女孩放在了舞台中央。所有的眼神都在关注我，掌声、笑脸，不管怎么说吧，反正是持续了一阵子的。但问题是，一旦你被捧上了神坛，就没人再直视你的眼睛了，没人再仅仅把你当作……一个人、一个朋友来看了。大家不是远远地欣赏你，就是近距离地审视你、挑你毛病，要不就是想办法釜底抽薪打击你一下。

骄傲自负和没安全感其实是硬币的两面。其中一面变大了，另一面也得跟着变大才行，越是自负，其实越没安全感，越没安全感，表现得越是自负……要是什么事都做不对，那我学习好总行了吧。大人们倒是非常喜欢我这样！可是，孩子们怎么就不喜欢呢？我从来就没想过，哪怕一会儿都没有。我本意是想表现得自信点，在别人眼里却是极度自负；本意是想帮别人，在别人眼里却是家长作风；本意是想交朋友，在别人眼里却像个傻瓜。一次又一次，反反复复。说实话，这一辈子，我时不时就因为欠缺社交技能、不懂人情世故被自己所爱的人严厉地批评（出于好意），这常常给我一种不被接纳的感觉。我妈妈总是设法以她自己的方式告诉我，我做得不好。她用我的椰菜娃娃编故事，故事里那个红头发的小孩，总爱指使人，还常常自作聪明，大家都不喜欢她，黄头发的娃娃很可爱，讨人喜欢，还特别有趣，简直人见人爱。我说过吗，我妈妈是黄头发。我知道，她的本意是想让我明白，为什么有些性格让人喜欢，有些让人不喜欢。我也知道，她真的从来没想到过，让我一个人去泳池玩的时候我很孤独、很痛苦，她当时只是想和其他大人待一会儿罢了（这是她的正当需求）。可是，那时候我没明白她的角度，她也没跟我解释过。

大家都希望别人能明白自己心里想什么，但是谁都做不到。我觉得这是因为不管情境如何，不管我们有多肯定自己知道一切是怎么回事，总归还有我们不知道的部分。这就显示出多种角度的重要性了。我们觉得可以结束了，但是如果换一个角度，可能就还有疑问，我们不能那么绝对。就像 C. S. 路易斯（C. S. Lewis）写的那样："我们看到的也好，听到的也好，其实很大程度上都取决于我们的立场，还取决于你是一个什么样的人。"而如果您是谱系人士，那您的角度跟一般人就不太一样。

有些贺卡上有这么一句话："如果早知道自己不会失败，你会做什么？"真是很励志。但是如果早知道自己会失败呢？或者即便不失败，也因为过去受到的很多伤害，已经伤痕累累，失去斗志，早就没心思再试一次了吧。我们生活在这样一个世界里，每天错过很多很多沟通信息（肢体语言），忍受感觉超负荷的折磨，这就注定了我们不得不走出舒适区……每天都是如此，一天好多次。我想说的是，孤独症人士的感受确实是和普通人不一样。不能说是好，也不能说是不好，只是不一样……尽管我们自己甚至都意识不到我们的角度有点不一样，除非您给我们什么东西来做个比较和参照，又是心智盲。对我来，要想象出普通人的大脑是怎么思考的，实在是不可能的任务，就像您也没法设身处地想象我的处境一样。因此，要搞清楚我们的常态和你们的常态有什么区别，需要一辈子上下求索。尽管有人告诉我们，阿斯人士的思维方式就是非黑即白的，但我还是想说，有时候其实是你们普通人习惯贴标签，把一种观点称为正常，另一种称为不正常。说我们是"非典型"，我同意，说我们"有时候有点怪"，我也可以一笑置之，如果说我们"时不时地聪明得要命"，那我会非常欢迎，但是说我们"不对劲"，那就不对劲了。生活得幸福也好，快乐也好，艰辛也好，所有的一切本质上都是相对的。也就是说，绝大部分事情都是有好有坏。

别人告诉我们，如果你将"太简单了！"这样的话不假思索地说出口，尽管你不是有意要抬高自己、贬低别人，但在大家听来也像"懂王"似的。还有，说话太随便了，确实会伤害别人的感情……最后吃亏的还是我们自己。可是，普通人大言不惭地说自己的体验感受才是最普遍的、最常见的现象，不管是游戏，还是工作或者社交场合（就比如说"你咋这么大惊小怪的？有什么大不了的"或者"你怎么不知道那样会出问题呢？我的意思是说这也太明显了！"这种话的时候）……唉，挺讽刺的，心智盲是你们才对，而且一点儿都不友好。

喜欢去人山人海的主题公园，或者讨厌语法，这样的人倒可能是挺普遍、挺常见的。我特别不喜欢人挤人的感觉，我会觉得感觉超负荷，但我特别喜欢语法的逻辑和节奏（嗯，我可能是把句子当成图表了，感觉有个框架模板）。确实，就这两件事而言，我可能属于少数。但是，我不是不对劲，谁都不是。讨厌、简单、有点怪异、让人糊涂、没意思、有意思等形容词都只是人们的看法、感觉，都不是绝对的。所以，我们不应该都这么说出来吗？不应该对那些感觉不同的人，多一些体谅，多一点尊重吗？做起来很简单，不要先入为主、尽量了解事实就好。有些人看起来无所事事或者呆呆的，而实际上，他们可能是在逃避什么事情，这件事情太难、太费工夫，她知道自己肯定做不来，或者根本就想不出要如何开始。还有些人，说起自己喜欢的话题就没完没了，其实不是因为她想像"懂王"似的，而是因为只有说起这个的时候，她才觉得自己在社交方面还挺拿得出手的。说实在的，想当然地认为我们对某件事情的方方面面都了如指掌，这是非常幼稚的。当然了，每个人都有自己的一些基本判断，比如我就认为明天肯定会出太阳，我也知道我的判断应该没错。但是涉及人，就没那么好预测了。如果你朝着路边一个孩子大喊大叫，他可能会觉得你生他的气了。可实际上，你有可能是害怕。生气和害怕看起来很像，害羞和高傲有时候也很像，不知所措和不耐烦也很像。

我们以为自己知道别人脑海里或者内心深处在想些什么，但其实我们可能会错得离谱。

我的心智理论

珍妮很听话。不仅如此，她（也就是我）学习特别优秀，音乐、舞蹈也很突出，体育也不算太差。看到这里，不要觉得这是吹牛。这不是吹牛，是陈述事实。很多年以后，在我的婚宴上，我的伴娘在祝酒词开场白里是这样说的："我到高中的时候才和珍走得比较近，我们上的小学不一样，但是小学的时候，在我们那个小镇上，我就听说过有关她的两件事：第一，她是红头发；第二，她特别特别聪明。"

当然了，我绝对知道这个世界上到处都是聪明、机灵、好学的孩子，区别在于，好像哪都有我，我到处跨界，到了最后，就是曝光过度。大家都觉得你应该是完美的，或者至少，接近完美。学习，不在话下；校园剧，台柱子；合唱团，不是随便进的那种；新泽西州的运动员尖子。但凡有各种优选啊、演讲啊，活动、机会什么的，我都是妥妥的候选人。就连我们当地一名研究生来做特异功能研究的时候，我都是学校的最佳人选。挺可笑的，扑克背面到底是星星还是条纹，是正方形还是心形，我都能感觉得到，但我却一丝一毫也想不到，我啪一下放下铅笔，宣布自己第一个完成乘法运算，就会激怒周围的孩子。

让我意外的是，上高三的时候，我妈妈告诉我："你这样的孩子以前总让我很抓狂。"当天早些时候，发回来一张卷子，我得了96分。我现在能理解了，很多人为了得个96分可能杀人的心都有，那毕竟是实打实的 A 级或者优等啊。但我不是这样的人，我不正常嘛。刚拿到卷子，还在课堂上，我就拉下了脸，满脑子想的都是我犯了一个愚蠢的错误，那道破题，我一开始本来能答对的。

我一直纠结这个"点"，却注意不到整个"面"。这个"面"不仅包括我自己的想法和感受，也包括我这种反应会带给其他人的想法和感受，这些我都注意不到。对于大部分同学来说，我考得再差，也比他们考得最好的分数高，所以我的抱怨在他们听来就是一种炫耀，"吃不起面包，那就吃蛋糕呗"那种调调。我本来是在自责，但是忘了周围还有其他人在看着。我自己都没意识到这些，就在不知不觉中表现出了一种优越感，就好像觉得自己比教室里其他人都高出一等似的。我本来是对自己失望，但是从别人的角度看来，我伤了他们的自尊。因为完美主义，我跟自己生闷气，伤的不只是我自己的面子，还有其他人的，我让他们觉得自己很差劲，继而嫉妒我，再到彻底被我惹怒了。

这才是问题的关键。我没什么坏心眼，也没想伤谁的面子。我绝对不是故意没礼貌，只是想做那个唯一的珍妮，总是能得到表扬的珍妮。这个女孩，一直被无情地打磨，一直没什么安全感，一直都在拼命挣扎。我为我妈妈赢得了赞誉，不仅在（我的）老师那里，还有她的父母那里。我爸爸把分析讨论新闻当成聊天，或者把西红柿的"前世今生"当成睡前故事讲给我听，那我就配合他，让他感觉这样做没什么不对劲的。

最重要的是，他们是我非常非常想讨好的人，我非常非常希望他们跟我说话、陪我玩、喜欢我。我妈妈是家委会主席——很招人喜欢、很有创意。我爸爸——聪明、博学，虽然不太热情但是也很可爱。他们就是我的全世界，所以他们的认可是我需要的外部激励。在我没法准确判断这个世界上其他人对我是什么感觉的时候，他们的认可算是一个证明，让我知道我挺好的，不是具体哪方面好，就是……好。而且我发现，要保证得到认可，有个最有效的办法，就是变成（或者至少尽量变成）大人们喜欢的样子。我父亲的大客户来美国，到我们家吃饭时，我这个"神童"就是保留节目，我用两种语言和这些客户聊天，从核扩散聊到美术，什么都聊，让客人们非常开心。他们总是哈哈大笑，拍着我爸爸的肩膀，夸他生了个超级优秀的女儿。我的气质、身材和学业都能让我妈妈借着我得到外婆的认可，我知道这是她这辈子都想要的。

好像有那么一段时间，我记得我求妈妈教我怎么交朋友，但是在 20 世纪 80 年代那个时候，她自己也不知道怎么教我。她看着我，说道："我不知道怎么教别人交朋友。"那时候不像现在，有语言治疗师或心理专家，能参加社交技能俱乐部或夏令营。我一度遭遇了严重的校园霸凌，在社交方面极度困扰，我妈妈甚至担心我会自杀（中学的时候），于是带我去看医生。我和一位专门给"天才儿童"看病的心理专家聊了一个小时，告诉了他我经历的所有痛苦。我还说我得了严重的支气管炎，所以缺课两周，那段时间是这一年中最开心的时光。快离开时，我竭力忍住笑，心想对方肯定能对我友好一些，同情一些，或者算是我的盟友了。

没想到他合上笔记本，叹了口气，教育我说："别再没事找事了，你让你妈妈很痛苦。"

我的希望破灭了，没有人来拯救我、帮助我，或者保护我，从来都没有。当然了，我也没告诉我妈妈那位心理专家说我痛苦的根源其实就是我自己，不仅如此，他还说我妈妈感受到的耻辱、压力，以及她的所有付出，也都是因我而起。我没法告诉别人，我只有一个选择，那就是更加努力，做得更好。每次我受到表扬，他们都会喜笑颜开。每次发成绩单，我都能收获夸奖。我特别有礼貌，像个"小淑女"。老师特别喜欢我，我入选了巡回运动队，还作为史上年龄最小的嘉宾，应邀参加精英音乐节目。我父母当然为我的成功感到非常高兴，也鼓励我发挥天赋，我自己当然也很喜欢做这些事情。但是，对我来说，做这些从来不是因为这些事情本身。我每天拼命努力，就是为了保住一种安全感，那就是好歹父母还是会喜欢我的。因为对我来说，友情是变幻莫测的，我常常不知道为什么就变成了局外人。但如果父母还是喜欢我，那我就还不算太孤单。

我小时候，一直都还挺听话的。我女儿小时候在学校崩溃了，其实也不是因为不听话。她很疲惫、难堪、孤独、痛苦，那天，她完全到了极限，在教室外面连哭带喊，怎么也不肯进去。当天晚上老师打来电话，带着质问的语气，很唐突地说道："我很纳闷，你们是不是没教过这孩子规矩啊？"她还傲慢地说，她怀疑阿斯伯格综合征这个诊断到底准不准确。可是我问她，在她三十年的执教生涯中教过多少阿斯伯格女孩时，她说她一个也没教过。那一刻，我为她曾经教过的那些孤独症女孩（应该有几百个吧）感到非常难过，那些孩子自己不了解自己，而她们的"专家"老师也认为她们的孤独症根本就不存在。

这位老师最后说道："我觉得这个孩子很像她父亲，你知道吧，就是社交方面比较胆怯。"六个月后，这个孩子的父亲确诊了孤独症。

一般来说，公众对于专业人士的职业资质、从业经验以及观察判断都是比较信任的。不过，我们有多少人有足够的能力不被这些表面的权威影响呢？受害者有罪论的声音实在太大了，认同这种理论的人也太多了。2009 年，有位自称是"阿斯专家"的治疗师，仅仅给我六岁的女儿做过一个疗程的治疗后，就给我提了一些建议，说是可以这样解决我女儿的社交焦虑问题——"你得让她明白谁说了算"。我的希望再次破灭了，一位母亲的希望。如果我再让一个孩子的希望破灭，那我就太不是人了。

我太清楚希望破灭的孩子心里是什么滋味了。那是 1988 年的一天，我自己在房间里，哭得肝肠寸断，哭过之后，我做了一个很理智的决定。我决定永远记住那种痛苦。我一定不能让自己忘掉那种在痛苦中活着的感觉。我觉得自己的精神被强暴，觉得自己被人嫌弃，觉得心里非常害怕。我决定，今后我的人生使命将是守护每一颗心，捍卫她们被看见、被珍爱的权利，不管通过什么方式，不惜一切代价。直到现在，这个决定还是我生活的主线，我的所有活动、所有价值、所有经历都是在贯彻这一决定。这是我一辈子的承诺。直到我闭上眼睛离开这个世界，我都是在以各种可能的方式爱着这个世界，一点儿都不夸张，我爱死这个世界了。

捕食者手里的小蓝精灵

1983 年 2 月 14 日，天气极冷。这种天气在美国东北部不算什么特别的。不过，我觉得是真的冷，冷到刺骨，冷到伤人，冷到心里。现在回忆起来，还让我忍不住颤抖。但是，说句公道话，我也不是很确定我这个记忆到底是因为当时温度确实低，还是因为情人节蓝精灵①和那个大雪场。

那时候，每周六早上，我父母都睡懒觉。我是家里唯一的孩子，他们睡懒觉就意味着我得自己待着，这就让我更有机会沉浸在自己幻想的世界里。我会给自己冲一碗麦片，抓一条舒服的毯子，打开电视，准备好抓住蓝精灵冒险的每一分钟。

当年，蓝精灵在小学很是风靡。我那时上二年级，在格兰特老师的班上和同学相处得不是很好。所以，对我来说，这些蓝色的小家伙不仅仅是流行的小玩意那么简单。他们是我想象中的好朋友，住在那个村子里。我喜欢的东西没什么特别的，这一点跟其他谱系女孩一样，只是我对这些东西的投入以及探究程度有点不一样，因为这种兴趣本身的功能就有点特别。那一大堆的情节、人物的名字还有每一集名字的功能其实就是一种逃避，我用这些东西占用我的脑子。我搜集信息、整理并思考这些信息，以此解脱自己，让我不再纠结其他一些东西，卡在那里无法前进。

我不停地搜集电视剧里那些人物玩偶和塑料做的蘑菇屋，每当

---

① 译注：美国 1983 年动画片《精灵村的情人节》（*My Smurfy Valentine*）中的角色形象，此处指的是该影片中角色形象的玩偶。

看完一集，我会把这些东西按照剧里演的场景摆来摆去，这样持续了整整一个星期。蓝精灵的世界太容易懂了。你不用担心这个好女孩会突然对你使坏，也不用琢磨那个孩子到底是开玩笑还是真生气。不用！从蓝精灵的名字就能看出来他们是什么样的人，会做什么样的事，他们的名字就像性格特征记号笔一样，特别方便好用。聪明精灵、虚荣精灵、幽默精灵……当然了，还有蓝妹妹，穿着小高跟鞋，有点小刁钻。我觉得从名字就能看出来她很符合一个"小女孩"的角色。（其实，人的性格都是多元的，但是不知道为什么我好像从来没想过这一点，我肯定也没注意大家都觉得聪明精灵挺烦人的。）

　　大多数时候，我实在太忙了，忙着把各种东西都分得整整齐齐，标得清清楚楚，我很享受这些。我还使劲模仿蓝妹妹，甚至万圣节的时候非要扮成她的样子，全身涂成蓝色，还顶了一头金发，1983年流行的那种假发。我的脸上全是亮片，痒痒的，金闪闪的假头发掉得到处都是，特别扎人，对感觉过敏的我来说，这简直就是一场灾难。但是不管怎么说，我曾经当过她。那种感觉很神奇……因为全村人都喜欢她，但是我们全班都不喜欢我，就在前段时间，女孩的"头儿"还告诉所有人说不许他们和我玩，简直太坏了。更糟糕的是，我自己都搞不明白这一切到底是为什么。这个女孩和我从幼儿园开始就是好朋友。实际上，她和她的"男朋友"模仿《油脂》①里面的情节，组建自己的男孩帮和女孩帮的时候，她还让我当了其中一个重要成员呢，所以毛病到底出在哪了呢？

　　很多年以后，她提到这件事，说她很嫉妒我，所以希望大家都"恨"我。那个时候她家刚从苏格兰移民过来不久，我呢，特别喜欢方言，还特别喜欢研究单词，所以每次去她家玩的时候，大部分时间我都是在和她的父母聊天，而不是跟她一起玩，我实在太喜欢他们那种小舌音了。我就是觉得她生活的世界太不一样了，太有意思了。她

① 译注：《油脂》（Grease），1978年上映的美国歌舞片，又译《火爆浪子》。

家里除了她，还有两个十几岁的孩子，正处在叛逆期，对于我这个循规蹈矩的独生女来说，他们又可怕又神秘（尤其神秘的是她姐姐那超级性感的衣服）。

现在回想起来，我才意识到，她家是跟另一家合租的房子，屋里特别黑，而且烟味特别大，所有人都是扯着嗓子说话。她父亲没有工作，手里总是拎瓶啤酒。我每次睁大眼睛盯着他们看，然后突然又很胆怯的样子，在当时小小的她看来，不是因为我作为旁观者对他们的生活感兴趣，而是对他们有偏见。很多年后她告诉我说，看着衣着光鲜的我妈妈带着同样衣着光鲜的我上了凯迪拉克车，回到我们明亮安静的家，那个家，所有东西都是我的，不需要跟任何人分享，看到这些，她既不觉得有趣，也不觉得向往，只觉得难堪和嫉妒。要不是我总是绞尽脑汁想给别人留下好印象（很想让别人喜欢我），也不会让我们之间的差距那么显眼，她也不会觉得那么丢脸，不会那么耿耿于怀。

她觉得，她想要的东西，我全都有，只有一件东西除外——人气。那种靠霸凌别人攒下的人气，靠恐吓和控制别人赢来的社交地位。这种人气不是被人喜欢或者羡慕，而是把别人踩在脚下自己爬上去，这其实就是一种权力。她确实有这种权力。然后，我完全没有意识到事情已经不妙了，我居然连这点权力也要去挑战。有一次，她想倚在我肩膀上，就像倚着其他女孩那样，我居然没让。我明白那个动作的含义，因为我记得在《油脂》那部电影里看过，里面那个男孩帮的"头儿"做过这个动作，宣示权力的意思，意思是你得听我的。可是我当时觉得我们是朋友，她又不是我老大，老师才是呢，学校的规则就是那样的，所以我拒绝了她。于是，她就行使了她的权力。

七岁的我已经很疲惫了，根本就不明白到底哪里不对劲，根本就不明白她的各种心机，即便现在，我都理解不了。我也不知道她的最终目标其实也不是我，而是她自己的安全感，她希望别人在乎自己。我只知道，她告诉其他女孩（还有一些男孩）不要搭理我，他们照做了。她让他们不要再喊我出去玩，他们也照做了。她宣布课间的时候不让我参加他们的游戏，他们还是照做了。如果有人想要"额外表彰"，只需要把我整哭就行了。

二年级那一年我过得特别糟糕，大家不让我参与游戏，也没人搭理我。我妈妈想尽办法让我开心起来，甚至常常带我去彩虹心动精品店（又是20世纪80年代的东西）去买新出的蓝精灵收藏款。不管什么场合或者节日，她都保证能买到最合适的那款。平时我都把她送的礼物放在我的房间里，但在特别难熬的日子里，我会非常温柔、非常小心地带上一个蓝色小朋友来到学校，放在我课桌左手边的一角。

那天是情人节，天气特别冷，早上的时候，我就把丘比特蓝精灵放在饭碗旁边了。那段时间我肯定过得特别艰难，因为我不仅决定带它去上课，就连课间休息的时候都把它小心地塞进口袋，带出去玩。我当时已经放弃找女孩们说话了，正在琢磨要不要去问问那些男孩，可不可以和他们一起踢球，或者就在碎石路边上堆一个小雪人。前一天晚上下了很大的雪，远处的草地上堆满厚厚的雪，一堆堆白色的雪，闪着耀眼的光，几乎看不清那些男孩在哪。

早上的时候，已经有人用雪犁把孩子们玩的地方清理出来了，雪都堆在操场的边上，堆出了一座座雪山，就像无边无际的北极苔原上，盖着高高的冰壳一样。在一面雪墙附近，我把丘比特从口袋里掏了出来。我不知道我看到了谁，但是我知道我是在显摆自己的新玩具，希望能吸引别的孩子来跟我玩……就在这个时候，一个男孩不知道从哪里蹿了过来。他飞快地把蓝精灵从我戴着粉色手套的手里夺走，转身朝球场跑去。我看见他向后摆了一下胳膊，就知道他要干什么了。"别扔，别扔！"我一边抽泣一边喊道。

但是已经太晚了，或许他根本就是故意的。他已经扔了出去，我的小朋友飞到了冰冷的空中，划出一道弧线，越过那些雪界，飞到了厚厚的白毯子上，无声无息，就这么消失了，就这么不见了，没了。操场上全是雪，要找到一个 5 厘米的塑料玩具，是不可能的，大人们连试都不让我试，他们自己也不可能费这个事。

我没告诉老师，告诉了只能让我的处境更糟糕。我只是哭了，无声地哭着，没人注意得到。我为痛失这间教室里唯一的朋友而感到悲恸欲绝，心里只盼着早点回家。

很快到了七年级，那是迄今为止我人生中的至暗时刻。那一年，我所在的舞蹈班去曼哈顿参加一场重要比赛。尽管我比其他人都小三岁（穿上紧身连衣裤看得特别明显），还是被特选进了比赛队伍，而且后来还被任命为队长。我们在宾馆房间排队洗澡，演出前两个小时的时候，终于轮到我了。我刚进浴室，门突然打开了，一股冷风冲了进来。紧接着，灯也灭了。我特别蒙，一把抓住滑溜溜的浴帘，放声尖叫起来，这时我听到一阵笑声，紧接着满满一桶冰从我头顶上倒了下来，砸在我光溜溜的身上。我惊呆了，站在黑暗中浑身发抖，哭了起来，只想找妈妈。

可是演出之后，我妈妈说那可能就是个玩笑而已，闹着玩的。但我知道那不是玩笑。我从两岁就开始跳舞，还被邀请到学校来表演。跳舞是我的热情所在，我的灵魂所在。我只不过在做自己而已，却让他们恨上了我。现在，我忍不住发抖，把我的恐惧赤裸裸地展示在他们面前。从那天开始，又多了一件让我恐惧、让我受伤的事情——跳舞。那天，我决定再也不回去了。

但凡我能想出什么办法，我连学校都不会去了。学业方面，还挺好的。我特别喜欢英语和历史老师，格林老师和以前的格兰特老师差不多，也属于比较老派的老师，很严厉，思路清晰，一板一眼。我知道什么时候、做什么、怎么做才能给她留下好印象。但是，生活就是这样，东方亮了西方就不亮，一边是天堂，一边就是地狱。有些课就随意得多了，对于大部分孩子来说，这意味着更好玩。我们的数学和科学老师是长期代课老师，是班上一位同学的妈妈。我自己现在也长大了，作为一个成年人，我能明白她其实是好意，她的课堂比较轻松，跟格林老师那种高压课堂相比，对学生们来说，可能确实是一种调剂和缓冲。但是对我来说不是。她的课堂，每一分钟，我都不喜欢。放松，就意味着自由活动比较多，没什么计划，比较随意，这样的话我就没有时间做好准备……准备好怎么应对她和其他同学。这样的话，孩子们就有更多的机会拿我寻开心，而我却不知道怎么回应。这一年本来过得就够糟了，现在更是雪上加霜。

有一天下午，科学课上，老师说要考试了，我们玩个《危险边缘》中的益智问答轻松一下。我一开始还觉得这个提议挺有意思的。不管怎么说，这个游戏是我喜欢的一个电视节目上的，而且（接下来才是我的真实想法，听起来挺悲哀的）我当时还想着，也许……也许我能给我们队多拿几分，这样他们就能欢迎我了。这样的话……就还挺不错的。

于是，轮到我的时候，我回答了，但我答错了。

其实这也没什么大不了的。一道初中生物题，也不是什么大事，答错了地球也不是不转了。但是，对我来说，这道题确实太重要了。这是我在我们队存在的唯一价值，他们愿意让我加入的唯一原因就是我聪明。但是我居然答错了，那我就没有价值了。

我告诉过我女儿为什么铅笔上总是带着橡皮擦，键盘上设计了删除键，就是因为我们需要它。但是，可没人对我这么友好。有个男生从后排座位上站了起来，开始唱："叮咚！妖怪死翘翘！那个妖怪死翘翘！"他一遍遍地唱着，甚至还在教室里跳了一大圈，最后一屁股坐回座位上。全班同学都爆笑起来。我转过头去，看向教室里唯一的大人。她应该制止的，是吧？这样做……是不对的……吧，是吧？可是，老师站在前面，一边忍着笑，一边冲那个男生摇头。仅此而已。下一个问题，第二组继续。

二十三年过去了，直到现在，我都记得那个男孩跳得衬衫都从裤子里跑出来的样子。我就坐在那，忍着没哭，希望能有什么人来制止这一切。但是没有。我听说过，有高达85%的霸凌是大人注意不到的。我绝对相信这是真的。多半时候，霸凌其实发生得很微妙、很安静、很隐蔽。老师可能就在教室里或者操场上，但却完全意识不到在自己眼皮子底下涌动的社交暗流。来自加州州立大学海峡群岛分校特殊教育学院的米歇尔·迪安及其研究团队曾经报告说：

> 互动中出现关系紧张的情形是很难观察到的。女孩之间的互动风格很特别，所以她们之间那些微妙的你来我往是很难被外人察觉的。在这项研究中，人们发现实际上非常明显的排斥或者孤立某人的行为持续的时间往往很短，研究人员通过多次仔细观察才会发现。因此，指望大人们注意到这些很微妙的社交问题，并且及时干预，其实不太现实。实际上，还有人指出，如果大人想要干预，反倒可能使这种行为在女孩之间变得更加隐蔽。

很多年之后，有一次偶然遇到格林老师，我妈妈跟她提起当年我有多痛苦，这位可怜的女士哭了起来。她从来都没觉得有什么不对劲的，但其实，所有的事情都不对劲。

我现在才知道，我的单纯和特别当时给人的感觉却是做作而自负。倒不是因为我真的做作或者自负，而是因为我能赢得表扬，靠的就是我的聪明。但是，我设身处地揣摩他人心理的能力又是如此之差，所以我以为如果自己足够努力，把每件事都做得足够出色，那么其他孩子就可能会像大人一样喜欢我。毕竟，家长和老师们在我面前经常跟别的孩子说"你们要像珍妮那样"。尽管我是心智盲，但我确实以为，自己不断地展示自己的聪明才智，在学校的节目中担任主角，加入竞赛级别的运动队，就能赢得同龄人的尊重和友谊，但是结果却不尽人意。就像有一次我妈妈问我的那样："为什么你想跟人家交朋友，人家都不想跟你交朋友呢？"

我也不知道为什么。

也是那一年，体育老师还提出我要是能帮他把同学们的网球笔试试卷都判了，他就给我打一百分，"我知道反正你肯定也能拿一百分"（我当然同意了，还能获准用红笔，只要不被认出来是我的笔迹就行）。一年前，我们老师还给了我一个"特权"，让我校对、修改和改写同学们交上来的制宪会议研究论文，大概三十几份，足有半尺厚。从这堆论文里，我要写出一部完整的剧本，代表整个班级，不是我自己。所有学生都要背下来我写的词，听我的指挥（我说过我还是导演了吗？）。最后，要在所有家长和政府官员面前从头到尾演完这个剧。

现在回想起来，我都纳闷老师们当时把我捧得这么高，我还能怎么做才可以逃脱被痛恨、被针对、被奚落的命运。如果我能毫无保留有什么说什么的话（都到这份上了还有什么不能说的？），那我想说他们这种做法让我想起那些性捕食者就是这么操纵受害者的。有些州的司法网站上报道了这样一个案例：

> "养成"过程中，罪犯一般会在某个时候强调要保密。这样的要求从一开始就把受害者和罪犯绑在了一根绳上。"给你糖，不过别告诉你的朋友们，否则他们会嫉妒你，也别告诉你妈妈，她可能不喜欢你吃零食。"

他们都让我发誓一定要保密。躲在老师安静的办公室里，或者让我去学校图书馆，躲到桌子后面的房间里，一个人干活，我得到了特权，得到了安宁，逃离了乱七八糟的社交困境。而且，他们还说我做的是件好事，我是在帮忙，免得让其他同学觉得自己做得不好（哦……那不是好事吗？即便最后他们不知道怎么确实发现了真相，我帮了他们，他们难道会不高兴吗？）。都不用给我糖吃，就保证给我个"A"，外加一支红色判卷子笔，让我能有机会穿上漂亮的宫廷装，让爸爸妈妈外公外婆看看我在台上有多出色，这就行了。

不对，不对，这不公平。实际上远远不止这些。每一期奥普拉特辑和生活剧情片里都有这样的情节：成年人利用权力、地位或阅历等方面的优势，精心挑选目标，而那些觉得自己不受欢迎、不被喜欢的小孩就像海绵吸水一样吸引着这些人的注意。我肯定就是目标了。对我来说，致命的吸引力就是觉得还有人能喜欢我。尽管我每天放学回家都会大哭一场，永远都不明白我到底做错了什么，但是有两位老师对我很和善，很信任，只有对我才这样。一位是很酷、很受欢迎的运动型老师，还有一位以前是修女，超级严厉，你必须各方面都很优秀才能得到她的青睐。我为此感到很自豪，觉得……自己有幸享此殊荣，还好有人看中我、喜欢我、需要我。很明显这完全就是套路，这就是进入漩涡的开始，一旦踏进去，就会慢慢陷入深渊，有多少没有确诊的谱系女孩就是这样越陷越深。

同学们拿到自己要背的台词时就发现了，很显然，自己的作业已经被改得面目全非。接下来，再看到是我在那里布置舞台，很容易就想到是谁操的刀了。我们的老师只是在来看剧的领导面前微笑着、嘴巴紧闭，对于即将落到我头上的灾难却视而不见、充耳不闻。我孤立无援。体育课上，有人认出了自己卷子上的红笔批改是我的笔迹，开始找事，小题大做（师出有名）。我永远都忘不了通知校长之后 T 老师看我的那一眼，他就看了我那么一眼，就一眼，很沉重，还有揪心的失望。他的表情告诉我，很不幸，我让他失望了。之后，他再也没有看过我。

普通孩子也不是天生就能避开那些想要利用他们的人。他们的防范意识也是经过不断调整逐渐成熟，而且大多数都是针对遇到陌生人、遇到危险的情境（但其实被认识的人利用的概率比这种情况要多多了）。他们那种自我保护的直觉都是慢慢形成的，需要积累足够的经验、信息，了解他人的角度，最终才能本能地察觉对方是否别有用心，建立一个内在的数据库，发出预警，让他们免受伤害。但是我们谱系人群不会这样，压根就不会。我们没有心智解读能力，看不出那些想要伤害我们的人的心机和诡计。我们没办法本能地就知道别人的角度。所以，如果没有诊断，我们的利益在很多方面都得不到保障，这是意料之中的事。在社交方面我们得不到详细的指导，发现不了社交情境中的重点和线索，也很难重建自尊和自信，而这些无疑是我们未来生活的重要保障。

即便环境条件都非常理想，青春期也不是特别好过的。就是因为这个，我当初决定去中学执教的时候，很多家长都开玩笑说我要么就是胆子大疯了，要么就是受虐狂。其实都不是。我只是觉得那个地方需要我罢了。我觉得除了课程目标或者实用目标之外，每位老师、咨询师、家长和养育者都有责任给阿斯孩子示范我们需要做什么才能弥补大脑因为先天条件所限无法做到的部分。我觉得数学教得有多好，感统做得有多棒，或者能不能做孩子们喜欢吃的东西，这些都不重要。如果孩子感到孤独，那么他们（还有你）在生活的方方面面都会非常煎熬。

相反，如果大人愿意花点时间关注孩子的需求，那就有可能拯救一颗年轻的心。想当初我上七年级时，在那些痛苦的日子里，就确确实实发生了这样的事情。我初中的学校有个项目，叫"老师和你面对面"，名字挺怪的，但是初衷挺好的。项目内容主要是规定一个时间，学生和老师都放下书本，专门讨论青春期常见的问题：同侪压力啦、毒品啦，等等。不过我猜大部分情况下，对于参与其中的大部分学生和老师来说，感觉就是非常浪费时间，这个项目就有点像是强制性的课后特别活动直播。但是对我来说，奇迹真的发生了。

大部分学生都分到了主课老师所在的"谈话组"（要是我也跟

他们分在一组，我的处境就跟之前那次"叮咚妖怪死翘翘"的处境没什么两样了），不知道为什么我被分到了音乐老师（我很喜欢的一位老师）那一组。西尔伯特老师好像就感觉到我当时需要根救命稻草似的，因此，她也没有正式地宣布什么，就只是好像挺随意地把这个"面对面"活动延长到了午餐时间。除了我，还有其他三名学生也留了下来—— 一个新来的女生，我挺喜欢她的；还有一个特别喜欢《星际迷航》的男生，很腼腆；还有一个是橄榄球队员，挺有人气的。尽管后来那几年里，我们时不时地也做过让彼此失望的事情，但我们还是成了朋友，不只是朋友，我们是彼此的家人，互相打电话出主意，讨论在社交场合应该做什么（或者不该做什么），扩大自己的交际圈。老天，我甚至带着其中一个男生做了个大变身，我们两个女孩还教他跳舞来着。我们一起出去度假，多年以后，还出席了彼此的婚礼（其实其中有一对结了婚），为我们创建了"早餐俱乐部"的西尔伯特老师甚至曾在我的婚礼上疯闹过。她改变了我的生活，潜移默化，润物无声。

拼命抓住什么东西

那是 1982 年，当时的总统是里根，收音机里总是放着"你不想要我吗，宝贝"的旋律，也是那一年，人们开始用笑脸符。但是，提到那一年，我记得最清楚的不是《山谷女孩》（Valley Girl）里的台词，也不是《吃豆小姐》（Maze Madness）的游戏，而是《外星人》（Extraterrestre）那部电影，还有里面那个能吃锐滋①巧克力豆的外星人，我绝对相信他就藏在我衣柜里。

我父母想尽办法打消我这个念头，让我相信卧室里没有藏着什么外星人，但是他们没法说服我。我就那么坐在床上，吓得不行，

---

① 译注：好时旗下的巧克力豆品牌。

紧紧地抓着泰迪小熊给自己壮胆。我指的不是一般的紧张或害怕，"吓得溜到爸爸妈妈床上"那种害怕，不是的，我的害怕是胃疼、冒冷汗，有人碰一下就能尖叫的那种。

我打赌各位读者生活中某个时刻肯定都有过这种恐惧。不过请设身处地为我想想，让自己的身体，不只是大脑，记住那种感觉——小小的你，心怦怦跳，脑子里像过电影一样，胃里翻江倒海，时时刻刻都准备着，要么拔腿就跑，要么有个黑影压过来你得拼死反抗。这才是真正的恐惧。不是某种概念或者想法，而是一个应该理性讨论的课题。与恐惧有关的一切感受都是原始的，都是身体上的反应……没有道理可言，恐惧是不讲逻辑的。

焦虑跟恐惧还有点不一样。想象一下，恐惧稍微少一点点，危险不是那么迫在眉睫，也不是非常严重的情况。那种无时无刻不在等着危险来临，等着恐惧的东西出现……那种让你战战兢兢的折磨人的感觉，就像每天都在听电影《大白鲨》（Jaws）的配乐一样，虽然看不见危险，但是知道一定有什么东西就"在那儿"，这种感觉就是焦虑。

很多普通人意识不到，我们谱系人群因为身体和大脑的生理机制不同，所以很容易焦虑，虽然焦虑水平和程度各不相同，但基本都是一直处于焦虑状态。这么说好像有点偏执妄想了，但真的不是。偏执妄想是不理性的恐惧。这辈子我们一直活得很辛苦，遭到霸凌、排斥，被人利用，感知觉异常敏感，社交方面非常焦虑，我们常常觉得自己已经做到最好了，而实际上却不知不觉地造成了自己的痛苦。

换句话说，我们的焦虑源于个人经历，是一种绝对理性的反应。

为什么要说这个？很简单。拔草，只揪掉叶子，会怎样？不会怎样，草还会再长出来。同样，如果老师、家长、治疗师、我们的另一半还有朋友们把工夫都花在怎么应对我们的情绪崩溃和固执刻板上，那就只是揪掉叶子而已，不会有什么改观，不管是行为还是内心，都不会。

但是如果从根部抓住这棵草，轻轻地连根拔起，会怎么样？固然还会有草从别的地方再长出来，但是至少这一棵是没有了。焦虑就是那个根。焦虑是一颗种子，我们常常纠结于某个话题，总是过分敏感，刻板地坚持某种程序或者规律，用非黑即白的方式思考问题，还有强迫行为，归根结底都是因为焦虑。我们是在努力抓住点什么东西。我们没完没了地问问题，老想挑战规则看看有没有例外，改编一些我们觉得好笑的对话（只要有过一次觉得好笑我们就会反复去做），反复背诵剧本……其实都是想要在这个乱七八糟、不可捉摸的世界里尽量地创造一点儿可靠的秩序感罢了。不是因为我们就想讨人嫌、就想难为您，或者您不想听了我们还故意没完没了地说。我们只是需要安全感，可以不用一直等着另一只鞋子不知道什么时候就掉下来的安全感。

当年我的卧室里当然没有什么外星人，但是我在有些地方，和有些人在一起的时候确实是碰到过真正的危险，而这些地方、这些人对于孩子来说本该是熟悉而安全的庇护所。谱系人士当然不想制造麻烦，他们希望自己被喜欢，想要讨好别人，甚至给别人留下深刻印象。勇敢指的是感到恐惧但依然选择克服它，不管怎么样都要面对让自己害怕的事情。我们谱系人群是几乎每天都不得不勇敢……就像当年躲在卧室里的那个小姑娘一样，虽然觉得害怕（即便这种害怕可能没有必要），但也不想低人一等，不想受到惩罚。我们需要理解、尊重和耐心。就像多年前我的感受一样，我们需要同盟，不管是塞给我们的也好，还是怎么得来的也好，我们需要抱团取暖，直到自己能站稳脚跟，直到能够透过那些恐惧看到明朗的未来，感觉自己很安全、安静、安宁。

不像英雄的英雄①

谱系人士都知道"雨点再大也砸不到我头上"那种滋味，我们从来就不是什么幸运儿，所以我们喜欢倒霉蛋。在品趣志、汤博乐、易集还有谷歌上②随便浏览一下"极客时尚"话题组，就能看出一个特别明显的倾向：《神秘博士》《暮光之城》《星球大战》《饥饿游戏》《复仇者联盟》《哈利·波特》……里面都是跟完美不搭边的英雄，都是"单枪匹马、对抗世界"的那种英雄，都是那种"我本将心向明月，奈何明月照沟渠"的倒霉蛋。但我们"接纳"他们，不，我们自己就是他们中的一员。毕竟，对于我们谱系人群来说，不合群不是小说里才有的情节，而是发生在我们身上的客观事实。我们的思维方式、说话方式和大家不太一样，穿衣打扮、行动坐卧不太一样，感受体验也不太一样。如果您看不出不一样，那可能是因为有些人经历了无数尝试、犯过很多错误，终于学会怎么才能故作正常。

所以，我们在情感上亲近那些不像英雄的英雄，也是有原因的。我们受过很多伤害，很想保护自己，想让自己多点安全感。但是，由于没有确诊，得不到理解和支持，我们自己也常常陷入困惑，自己跟自己较劲。每一次创伤都会留下伤痕，就像窗户上积下的一层层灰……让我们越来越看不清真实的自己，让我们不得不一直处于一种应激状态，要么反抗、要么逃避、要么麻木。

这就是所谓的复杂的创伤后应激障碍（Post-Traumatic Stress Disorder, 简称 PTSD），PTSD 指的是生活创伤引起的严重后果（实际上发生这种情况也情有可原），它会让受害者无法摆脱自己所处的复杂状况，迫使其面对当前的压力，同时还要消化过去那些引发痛苦的事情。长期处于情绪应激状态，会让人感到极度疲惫，常常

---

① 译注：《不像英雄的英雄》（*Unlikely Heroes*），同名电影国内译为《不太可能的英雄》。
② 译注：品趣志是国外的一个照片分享网站，汤博乐属于轻博客网站，易集是一种原创手工电商网，谷歌是搜索引擎。

伴有失眠、易激惹、情绪失调的情况，患者很难清晰思考和决策，感觉过敏问题会加重，还会逃避让自己感到难过或者害怕的场合，难以维系与他人的关系，受到微歧视①，易轻信等。很多经常遭受霸凌或虐待的人——像我以前遭遇的那种情况——即便认识到自己身处困境，可能也没有办法摆脱。本来我们的心理冲突就够多了，而在这些冲突中间，每天都要经历小小的恐惧，就这样日复一日地释放着让人痛苦的"休克"信号，让我们要么"跑掉"，要么"坏掉"。这种感觉令人疲惫、沮丧，而最糟糕的是，我们还无法轻易摆脱。因为对我们来说，保护自己的方式大概也就是自己保持高度警惕了，跟别人说这些，往往会让人觉得我们是"故意捣乱"或者"没事找事"，平白又给那些欺负我们的人提供更多的素材而已。

研究进化的科学家们说，学会应对威胁并成功活下来的动物，它们的经验会影响后代，令其以同样的方式对自己害怕的东西做出反应。一般来说，哺乳动物都是首选尽量避开危险情况。人类的表现就是逃避社交场合（聚会、约会、面试等），抑郁，情感退缩，在学校或者工作场合，甚至在家的时候也都是一个人待着。我们可能倍感压抑和束缚，因此竭尽全力不让别人注意自己或者尽己所能做到完美、无可挑剔（上帝保佑希望如此），这样的话就没人批评我们，谴责我们或者惩罚我们了。

如果在社交方面总是被排斥，我们就会变得咄咄逼人。"维护自己最好的办法就是攻击别人"，这种做法一点都不新鲜，表面上看可能是发脾气、易激怒，实际上有可能是一种自我保护的本能，其根源是情感上受到过伤害，没有安全感。对曾经经历的危险记忆非常深刻，就会让人更想躲起来，不想和人对话，或者想尽办法退出不做（"逃跑模式"）。记忆中那些类似的遭遇也会让我们的脾气来得更快、更强烈，如觉得自己很失败、被排斥、受伤害。这其

---

① 译注：不易察觉的细微的歧视行为，带有攻击性的语言或小动作。

实是我们的盾牌，我们是在努力让疑似危险的事情马上停止。

因为我们确实曾经屡次感到过真正的危险，不管是生理上的还是心理上的，或者两者兼而有之，所以才会有这些恐惧。我们搞砸了事情自己却意识不到，本以为是办成了的时候，却不得不收拾烂摊子。对我们来说，社交情境毫无规律、不可捉摸、乱七八糟、没有条理，我们不太明白为什么会这样，也看不出合适的时机，但是我们每天都要面对、要协调，还在这样的环境条件下建立一些关系，这就是我们的家庭、婚姻以及工作的基础。所以，我们好像总是处于战备状态，这就不难理解了。我们是在穿过社交雷区，还戴着眼罩。我们没有心智解读能力，听不出别人的语气以及人际交往中的暗示，理解不了别人的角度，察觉不到别人的心机。这就意味着我们总是感觉危险会随时降临、步步逼近，总是感觉焦头烂额。

这就是"创伤后应激障碍"中"障碍"的形成原因。过去生活经历中留下的创伤，造成我们采取这种不符合当下情境的应对策略。完全没有危险的时候，我们也要保持警惕搜寻蛛丝马迹，害怕危险，所以不愿意做不熟悉的事情，自己在乎的人说点什么，我们都能听出来批评和指责的意思，别人主动伸出援手或者表示善意，我们也会解读成攻击和嘲笑。要搞清别人的来意实在太难了，我们总是担心别人是恶意的，要克服这种恐惧也太难了。就像老话说的那样，我们是在反复纠结过去，而不是关注当下。我们以为自己明白别人的意图，所以就非常武断，或者干脆不和人打交道。我们觉得这样的话，就没人有机会让我们失望或者伤害我们了，不过，不幸的是，也没人能有机会给我们惊喜或者为我们加油了。

为什么会这样？其实是因为我们判断不了在某种情境下别人可能会说什么或者做什么。我们不过是以为自己能判断出来，所以干脆懒得去沟通了。我们很主观，还会误读很多信息，拒别人于千里之外，表现非常激烈。在这个过程中，让别人伤心，也让自己伤心，而这些本来是不必发生的。情绪反应一旦触发，是很不容易控制的。一旦有了恐惧，就不会有信任，二者"不共戴天"，无法共存。一旦没了信任，就不会有爱，不会有希望。实际上，有些问题并不是危险，有些批评也不是攻击，但是实际生活中，没有暂停的时间让我们喘息、修复。我们每天都疲于奔命，哪里还搞得明白哪个是哪个、什么是什么。就连我自己，也依然在挣扎。

很久以前和很久以后

七年级快结束的时候，我都被折磨得想要逃跑了。就在这个时候，我回想起了一个好地方，好像想起一个久未谋面的老朋友一样。那是一本书里提到的地方，书的名字叫《大森林里的小木屋》（*Little House in the Big Woods*），二年级的时候格兰特老师给我们读过这本书。绝大部分美国人对于劳拉·英戈尔斯·怀尔德的印象无非就是大草原上的小木屋中那个小女孩，这本书讲的大概是垦荒时代的事。我不但收集了有关的照片，还去读了传记，并且记住了所有的时间线和他们的路线图。我到现在都记得，劳拉是 1867 年 2 月 7 日出生的，还记得电视上翻来调过去就那么几个节目（但是出于某种义务，一样的节目我也会看），还记得在劳拉生活的那个时代，家就是一切，是所有人的归属，对于一个小女孩来说，哪怕是一个杯子或者每周的家务都是很有价值的。劳拉的书给了我一点指望，我就希望这个世界没准能辟开一片天地，让我时不时地能有机会在一个不一样的地方生活一阵子。

孤独症诊断指南以前一直都不承认孤独症人士普遍都有"特殊兴趣"，现在虽然承认了，但是其表述——"非常狭窄而固定的兴趣，沉迷程度以及对象都不太正常"——透着一股子偏见，这说明他们对这些特殊兴趣的功能一无所知。虽然我认为"不正常"这个词非常主观，也很不认同这个用法，但是我也理解，外人看来，我们总是在没人要求的情况下没完没了、反反复复地讨论同一个话题，除了我们自己不停地讲，几乎没人感兴趣。这种做法确实让人不太舒服。在外人看来，这是无聊，是强迫，是我行我素，是不闻世事。

但是，从内行人的角度来看，就完全不一样了。我们对这些东西的热情是如此情不自禁，无法抑制，这种投入让我们感觉很真实、很神圣，在这个为普通人准备的世界里，这些兴趣和我们对自己、对生活的感受纠缠在一起，密不可分。那是一扇窗，让我们看到自己是什么样的人，想要成为什么样的人，想要过什么样的生活。那是能够触动我们心灵的最纯粹的方式，也是能让我们了解别人的最有效的途径。

设想一下这样一个场景，一个小宝宝给你看她最喜欢的毛绒玩具，比如饼干怪兽吧。她可能会举起来给你或其他孩子看。刚开始看起来还挺好的。但是一旦你想要玩玩这个蓝色的小家伙，这个小宝宝就会尖叫或者大哭起来。你显然并没打算伸手去拿。如果对方是这个小宝宝的兄弟姐妹或者小伙伴，他们可能会表示不满，最后失去兴趣。这个小宝宝不会分享，对别人喜欢的东西好像也不在意，她只是想给别人看看她的饼干怪兽而已。可是谁愿意就只是看着她拿着自己的娃娃呢？这有什么好看的呢？大人们会交换一下眼神，心里大概在想：这孩子不太懂轮流，是吧？最后，即便是再好心的大人也会觉得烦了，觉得这孩子可能就是没有教养。也可能……她就是我，就是孤独症谱系儿童。

因为心智解读能力比较弱，我总是觉得自己的想法好像是透明的，觉得我知道了，全世界就都知道了；我感觉到了，全世界就都感觉到了。即便是现在，每次看见饼干怪兽，我都会感觉到一种不可名状的爱意，还有友情，还有一种傻傻的感觉。小时候把娃娃给别人看的时候，我以为就是在表达这些感情。我以为自己这么一伸手，别人就会看到娃娃，就会感受到这个娃娃带给我的所有美好体验。但是，我从来没有表达出来过。为什么要表达出来呢？这么明显的事情还用解释吗？看，饼干怪兽，这不就够了嘛。我是在跟你分享感受啊，这些都是可以随便分享的，但是这个饼干怪兽是我的，我不能给别人……因为我不想放弃这个娃娃带给我的那种感觉。

虽然大多数听众永远都不会意识到，孤独症谱系人士"展示"（即谈论或分享照片、链接、文章、音乐、图片或者视频……）她所擅长的东西时，其实并不是为了炫耀，而是在努力通过共同的兴趣去感染别人，以便交到朋友，是在努力积累一点社交方面的自信，让别人了解一点自己的情感世界。然而，极为讽刺的是，我们老给自己拆台。我们容易冲动，总是固执己见，不愿意迁就别人，这导致我们在对话时常常说个没完，老是讲自己喜欢的话题，还经常打断别人。我们的心智解读能力很弱，因此很难注意到我们让人不耐烦了，或者周围的人都离开了。同时，我们的执行功能也与普通人不同，所以即便我们确实想要闭嘴不说或者换个话题，要真正做到也是比登天还难。所以，经常发生这样的事，我们分不清引人注意和惹人喜欢这两者的区别，总是较真，不会客套，给别人留下的印象不是有意思、吸引人，而是以自我为中心，还一根筋。

没人希望自己的朋友是这样的。

所以，我们只好退而求其次，把精力转移到自己的兴趣爱好上来，相信这些会分散或转移一点注意力，并且改变我们一些。这也是谈论某个话题的前提，如果这个话题需要调取大量的（最好是无边无际的）相关信息。日期和名字，化学符号，一大堆名人，门、纲、目、科、属、种，泰坦尼克号乘客花名册，哈利·波特、星球大战或者迪士尼的趣闻轶事，艾米莉·狄金森（Emily Dickinson）的诗，各种词的词源，爵士乐，各种狗，还有古代神话或者百老汇音乐，所有这些东西都能勾起我们的回忆，都很重要、很生动。我女儿五岁的时候，能记住给她买过的每个玩具动物的名字，现在能记住《汉密尔顿》（*Hamilton*）里每一句台词，简直就是我的翻版。我十四岁的时候，把《悲惨世界》（*Les Misérables*）倒背如流，直到现在每次听到《异乡人》（*Szabadgyalog*）电影主题曲的时候还会忍不住流泪。这些东西只是发动机的机油而已，也许，我们喜欢的不是宝可梦①，而是小仙女或者芭比娃娃，尤其是那些芭比娃娃还能用来摆出一场历史剧或者我喜欢的希腊神话故事场景。

　　玩"王子公主"游戏的时候，如果我们不演灰姑娘，请不要惊讶。我们是朱丽叶。年轻女孩对于文学、神话、流行文化、戏剧，甚至游戏中的各种原型、各种人设常常有非常强烈的代入感，并且借此慢慢地、一点点地形成自我意识。反正不管到底是什么，只要给我们一本百科全书（或者维基网页），我们那蠢蠢欲动的大脑就能有事可干：背诵、分类，画下来、写出来，去幻想、去重现，哪怕是搜集信息这件事本身也能让人愉快。重点在于放松，跟冥想的作用一样，让人重新焕发活力，就像要去参加跑步。这些事情都很靠谱，让人很有安全感，相比人的善变与反复，是个很好的缓冲。

　　这些特殊兴趣就好像生活中的缝隙，往里填的信息越多，我们的情感就越容易看得见、摸得着，越好表达出来。在这个过程中，这些兴趣越来越充实，变得有血有肉、有烟火气。这里有时间、地点、分类，或者具体的社交情境供我们研究学习人际互动的规则和习惯。在这里不用担心做错事，不用害怕被排斥，你会找到一种归属感和安全感……我们觉得总能找到那么一个地方（即便很遥远，或者很虚幻），在那里自己也有能力在社交方面取得成功。

　　你想要混某个领域，怎么才能玩得转吃得开呢，想知道吗？上维基就能找到这些秘籍，什么领域都有，什么东西都有（真的，什么都有），可能有过去很久的事情，也有未来很远的构想，可能有

---

① 译注：宝可梦（Pokemon），任天堂游戏系列，又译为宠物小精灵、口袋妖怪。

大英雄的历险，也有各种各样的传说，连赌博都有，网络简直就是给潜在非主流群体准备的大字典。网上还有帖子专门讨论某一历史时期的所有发型和社会阶层。在网络的世界里，规则也好，衣着打扮、遣词用句也好，都是固定不变、清楚明确的，不太容易犯错，所以我们可以想象自己在这里能当个"交际花"，在这里，没人会干出对你边跳边唱"妖怪死翘翘"这种事。

　　我对于历史和系谱学的热爱，绝对就是从这种渴望转化而来的。在我十二岁的时候，研究劳拉的过程中，我甚至开始对她喜欢的经文产生了兴趣。她去世时，床边放着一本手写日记，经文就写在这本日记里。对我来说，好像通过这些日记认识了一个朋友，她从遥远的地方向我伸出了援手。她在日记里写道："觉得孤独的时候，我最喜欢《诗篇》（*Psalm*）中第二十七节。那首诗里写的是保护自己免受敌人的包围和攻击，感觉自己是独特的个体，感觉自己有人保护、有人喜欢，而不是总被指责。"我有一种感觉，就好像劳拉还活着，就在某个地方，她知道我需要她。我一点都不傻。我非常清楚，自己十二岁，是家里唯一的孩子，生在新泽西郊区，长在 20 世纪末期，不是 19 世纪中后期边疆地区英格斯大家庭里的那个孩子。但是，可能，仅仅是可能，说不定这是一条出路。正如温迪·麦克卢尔（Wendy McClure）在《狂野的生活》（*The Wilder Life*）①这本书中所写的那样："有时候我觉得这种事情很神奇，我感觉要是能抓住来自怀尔德生活那个年代的什么东西，而且抓得够久，不知道为什么就能感到自己活得更像一个人。"我自己内心里也暗暗祈祷着如果我背下的人名、地名、日期足够多，那么说不定有一天我可以穿越到那样一个地方，一个让我有归属感的地方。这是我心底最真实、最强烈的愿望，但是很明显，这是不可能的。

　　现在我已经成年，对历史的热爱有增无减，只是现在我能把目

---

① 译注：作者向怀尔德致敬之作，是《草原上的小木屋》的读后感。

光放得更加长远，视野更加开阔。我对于英格兰、爱尔兰和苏格兰的皇家历史了如指掌，很大程度上是因为那些女性的社交手腕实在让我叹为观止，在那样一个时代，她们本身没有什么权力，但是却可以利用这些手腕操纵权力，尤其因为我自己根本就没有这么复杂的心机，也想不出来这种人际迷局，哪怕在我所处的时代，女性已经有了一定的权力。2017年的时候，我琢磨的东西更多了，研究自己家谱的时候，我想起了自己曾经很渴望发现一些能跟劳拉的过去联系到一起的事情。让我非常意外的是，我发现那些我研究过的人——古英格兰、苏格兰、爱尔兰、法国以及维京（丹麦）帝国的皇室、皇亲国戚还有贵族阶层那些人，居然是我的祖先。这个发现让我如获至宝。图书馆里全都是有关他们的信息，还有很多历史小说也是写他们家族的，再加上考古学和人类学研究能提供无穷无尽的丰富资料。这下子我的脑子再也不愁没地方可逛了。在写书的过程中，我好像多了一个"特异功能"——穿越到未来去生活。研究祖先的时候，我发现历史上有一些时间点，好像可以和现实中的人物、地点联系起来，我可能正在研究他们的语言，可能了解一些和他们同时代的人，也可能去过他们所在的地方……我好像能感觉到一种莫名其妙的共鸣。

还有别的收获吗？历史上的各种时尚潮流把我搞得眼花缭乱，我现在说起百老汇的东西可是相当轻车熟路。为什么？时尚这种东西，你能以管窥豹，看出当时的女性都想成为什么样的人。另外，研究这个也能满足我自己的需要，我可以尽情想象，那种半遮半露的时装，还有那种规规矩矩的纽扣式靴子，能把我的哪些特质更好地表现出来呢。那又怎么扯上百老汇了呢？因为……我的心、我的灵魂、我的身体都在用音乐诉说。这些音乐就像我在说话一样，它的旋律、节奏和情感全都不用文字表达，纯粹是情绪化的，而且不受规则的限制。实际上，这些特殊兴趣确实给了我们一种表达情感的力量，而我们在这方面的词汇通常很是贫乏。比如，想说自己很痛苦，以后我们就可以说"就像斯内普在厄里斯魔镜里看到自己和莉莉在一起的那种感觉"①。我在一次大型演讲中还真的这么干过，当时所有观众都是满脸心碎的表情，全场都回荡着"哇哦……"满满的同情。

　　所有这些兴趣爱好都有一群拥趸，不管怎么说，都是跟我们一伙的，是极客文化的一部分。这是一种奇怪的融合，既有阳春白雪，又有下里巴人，就好像把莎士比亚的毒舌句子印在了口香糖包装纸上，把《公主新娘》（The Princess Bride）里的台词当成经书，给空气清新剂和动作玩偶起名叫简·奥斯汀。这就是极客的王国，遍布全球的各种文化社区（看看汤博乐和品志趣就知道了），为人们创建了一方天地，在这里彼此之间的关系很快就能被拉近。受时代潮流的影响，出现了一些尤其符合谱系女性品位的文化形式：神话、迪士尼、精灵传说、历史小说、玄幻文学（里面有那种强大的女性形象）、复古流行文化、穿越类题材［比如《神秘博士》（Doctor Who）、《异乡人》等］、音乐剧和魔术。想知道某个人有没有成为真朋友的潜质吗？忘了什么迈尔斯—布里格斯性格类型测试吧，看看她在"霍格沃茨之家"测试②里属于什么类型就知道了。她都喜欢哪些明星？问问她熟不熟悉流行音乐、迪士尼文化或者漫威女英雄，追不追《童话镇》（Once Upon a Time）这部剧，亨利八世的几位王后里最喜欢哪个，希腊女神里最喜欢谁，《识骨寻踪》（Bones）里最喜欢哪一集，为什么。这些话题都是社交捷径。如果你看到一个陌生人穿着《神秘博士》里时间机器同款裙子，而你恰好又是这部剧的铁粉，你会感觉和她的关系一下子就拉近了……在茫茫人海，甚至是异国他乡都能聊起来。

① 译注：电影《哈利·波特》中的情节。
② 译注：通过分院帽测试的真实心理评测项目，可以确定受试者属于霍格沃茨魔法学校的哪个学院，即何种人格特质。

因为天下粉丝是一家嘛。这里是合法的庇护所、真正的亚文化，这里的语言、音乐、故事、艺术，甚至是服装都有着深刻的含义。对于我们来说，这些兴趣爱好是神圣的，这意味着，它们是应该受到尊重的。事实上，应该充分利用这些兴趣爱好，以此为契机去了解我们是什么样的人，了解如何调动我们的积极性，了解我们对生活有什么样的期待。在精神上，这就有点像是在办动漫展。我们谈的是自己喜欢的东西，就有点像是给别人看我们的饼干怪兽玩具，请别人跟自己一起玩。这是友好的表示，虽然方式有点生硬，但却是发自内心的。

我们的脑回路不一样，意味着未来的精彩也不一样。如果家人、朋友和老师愿意配合我们的节奏，给我们加油，那么这些特殊的兴趣爱好可能就会成为我们奔向未来的跳板。如果能把我们的特别之处当作天赋加以引导，就像让游戏玩家去学代码，让动漫迷去学美术，至于那种除了钻研自己喜欢的书，其他什么都不想的女孩呢？这个嘛……说不定她们能自己写本书，说不定还能写七本①，写进所有女孩的心里，谁知道呢？说不定您现在看的就是她写的书呢。

我们这辈子常常疑惑：是不是只有我一个人是这样的。所以，对于我们来说，"粉圈"是个能让我们发现彼此的地方，发现自己并不孤单，发现原来这个世界上还有人和我一样。在这里，我们可以建立真正的友谊和关系，进行有意义的对话；在这里，我们讲的笑话有人懂；在这里，我们做最真实的自己也有人爱。这就是真实生活的魅力所在，让我们有可能活出真实的自己。

---

① 译注：作者自己写了七本书。

第 7 章
维纳斯雕像：朋友、规则以及红色高跟鞋

　　我四岁时去的幼儿园，那年年中的时候，班上来了新同学，是一对兄妹，不会说英语。因为对语言感兴趣，也因为这是一个当"老师"还不让人觉得我管闲事的好机会，我自觉自愿地承担起了"接纳"他们的责任，就像训练宠物那种项目一样，虽然这么说有点侮辱人，但是，真的，能在没有偏见影响的情况下去交朋友，我这辈子的社交策略应该就是从那个时候开始初具雏形的吧，那就是发现弱者、帮助弱者。新来的孩子对我没有成见，因此，我可以从头开始，找到存在感。我总瞎操心，总想管他们的闲事，其实是因为我自己没有安全感，但是在当时那种情况下，这种做法是必要的，是在教他们，是能得到认可的。实际上，我确实就是这么想的。你可能会说我看起来像只鸭子，叫起来也像只鸭子……但实际上我却是个鸭嘴兽。

教师休息室

　　第二年，我又多了一个法宝。班上来了一个和我差不多的孩子。他的名字叫泰迪，跟我一样爱看书（非常爱看，阅读能力也是比较

超前），跟我一样不合群。我们两个人一起看书，一起玩，谁也不嫌弃谁，因为我们两个人是一伙的，看起来……就没什么不对劲的，就不算另类、不需要纠正。但是，到了一年级期末的时候，灾难降临了，泰迪家搬到了圣路易斯。没有伴了，我在人堆里就显得很扎眼了，我的日常生活发生了立竿见影的变化。不知道为什么，我好像知道会这样。我很难过。

我和泰迪有个心照不宣的使命，那就是让老师高兴，让校长自豪，把诗歌奖、艺术奖等各种荣誉称号统统赢回来，证明我们学校很厉害。能让那些大人高兴，这让我们很是兴奋。想想高中时候校队里踢橄榄球的吧，他在球场上神采飞扬，这个年纪所能享有的荣耀，都集中在他身上。众人给他加油鼓劲，跟他拥抱，一起庆祝着"我们"的胜利，就好像也在赛场上跟他一起并肩战斗过。这一切都是因为他们得了冠军，靠着这个就可以成为"我们"的一分子。这就是当时的我兴奋的原因，这种感觉让我很是上瘾。

我发现了，能让别人自我感觉良好的力量让我陶醉。就像看台上的观众一样，大人们会认为我的成功也有他们一份。对我来说也挺好啊，因为他们会对我微笑，会给我一些小特权（你懂的，排队的时候站排头啦，很明显是信任你才打发你去办公室跑个腿啦，或者其他什么的），所有这些小事加在一起，间接地，也让我有幸成了庆祝"我们"胜利的一分子。

当时还有传言说我们学校要关了，再加上泰迪也走了，就我能想到的来说，我现在的使命就很清楚了，而且只剩下我一个人来承担了。我们学校是新建的，很好，可是学生人数太少，少到学校好像没有什么开办下去的必要，而且我们这个区还有其他很不错的小学，几乎所有上学的孩子步行就可以到达。我妈妈还是家委会主席，我知道她为了让学校开下去付出了很多努力。这就意味着，除了给所有教职员工鼓舞士气这类我们很愿意做的事情之外，每一枚奖章、每一座奖杯、每一个好评、每一张登上镇上报纸的照片，还有我们学校给公众和教委留下的每一个印象，所有这些都至关重要，而且重要得多。这就是为什么泰迪离开那天，我对妈妈说："现在只能看我的了，就只能靠我一个人了。"我就是这个意思。我觉得这个责任就是我的。我有责任证明我们学校应该办下去，有责任让所有教职员工知道他们都很重要，有责任拯救整个小社区。最最重要的是，我有责任让我妈妈为我自豪，让她知道她的小姑娘在和她并肩战斗。

这看起来有点狂妄，但其实并不是自我膨胀的问题，而是责任感膨胀。其实就是因为这些人对我来说很重要，所以我就想竭尽全力让自己对他们也很重要，让人群也能为我欢呼（先是比喻意思，后是字面意思），一点点也行……不过更多的是，希望能有一种存在感，对于"我们"这个集体来说，我也能成为……其中一分子。

我说的"我们"，其实主要还是指我……和那些大人们。我想加入他们，想从他们那里找到归属感。根据加州大学洛杉矶分校做的一项研究，像我这种倾向，不管是过去还是现在，都有着充分的理由。心理学家米歇尔·迪安写道：

> 社交互动中的语言和非语言线索都是转瞬即逝的，孤独症谱系人士很难解读这些线索。而且，他们很难随时注意在对话中什么时候应该轮到自己说，应该说多少，这就更是雪上加霜了。孤独症儿童在学校里经常遭到同龄人的孤立，所以他们往往更愿意跟大人互动，因为跟大人对话比较方便。大人和小孩不一样，大人作为互动对象"比较大度"，在互动的时候一般都能在语言和社交方面做出一些调整来迁就孤独症儿童，因此与大人对话，能让他们在社交方面多一点成就感。

就我自己来说，我小时候觉得跟大人在一起比跟其他小孩在一起感觉好多了。与孩子们不同的是，大人们对我这种早熟的"小教授"

风格更加宽容。事实上，他们还常常夸奖我的早熟，我在对话的时候没有你来我往的那种配合，他们也不太在意，我要是不小心犯了错，他们也更有耐心。就是因为这个，我去镇上游泳池玩的时候，总是想跟妈妈和她那些朋友待在一起，而不是去"找人玩"，那样极有可能找不到人也玩不成。也是因为这个，我才喜欢讨我爸爸那些客户开心。还是因为这个，对于在学校里四面楚歌、极度焦虑的我来说，什么午餐俱乐部、学生会，都比不上教师休息室让我眼馋，让我向往。

毫无疑问，对于其他孩子来说，整座学校里最不想去的地方应该就是教师休息室了吧。我必须说清楚，现在回头看的话，我是绝对不会误以为当时的老师们是把扎着小辫子的我当成同事看的，其实是我反过来把他们当同事看了。我当时没看出来，确切点说，我也看不出来，周围那种很明显的长幼尊卑、远近亲疏。我只是更喜欢和大人待在一起，而不愿意去自由活动的地方或者食堂冒险，因为你完全无法预料在那种地方会发生什么事（瑟瑟发抖中），什么事都有可能发生，那里很吵，孩子们都大喊大叫，看起来很生气，或者可能马上就要发火，或者可能要做些不该做的事情，看看老师到底能把他们怎么样。

而跟大人们在一起就安全多了，更何况还有趣多了。我真的不在乎谁放屁声最大（直到现在，哪怕就只是写下这个讨厌的词，我都觉得很不礼貌、很难为情），也不在乎有谁打个饱嗝都能变着花样打出个抑扬顿挫。所有人都觉得这很好笑，只有我觉得很恶心，也很恶劣。在公共场合是不应该发出这类声音的，这是规则，我知道。就像我父亲说的那样，"举止要像个淑女"，餐巾铺腿上，胳膊肘不要放桌上，打嗝绝对不能出声。

许多年以后，我真的成了老师，真的能去教师休息室吃午饭了。然而，让我没想到的是，当我兴高采烈、连蹦带跳地告诉那一屋子脾气古怪的老教师我刚当上老师一年就获得了迪士尼美国教师奖的提名时，并没有收获团队的热情。作为同事，我本以为大家应该为彼此加油的。我从来就没想过这个消息对有些人来说可能很打脸，也从来就没想过，在师生篮球赛上能和啦啦队那些十四岁的小女生们打成一片，穿得进小队服，下得去一字马这么一个性格活泼、热情洋溢的年轻女教师，在那些整天郁郁寡欢的单身女同事的眼里，该有多么不招待见。

就是这种社交盲让我们树敌无数，让我们丢了工作，丢了朋友，让别人经常戴着有色眼镜看我们，让一个男生每天早上都站在我柜子旁边理直气壮地对我说同一句话："这里没人喜欢你，回家去死吧。"而我却从没跟任何人提起过这件事，好像这是天经地义的。

确诊孤独症之前，我一直就没弄明白我妈妈那个问题"为什么你想跟人家交朋友，人家从来不想跟你交朋友呢？"普通人总是能感觉得到人情冷暖，看得出来眉眼高低。他们下意识地就能随时注意到彼此的肢体语言、语调语气。别人对此产生的看法，他们也能准确感知。如果他们感觉到自己让人不舒服了，或者把别人搞糊涂了，他们可以及时调整自己的行为，这样就可以皆大欢喜。别人对自己的行为有什么反应，是支持还是反对，是正面还是负面，普通人也很容易就能注意得到。要做到这些，基本不费吹灰之力，就是自然而然的，就像亲耳听到人家说了"支持"还是"反对"一样。但是，我们就是做不到。

别人对我们有什么看法，我们要么注意不到，要么理解不了。我们不但注意不到那些微妙的反应，甚至压根不知道自己错过了什么东西。等我们知道的时候就已经晚了，人家再也不跟我们说话了。永远都有那种感觉，就是等另一只鞋子掉下来的那种感觉。我就一直感觉好像灾难随时就会降临我的生活，好像只有做个万金油、万事通，让所有人都满意，天才不会塌下来。我妈妈曾经不经意地提过一句说我不知道怎么"打情骂俏"（当时我十五岁），于是我便怀着极大的热情去解决这个"问题",以至于一年以后,我得了个外号就叫"打情骂俏"。真的,一点没夸张。

换句话说,不管是什么事,只要能让别人喜欢我,我就会竭尽全力去做,并且做到最好。谱系人群中太多人都是这样的。问题是"别人"这个群体并不是一群被洗了脑的克隆人,到底什么样才是"讨人喜欢",每个人的想法都是不一样的。所以,我们忙来忙去总是一场空。总有人告诉我们说,做你自己就好,但是一般来说,这种生存法则只适用于普通人。而我们不行,同学讨厌我们,或者笑话我们,给我们难堪,同事不是孤立我们,就是晾着我们。还有本来应该珍惜我们的人,他们的爱那么残忍,以至于把我们都搞糊涂了,不知道善意到底应该是什么样的。而且,即便我们确实奇迹般地打造了"她就是什么都行"的形象,聪明机智、多才多艺、魅力十足(不容易)、风趣大方,长得还很迷人,那也一样得不到什么好下场,因为如果你什么都是最好的(或者更有可能的是,别人觉得你是最好的),那么相比之下,别人的感觉就不太好了。

谱系人群经常会觉得:当初谁知道这还能算个事啊。因此,我们跟与自己年龄相差比较大的人相处起来就融洽得多(所以我们也更愿意跟他们在一起),因为和这样的人在一起,谁听谁的就比较清楚,这样就不容易意外犯错,但是跟同龄人在一起就不一样了。就是……谁听谁的呢?有统一的规则吗,还是分情况?我们看不懂的某些做法,里面有什么利害关系吗?到底谁来判断什么是对、什么是错呢?不管是为了完成作业,和同学讨论你干什么、我干什么,还是为了举办社区晚会,和邻居商量谁出多少力,反正只要是需要合作的事,那就是我们的苦恼之源。太糟糕了,到处都是盲点。最糟糕的是,这种活动是动态的,随时都会发生变化,需要熟练的社交技能,还要有很高的心智解读能力。所以,通常情况下,我们要么觉得没人听我们说话,要么觉得没人跟我们说话,要么就很笃定自己的观点才是正确的，不知不觉就很武断，破坏了沟通气氛。

　　坐在黑乎乎的教室角落，我感觉自己好像进入了一个轮回，好像变回了当年那个十四岁的孩子，自己在学校外面的树林里吃饭，中午最后一节课下课总是赶快往外冲，要不然等别人想起我来的时候午饭时间已经过去了，或者压根就没人能想起我来。现在我成了老师，却还是跟以前一样，自己一个人吃午餐。怎么总是我一个人被排除在外呢，这到底是怎么回事呢？为什么大家在公开场合对我褒奖有加，可在私底下里却对我恶语中伤，遭受这种待遇的怎么总是我呢？我这是被下了蛊了吗？

　　在公开场合，我好像很能迷住一批人，机智风趣、魅力十足，还很聪明。可是一到一对一的时候，这种魔力好像就变成了毒药，不知道怎么回事。我不知道为什么，但是我知道这是事实……只要时间够长、感觉够强、关系够近，我就总能让别人恨上我，特别灵。小时候，我跟其他孩子处不好，跟大人相处倒是很融洽，所以我对大人"趋之若鹜"。可是现在，我自己成大人了，情况却反过来了。小孩们成了我的铁粉，而我的同事大人却成了很刻薄的人，就像当年那些挤兑我的女孩子一样，到处编排我，想让我知道大家都不喜欢我。我已经有资格进到教师休息室了，却不得不离开。

　　上课铃一响，我就会把教室的灯打开，擦好口红，进入我的角色。我就是那个活泼、年轻、有趣、聪明、体贴、没心机的老师，学生们最喜欢上我的课，我在每个学生的生命中都会留下痕迹，所有学生，137 个。不管发生什么，我都会耐心等待，满怀着"你能做到""我看好你""嗨，我们一起肯定能做好"的那种热情（发自内心的）。不管"后台"发生什么，在聚光灯下我都不会忘记自己的台词，都会微笑面对观众。不管发生什么，演出总要继续。

　　有个心理学理论说，所有人骨子里都是不适应环境的。有个小骗子在我们很小的时候就住进了我们的脑子里〔有点儿像噩梦版的

《头脑特工队》（*Inside Out*）] 骗着我们。有些时候我们会努力让自己相信这些谎言是真的，相信那个声音是对的，相信我们自己是错的。在那些日子里，生活好像是在小声说着："没人真正喜欢你，更别提爱你了。"我到现在都记得，九年级那个历史老师，有一次看见我和另外一个学生在学校草坪上讲话，就大声喊起来，喊得大家都能听到，"哎呀，库克小姐，我都不知道你还有朋友哪！"我还记得，仅仅一年后，有个周末，我在学校音乐剧里扮演了一个只穿着内衣的主角，然后一夜之间我就被捧上了"辣妹"的宝座。于是我火了起来，带着我的一头红发还有满身毒刺。就算大家都不喜欢我，不爱我，至少我可以肯定的是他们能看见我的光芒，都很想要我。我要尽情地跳舞，恣意地生活。

还有一些时候，我们竭尽所能去证明那个声音是错的，努力得有点过头。觉得自己很软弱的时候，我们会表现得怒不可遏；觉得自己肯定会被误解的时候，我们就会说个没完、咬文嚼字；觉得自己太不好相处了所以才没人爱，太难缠了所以没人喜欢的时候……嗯，很明显，这个时候我们……我……就得调动全身上下每一个细胞，高调地为全世界做好事，把这当成我的使命和义务，只有这样才能证明虽然我总惹事，但还挺有用的，就感觉好像我的全部价值就在于此了（这也是完全发自内心的想法）。

另外一个办法坚持不了太久。如果我自己也认同这个声音，那我要么就是怨天尤人、孤老终生，要么就是厚着脸皮上演一出贝隆夫人①的戏码。或者就像一个朋友说的，像维纳斯雕像那样，把自己塑造成女性的化身，美丽、自信。这也是我在舞台上的形象，一直都是。我就像维纳斯一样自信、沉着、风趣、犀利。（嗯，这还是别人告诉我的，我在台上的时候忙得无暇顾及这些。）但是，如果

---

① 译注：前阿根廷总统胡安·庇隆第二位夫人，童年悲惨，后成为演员，穿梭于权贵之间并借此踏入上流社交圈。

近距离观察维纳斯，你会发现她遍体伤痕、千疮百孔、脆弱不堪。

这样的状态，我在自己身上也看到过。

这就是朋友的意义

心理学家托尼·阿特伍德博士观察发现，关于好朋友应该是什么样的这个问题，谱系人士一般都是从反面回答的。我们会说真是好朋友就不会做什么，而不是会做什么。这样说好像不太明显，如果我们稍微换个角度看类似的事，就能看得更明白了。想象一下，让一个小孩讲讲好父母应该什么样，如果孩子的回答不是好父母每天讲睡前故事，总是把"我爱你"挂在嘴边，保证让孩子吃好，或者关心孩子学业之类的，而是说"好父母就是不打我，不让我挨饿，晚上不把我一个人扔家里，让我在家不害怕"。听到这些，我们脑子里的红灯就会亮起来，警报也会响起来，因为我们定义某种事情的时候是以自己的认知为依据的。如果一个孩子对好的定义就是没有坏的东西，那么我们可以判断的是，他应该明白坏是什么样的，但是对好是什么样的，可能完全不了解。

所以，如果去问一位（不曾有过自我意识，没有接受过认知行为治疗，或者没有什么社交技能的）谱系人士，好朋友应该是什么样的，他们给出的定义也是以他们自己的认知为依据的。他们的回答很可能是从反面回答的，比如：好朋友就是不在背后说你坏话、不骗你，好朋友不会不跟你说话。实际上，我还想补充一点，很多正面的回答其实也是因为我们有过负面的体验，比如：好朋友就是会回我的信息（因为别人曾经不回信息或者屏蔽我们），或者好朋友会请我们参加聚会（因为曾经听说别人一起玩得很开心，但自己没有得到邀请）。不幸的是，对于好朋友应该什么样这种问题，我们的正面体验实在不多，甚至都不足以形成什么想法。很多时候，我们只是知道我们需要朋友，但是并不真正明白怎么选择朋友，或者甚至根本就没得可选。

你觉得很孤独，总是被排斥，或者很害怕，这种时候你对朋友的渴望简直就是"欲壑难填"。别人假装跟我们好，我们也看不出来，还会继续当人家是朋友。孤独症人士就算程度再好，在社交细节方面也赶不上普通同龄人。我们以为自己对别人好，当别人是朋友，别人就会把我们当朋友。我们很天真地觉得别人的目的跟我们一样单纯。我们根本就意识不到别人有什么暗藏的心机，或者利用我们。看不到别人的角度是我们最大的弱点，所以有人想伤害我们的时候我们也看不出来，还只想着跟人家做朋友。就这样，当那些假朋友露出真面目的时候，我们的心灵一次又一次受到伤害。

我见过有些父母很开心自己的孩子好歹有个朋友了，所以不管这些朋友人品如何，他们都出于好心从不插手。我还见过有些父母举办酷炫的聚会或者筹办社交游学什么的，只是为了给孩子"收买"一些朋友。说实话，后面这种事我自己也干过。唉，我还见过我妈妈想要"发展"几个朋友和笔友来帮她外孙女，可惜啊，我们家小姑娘既没有动力也没有共情的能力来维护这些关系，因为这些关系很大程度上是建立在她外婆打造出来（虽然是出于对她的爱）的虚假人设上的，是普通人的人设。往往到了最后，大家（包括对方）都挺失望的。

"假装出来的友谊"或者刻意营造的融合只会让我们觉得，如果没有伪装，没人愿意跟我们做朋友。这么说吧，那种氛围非常糟糕，它和家人们努力营造的氛围是完全相反的。这样一来，我们可能需要花更长时间才能找到真正的朋友。我们甚至可能觉得自己更擅长交远方的朋友（我最好的两个朋友都在大洋彼岸），因为远程友谊的日常维护没那么多要求。不管具体要求是什么，想让友谊对我们有所帮助的话，那就必须是真心的才能靠得住。

不过这就又引发一个问题：大家都说交朋友就要以心换心。我们的心确实是想交朋友的，但说话、做事就不太像交朋友的架势。所以，连怎么才像交朋友的样子都不明白的话，怎么可能交到朋友呢？

想象一下，你搬到某个陌生的国度，他们的语言你得会讲，他们的风俗你得了解，他们的法律超级复杂，每一条你都得遵守，但所有这些，从来没人跟你解释过。你要是出错了，就（极有可能）会被解雇、被嘲笑、被孤立、被欺负，甚至被逮捕。公平吗？当然不公平。但是，我，还有很多很多人，这辈子就是这么过来的，尽力去遵守一套社交潜规则，连个说明书都没有，这么说一点都不夸张。对我们来说，那些不能算规则，而是秘密。普通人靠死记硬背记住了什么年代史、方程式或者虚构的东西，如果想要回想起来，也得花一番工夫，同样，那些推动普通人世界运行的社交规则，我们也是得好好"做作业"才能学会的。

这个过程对于女性，尤其是谱系女性来说更为复杂。心理学家埃莉诺·麦科比（Eleanor Maccoby）曾经做过有关友谊与性别的研究，发现与男性相比，女性之间的友谊需要彼此之间更加亲密，"她们的话题经常是自己的内心想法和个人感受，在对话中一般有来有往、彼此呼应，这是研究人员观察到的女性亲密关系的主要特征，而这些特征与孤独症人士的特质是互相矛盾的"，是我们的执行功能根本做不到的。米歇尔·迪安解释了谱系女性的困境，她说：

> 因为女性之间那种固定的好朋友都有额外的义务互相为对方保守秘密，所以女孩不像男孩那么容易去交新朋友，也就更容易利用友谊去攻击他人，从而保护自己的友谊领地不被他人入侵。所以，很多女性友谊的特点就是很微妙、很琐碎、很排外，这对谱系女孩来说简直是无法战胜的困难。在社交对话中，最为重要

的因素就是你来我往，相辅相成，所以那些跟大家不一样的或者"古怪的"女孩就比较容易被针对、被排斥。此外，孤独症中比较常见的语言和社交沟通缺陷对于女孩来说更为不利。

也就是说，女性之间的友谊更多地依赖于语言互动，比如说话的时候不能啰唆，要把握时机，还要说到点子上，在对话中需要投入情感、彼此呼应。但是，我们的思维方式是非线性的、跳跃的，情绪容易冲动，还老是走神，所以经常聊着聊着就把天聊死了。而且，从生理基础上讲，我们就没有能力换位思考，在社交活动中也分不清远近亲疏、长幼尊卑，所以经常不知不觉地自顾自说个没完，老是说自己喜欢的话题，想不起来问对方开放性的问题。谱系人士天生就没有发展这些能力的硬件基础，但是，在不具备条件的情况下，还不得不披荆斩棘、艰难前行，时刻准备着因为这些根本差异而遭受各种伤害。

女生很愿意拉帮结派，搞小团体排除异己，对别人品头论足，说人家衣服好不好看、身材够不够辣啦，说话有没有意思、脑袋够不够聪明啦，男朋友或者老公体不体贴什么的，靠着这些拉近彼此关系，觉得大家都是一伙的，这种做法超级普遍。有一条挺可怕的社交潜规则是这样的：女生在一起要是觉得没什么可说的了，窍门一般就是看看谁不在，传传人家的坏话，说点道听途说的东西，名义上是"好担心她啊"，实际上是"我们搞个小法庭批斗她"。"判决"的标准微妙得难以想象（一般都是基于肢体语言和社交直觉——全是谱系的盲点），但是就这么"判"了，折磨也就开始了。

想象一下，你穿过一片雷区，还蒙着眼睛，说着外语，脑袋里嗡嗡的，还有各种噪音、光线干扰，而且从头到尾，你还穿着一件超级不舒服的紧身衣。谱系人士的真实生活就是这样的——天天绞尽脑汁应付那些复杂而微妙的事情，比如听出恭维话里挖苦的意思，参加"集体活动"，扮演好"女性"角色，但也不能做得太好，免得太出风头把周围人吓跑。不同的场合有不同的人、不同的人有不同的要求，甚至这些要求每天都不一样，但你都得看得出来，还得随机应变，所以每次进入新地方、接触陌生人的时候，你都得重新学习穿衣打扮、举止谈吐的规则，重新学习什么话该说、什么话不该说，如何建立信任，怎么彬彬有礼……但你天生就直率、冲动，同情心爆棚，甚至到了不得不把自己的情感封闭起来的程度。你还得谨慎交友、恋爱，不能看走眼，把握正确的方向，学会如何争取自己的权利。还有，如果你长得很漂亮，老天爷也会格外"照顾"你，只因为天生丽质，你就注定要面对更多、更复杂的社交问题，更有可能会被人利用、虐待，厌女的人也更容易盯上你，你要学习更多的东西，要更有智慧，才能活下来。

　　如果做不到，那你就注定孤独。就算做到了，你肯定也做不对，这就是教训。你总是会焦虑，到处都有暗礁。强烈的应激反应状态困住了我们，使我们无法享受自己向往的丰富多彩的生活，还会导致自我挫败、自我毁灭的循环，甚至引发自杀的念头，把我们拖进痛苦抑郁和自伤自残的深渊。此外，我们还有强迫障碍、惊恐障碍、进食障碍、情感隔离、经常性近乎躁狂地冲动，我们容易遭遇性剥削、性虐待，在经济上、事业上都很难独立。

　　虽然每个人的情况有所不同，但是有些东西彼此相通，这是确定无疑的。其中一点就是：明明已经把别人惹火了，或者让人很难堪了，我们自己还觉得一切都挺好，工作也好、朋友也好、打扮也好，我们都很善于这么想，真是让人惊奇。那么接下来会怎么样呢？我们让人很累、很烦，不是伤害了别人就是激怒了别人，很多时候，到最后就剩下我们自己孤孤单单的了。所以说，我们最普遍、最常见的困惑就是：为什么他们到最后总是会讨厌我。这真的没什么可奇怪的。谱系中大多数人在不同的时期也曾有过朋友，但是好像从来不能持续很久，要么是因为我们压根就不知道怎么交朋友，要么是因为我们"一会儿是火焰，一会儿是海水"。最开始我们可能会吸引别人，但是时间长了总会发现自己不是"被甩"就是彻底"出局"。这种事情经历多了，你会忍不住琢磨下次再把事情搞砸会是什么时候。

上大一的时候，我发现我很享受那种在校园里走到哪都有人认出我来，微笑着跟我打招呼的感觉。朋友们甚至有些气恼地说就因为跟我打招呼的人太多了，他们都没法跟我好好说话。其实这是我刻意为之，这样显得我很有人气，很像尼尔·帕特里克·哈里斯（Neil Patrick Harris）在《老爸老妈的浪漫史》（*How I Met Your Mother*）那部剧里说的："难过的时候，就是我表现最好的时候，真的。"

对于当时的我来说，最重要的是"量"，跟我示好的人够多就行，交情深不深不重要。对于一个一直感觉被孤立的人来说，这代表着一种认可。即便到现在，我依然会因为帮助别人而建立融洽关系感到很满足，如果大家认可我的付出，就意味着可能会对我友好一点，这样想的话，我就很有安全感。你可能会疑惑怎么我会觉得当个"交际花"还挺带劲的（还发自内心的快乐），这就算是一种间接的成功体验吧，想象着自己还挺有本事的，能融入集体，还能保持安全的社交距离，不会被孤立，也不会被排斥。

话虽这么说，我确实也是几年前才学会了这种"借着朋友显摆自己"的技巧，而且自己都没意识到。现在在台上工作也好，小时候排戏演剧也好，我都可以（也确实是）从观众那里汲取能量。流过疲惫的泪水，我感到了解脱和自由，仿佛希望、信任正在朝我飞奔而来，还有"她和我们是一起的"那种集体感，那种成为"我们"中的一员，但又保持距离的归属感。就我而言，这是保证我融入集体的一种社交和情感策略。

要留住这些朋友，那就完全是另外一回事了，因为那完全是另外一种技巧。要发展这些关系，不管是柏拉图式的友谊还是恋爱关系，都有很多脚本、规则可以参考，最重要的是还有很多模式可以照搬，有来有往那是一定的，基于我们在日常生活中的直接体验，形成我们对人或事的看法，这也是必需的。但是我们的注意力总是转瞬即逝，刚想起什么事，马上又想到别的，然后就把之前想的忘脑后了。这是工作记忆的问题，不是因为我们不喜欢。一旦交上朋友或者确立关系，我们可能又会太过投入，分不清对人友好和做好朋友之间的界限，界限模糊，就会让人搞不清楚，而且让这段关系充满变数，很容易让人犯错。这个朋友对你来说可能就像某种特殊的兴趣爱好，你非常愿意关注和投入，但是你为两个人筹划的聚会、约会或者发展规划实际上并没有仔细考虑对方的角度。你处理不好双方关系，或者担心对方不是真心对自己，最后你们可能非常突然就分道扬镳或者礼貌地渐行渐远。

把破碎的东西变成奇迹

不管哪种情况，都不代表我们愿意孤独终老，也不代表我们就会孤独终老。你第一次发现有人真心爱你，觉得你对她很重要、很有意义，不会让你就这样擦肩而过，这个时候你的人生就改变了。你可能永远不同意她的想法，可能会觉得她只是"看到了事情"而没有看到你，但是，你错了，这就是为什么我觉得没有什么朋友比我的洛丽更值得珍惜。

2013 年 5 月 15 日

我最好的朋友洛丽是我在女生联谊会的姐妹。更重要的是，我们两个都是独生女，也都挺早熟的，因此，我们成了彼此的亲人，这种感觉是从来没有过的。长达十七年的友情，让我明白我不需要总是刻意给别人留下什么印象；让我明白真正的朋友也可以有完全不同的想法，即便开诚布公地说出来，也不用担心对方会记仇；让我明白有时遇到特别烦心的个人问题，只有闺蜜才是你能够倾诉的对象；让我明白在爱人身旁默默守候，胜过猛灌一千碗鸡汤。

这么说吧……我觉得我们算是一起成长起来的。

大四开学前一个星期，我终于摆脱了一段感情，这段感情无论是从精神上还是肉体上对我来说都是折磨。而且，我这个人是特别典型那种，即使心里已经撑不住了，还是要尽量装得"挺正常的"，可是我没有骗过洛丽的眼睛，她一个人开了好几个小时的车过来陪我。没有怪我什么，也没有要求我怎样，只是来到了我的身边。就这样，她让我明白了，就算我无精打采、死气沉沉，也依然值得朋友来爱。我可以真实地活着，甚至完全崩溃、彻底失态，但她依然还会觉得我"很聪明""很勇敢""棒极了"。坦白说，我自己都不会用这些词来形容我自己。

我们都交过男朋友，也都经历过心痛的滋味。我们都努力拿了学位，从家里搬了出去，有了自己的爱人，我们一起讨论各自的另一半到底是不是值得托付，之后才许下那个一生的承诺……我们把自己嫁了出去，之后又有了孩子。我们聊妈妈之间的话题，还说家里怎么突然就被卡车火车玩具占领了，我们在事业、孩子之间奔波穿梭，常常内疚不已。我为父亲守灵的时候，是她陪在我的身边。她第一个孩子，是个儿子，只有两周大的时候，我就抱过。

我从布朗大学毕业的时候，她送了我一面镜子，有粉色、金色、绿色和白色的马赛克框，是她自己镶上去的。特别好笑的是，我也做了一面"记忆的镜子"给她当礼物……只是我做得太丑了，而她做得漂亮极了。她说："这面镜子送给我的朋友珍，她就是一个能把破碎的东西变成奇迹的人。"我把这面镜子挂在我女儿的卧室里，她还没出生我就挂在那了，现在挂在楼梯墙上，这样我和女儿每天要出去闯世界之前都能看看这面镜子，因为这是他们的洛丽阿姨亲手做的，"洛丽阿姨真的太厉害了"。

不过，有一件事洛丽搞错了，把破碎的东西变成奇迹的不是我，而是她。我写的所有有关阿斯伯格孩子的书里，都曾向她致谢，原因都是同一个：是她举起了一面镜子，让我看到自己的美丽，不是尽管有棱角和裂纹，还依然美丽，而是因为这些棱角和裂纹，所以美丽。

两年来，她一直与浸润性乳腺癌斗争，几乎是孤军奋战。而我，是为数不多知道真相的几个人之一，她让我知道这些，于我而言，是一种荣幸。今天晚上，她永远离开了我们。对于很多人来说，这个消息很突然，但是对我来说，却是意料之中，只是我一直希望它不会发生。

阿斯伯格人士不需要很多朋友，朋友在精不在多。洛丽一直是我最亲密的姐妹，以前是，现在也是。在今后的日子里，每一天我都会看她送我的镜子。我会看着皱纹爬上自己的脸，还会感谢那些过往岁月。每天早上，我都会看着镜子里的自己，说："今天，我要把破碎的东西变成奇迹。"因为洛丽曾经做到过，她把一个支离破碎、伤痕累累的我变成了奇迹。

命运夺走了洛丽，我觉得自己生命中失去了很多东西，当然了，虽然普通人碰到这种事也会有我这种感觉，但是基本上他们还是会有自己的朋友圈。虽然没人能取代那最珍贵的，但是还依然有人在你身边，为你打气，还有闺蜜和你一起去度假，给你买那种傻乎乎的帽子，买吃买喝，跟你一伙。但我不行，我做不到。我就是那种去舞会都约不到伴的漂亮女孩，但同时又有那么多人追着我的车要我的签名，紧张地问我能不能跟他们合照。社交媒体填补了我在社交方面的空虚，把我和那些远隔天涯的谱系朋友们联系在了一起。但是，在日常生活中，这么长时间了，我没有多少朋友。所有人都说我"超级棒"，嗯，确实，大部分时候，我就是超级棒地独来独往。

自 下 而 上

十三岁的时候，我的心态彻底崩了。当时我刚上高中一年级，那一年的数学课，我很大胆地选修了高等几何，这是需要老师批准才能进的提高班。我并不是自高自大，首先，我有把握面对这个挑战，也希望在成绩单上再加点料，其次，我也喜欢让自己学点新东西（现在也是）。然而，那是我这辈子第一次觉得这个课我跟不上。

我们突然开始接触一些抽象的规则，明明是很偶然的情况，却要当成定理背下来，这些定理在我看来好像没什么意义，彼此之间也毫无关联。例如，我们学到了这么一条定理，一个梯形，当且仅当底角相等时，是为等腰梯形。好吧，我能理解这些话，书上那个小图看起来也没问题，如果他们非要这么说的话……可是，我其实并没真的学会，真的。然后，更糟糕的是，我们还得实际应用这些定理去解题，可是这些题跟我们在书上学的那些解释定理的图根本就不一样啊。我完全蒙了，最糟糕的是，我理解不了的，确实就是理解不了。可是，要是你都不知道自己不明白的到底是什么，你能怎么求助呢？

现在回头去想的话，我能明白，让我晕头转向的不是那个学习材料本身，而是这个信息的呈现方式。不知道你们还记不记得，几何题里有很多"证明"题，就是给你一些图形，里面有一些线段或形状，再就这些图形给出一些已知信息，最后要求你使用所给信息，再结合一些数学"定理"，一步一步地证明一个什么结论。就我的感觉而言，这种题唯一的可取之处就是至少让我知道了到底算到哪才算完。另一方面，从第一步开始到底要怎么往下做，我经常是毫无头绪。当时，我不明白这种题为什么这么难。当然，我的老师也理解不了为什么我以前数学学得挺好的，但是现在上她的课就学不好，所以她还是用以前的教学方法……我也还是感觉很沮丧。

　　这本书看到现在，读者朋友可能已经看出来一点我解释新概念的套路了。一般来说，我会先说一件（两件或者三件）现实生活中的事，然后再把这件事和某个宏观的概念联系起来，就像把碎瓷砖拼成马赛克。这个思路是自下而上的，一般来说，谱系人群会觉得这种思路比较自然。而普通人的思维方式（还有几何证明题）则刚好相反，是自上而下的，这需要有演绎推理能力，这种能力通常被认为无须学习或培训就能自然而然获得。对于非谱系人士来说，确实不需要学习。他们学习了某个宏观概念后很容易就能应用到具体情境。但是，我们谱系人士的思维方式不同，我们没法从一般结论一下子就跳到具体事例。对普通人来说"显而易见"的东西，对我们来说就是看不出来。

　　一般来说，我们是用归纳推理来理解事物、人、思想和生活的。这种思维方式是自下而上的，是从某种特定的、具体的经历体验、事例开始，发现某种趋势、规律，然后才是宏观的概念，最后才能把所有这些联系到一起。不管怎么说，思维方式不同，其实是件好事。如果这个世界上所有人都想的一样，那就没有什么创意和新意可言，也没有什么解决问题的思路了。但是，思维方式不同也带来点麻烦。不管是几何也好，还是为人处世也好，无论让我们学什么东西，还是给我们什么帮助，都是跟我们的思维方式反着来的。我们的老师、朋友、老板、导师、家长都是普通人，他们教我们怎么设定目标、实现目标（不管是生活目标还是职业目标）的时候，那种教学方式跟我们大脑的工作方式都是反着来的。

但是，如果我们按自己大脑的工作方式来思考的话，我们可能成为这个世界上最敏锐、最老练的社会人类学家。我们能够从个体的角度观察到很多东西，能够注意到别人注意不到的规律，还能把这些规律总结成定律，这些能力让我们拥有了最重要的东西：不是尽管我们是这样的人，有着这样特别的思维方式，我们还能比自己想象得更有力量，而是正因为我们是这样的人，有着这样特别的思维方式，我们才能比自己想象得更有力量。

怎样才算有个女孩样

谱系女性对于化妆、时装、打情骂俏这些"传统"意义上的"女人味儿"套路不感兴趣，这个观点在全世界都挺普遍的。对有些女性而言，这确实是千真万确。其实在任何群体中，都有一部分这样的女性。但是，必须说清楚的是：性冷淡、中性化，这些跟孤独症压根没有什么必然联系。

相反，我们有些人喜欢谈性说爱，非常喜欢。有些谱系女性非常想弄明白传统意义中的"女人味"到底是什么样的。我们就是这样完美主义，总是想把一切都做"对"。但是，"怎么样才算有个女孩样"实在是太难懂了，外在的规定太多，还有很多矛盾。要"这样"，不能"那样"。（但有些时候还就得"那样"，但还不能太明显地"那样"。）还有些谱系女性根本不在乎这些乱七八糟的女性指南，就是喜欢"学院派"那种风格，因为我们喜欢一切从规则出发，按规则行事，游走于各种规则之间，然后发明自己的规则，对经典进行创新改造（大概也是因为这个，才会有那么多谱系女性从事戏剧或者文学研究这种周围有很多角色可以模仿的领域），也可能只是因为我们就是这种审美风格。就我个人而言，两者兼而有之。

　　杂志告诉我们应该怎么打扮，电影告诉我们应该怎么谈吐，老师、家长，还有来自同侪的压力，让我们知道我们需要如何思考、如何行事、如何感觉。可是，事实上，如果我们拿到的"淑女指南"本身就自相矛盾，还要以此为蓝本指导自己如何才能更有女人味，那我们觉得一头雾水也是理所当然的事。

　　可能也是因为这个，我在布朗大学读书的时候，虽然还没有确诊孤独症谱系障碍，就已经懵懵懂懂地开创了一套适合我自己的学习方式，甚至我毕业论文的选题就是芭比。我花了两年时间学习、研究，写了一本关于芭比的书，书中称芭比是"战后美国现代女性气质的教化工具"。也就是说，我真是把这个社会和时代对于女性的要求当作一门课程来研究和学习的。这样做让我觉得挺有安全感的……这里我得强调一下，这跟我说我要事先检查一下自己的脑子（或者提醒自己不要出口伤人）那种安全感不一样。我很难解读别人的想法，对规则、仪式等执行得非常教条。我给人的感觉，有时居高临下、颐指气使，有时朝气蓬勃、兴高采烈，有时冷若冰霜，有时单纯善感，有时是情场高手，有时是性感尤物。

　　其实这些表现是我的痛点，是极端的表现，很不真实，但是直到我感觉自己很愚蠢、露馅了的时候，才会真正意识到这些。有些人经过一段时间会看出来，真实的我其实是处在维恩图的中间地带，并不极端。但是，大多数情况下，我其实都是懵懵懂懂地生活，没有什么指南，没人给我引导。尽管我会利用自己在模仿和戏剧方面的一些奇才，但那其实都是装出来的社交能力。实际上，我就是心智盲——无法自然而然就能明白别人的意图或者了解他们的角度，也无法自然而然地对此做出回应。我无法像别人那样有自我察觉的能力，也看不出某一天发生的事情、某种感受或者某次对话跟整体的状况能有什么关系。

　　大概十五年后，我确诊为孤独症障碍谱系，那个时候我刚刚写完我的第一本书，讲的是怎么教谱系孩子学习，怎么走进他们的心，怎么爱他们。我接触的像我女儿、我自己一样的谱系人士越来越多，这让我越发相信，谱系人士确实就是不具备这个机能，没办法实时注意到某个场合、某次对话或某段关系里别人对自己的态度是否热情，以及关系的远近亲疏。但是，我逐渐意识到，在帮助孩子们厘清社交混沌的过程中，我这种自下而上的思维方式和擅长分析的孤独症大脑其实是起了很大作用的，正是利用了这些，我才为孩子们绘制了各种各样的"行走社交江湖的路线图"。那么，既然这样能帮到孩子们，为什么不给我自己也试试呢？

在中东，向别人亮出鞋底，会被认为是挑衅和粗鲁，而在日本，进别人家不脱鞋是很失礼的行为。在保加利亚，点头的意思是"不"，摇头的意思才是"是"，但在世界绝大多数地方，恰恰相反。在阿根廷，比约定时间晚30分钟左右，都是基本正常的，但是在很多文化里，没有时间观念，不仅傲慢无礼，还会付出代价。在美国，开车超过限速五英里，按规定来说就是违法了，但如果你不想堵车的话，超速一点也是情理之中，有时甚至是不可避免的事情。地方不一样，规则也不一样，规则是相对的。时代不一样，场合不一样，要求也不一样（比如女性要不要工作，时代不同，大家的希望也不一样，再比如用手机打电话没问题，但是和别人一起吃饭时打就不合适）。

如果我能当个社会人类学家什么的，像个不熟悉此地风俗习惯的游客那样，集中精力研究自己所处的文化，说不定我会觉得生活比以前少了很多恐惧和痛苦。因此，我开始观察"人类规律"，很快就发现，其实仔细研究的话，普通人的世界也并不像我之前想象得那么没有规律可循。事实上，通过仔细研究，甚至可以总结出一套社交潜规则，并且按照这个规则去"玩转江湖"。我慢慢开始发现，甚至所有的事情都能分析出某种规律。这种规律是我们可以预测的，我们置身其中，就更有可能减少社交焦虑，促进人际关系：思考、感受、行动。所有人，无论什么样的人，都在互相观察，然后思考自己所看到的东西。这些思考决定了他们的感受，而这些感受又激发了他们的行为……这些行为又被他人观察、思考，周而复始。

任何人，只要经历过不安定的生活，或者曾经被虐待过，都会告诉你焦虑的最大根源就是永远都不知道风暴什么时候会来临。我们常常是如履薄冰、战战兢兢，对危险的信号一直保持警惕。因此，一旦发现人们的思考、感受和行为都是有规律的，我的生活就发生了很大的变化。突然间，我有了之前完全不可想象的力量和自由。所谓"潜规则"，往大的方面说，其实不过就是种什么因得什么果。你对这些规则执行得如何（就是因）决定了大部分人对你的态度（就是果）。你的所作所为符合大家的期待和要求，那么这个集体就会接纳你。如果你不按常理出牌，或者让别人觉得危险、不适，甚至是难堪或者害怕（尽管我觉得那可能是沮丧、不安或者困惑的表现），他们就会利用社会性后果——孤立、造谣、霸凌、嘲笑、恶作剧等来对付你，迫使你这个引发负面情绪的人要么走开，要么改变。但是，如果你能学会更好地匹配自己的想法和接收到的信息，就能更好地理解别人、回应别人，也能让别人更好地理解你、回应你。

我决定自己做个测试：我在一个空白的笔记本上随便写下了一些"明规则"，试了试……看看，果然起作用了。不过，我说的"起作用"并不是收获了祝贺和掌声，我判断这些规则起作用了，是因为普通人根本没意识到我试过了。治疗师发现我用了这个办法之后，建议我把它写成第二本书推荐给出版商（尽管当时我的第一本书都还没有上架）。我非常惊讶，但还是决定试一试，于是，我以好像很多年前就已经开始写了的口吻开始下笔……如果那个时候我就搞明白了为什么我总是"迷迷糊糊"的话。

1990 年

亲爱的日记：

你说到底怎么回事呢？在同一时间，既聪明又糊涂，这怎么可能呢？好像大家说的都是我听不懂的语言。我观察他们，仔细听，用心学，我还经常伪装自己。你听说过我的新外号吗？网球队那帮人开始叫我"乐天派"了，他们这么叫我其实是表示友好，我觉得自己已经成了学长学姐们的宠儿了。那个可爱的红头发小孩，脸上老是挂着微笑，确实就是挂上去的，对，假笑。我实在是太害怕被孤立的感觉了，太害怕再被孤立了，但是，终究还是会发生的，可能只是时间问题。你知道，我也知道，不知道为什么我好像总能把事情搞砸，只要时间够长，我总会把朋友"赶跑"。说正经的，我真希望能有人给我写本手册，让我知道到底该怎么才能"正常"……要是有这种书出来，一定告诉我。我好像就差这种书没看过了。

爱你的
珍妮

2012 年

没有那种我想要的什么规则手册，也没有什么东西能让人稍微了解一点那些潜规则，我知道肯定有潜规则，但我永远也弄不明白。肯定有某种规则，这一点我非常肯定，好像所有人都明白这些规则，只有我不懂。我一次又一次把事情搞砸，但我甚至意识不到这些，然后我又努力去弥补，不得不去交新朋友。整整三十四年，都是这样周而复始地循环，直到我接触了这个新词：阿斯伯格综合征。我好像突然间就明白了一切，一切都真相大白。确实，以前是没有什么规则手册，但是现在有了，一部分是破解的代码，还有一部分是信手涂鸦，完全发自内心，毫无保留写给你们，准确地说是写给我们……

欢迎你来看这本"潜规则"手册。

虽然我有点怀疑地问治疗师："你觉得真的会有人愿意看这种书吗？"但我还是把手稿寄给了编辑。很显然，我的心智盲和所有谱系人士一样严重，这让我陷入了一种思维误区，觉得只有我一个人如此格格不入、困惑懵懂，理解不了别人，更不用说帮助别人理解别人了。一年半以后，我的这本《阿斯孩子的社交潜规则手册》（*The Asperkid's Book of Social Rules*）[①]卖出了四万多本，其中至少三分之一的读者是成年人。这本书在亚马逊网站上多个类别中多次排名第一，专家们一次又一次把它列为世界十大必读书目之一。我去世界各地巡回演讲的时候，很多十几岁的孩子根据推特上的帖子找到我，只是为了说声"谢谢"。2015 年，美国孤独症协会把这本书评为天宝·格兰丁博士年度杰出文学作品奖。所以，我猜应该还是有人愿意看这种书的，以前是，现在也是。如果你说的是实话，还是会有很多人真的愿意听的。

红色高跟鞋

之后那几年真是顺风顺水。2014 年，国际知名心理学家托尼·阿特伍德博士新出了一本书，书中称我为"世界顶级阿斯导师"之一。为了祝贺该书出版，我们这些"导师"应邀参加一个全球论坛，在论坛上讨论了书中一些重点内容。

一起坐在台上的有几位很出色的男性，有穿西装的，也有戴着棒球帽的，有穿着运动装的，还有穿着凉鞋、夏威夷 T 恤的，另外

[①] 译注：作者的另一部作品，中文简体尚未出版。

还有两位杰出女性，一位全身上下一身黑，戴一顶牛仔帽，另一位穿一身宽松的长裤套装。然后就是我。

当然了，着装是要舒适、要实用。不过，首先应该是尊重、自尊，对某种场合表示尊重，对主持人表示尊重。场合不同、环境不同，礼节、文化、重要性都有所不同，什么合适、什么不合适也相应不同，你的着装就代表着你对这些内容的了解和把握。而时尚与此不同，时尚是将着装提到了艺术层面，是一种革命。时尚也是一种尊重，但其中糅合了你的态度、性格、观点、幽默以及意图。这就是为什么我当时要穿一件可爱的20世纪60年代风格的黑白花色镂空连衣裙，搭配了我最喜欢的"乐天派"衣橱单品——红色高跟鞋，既经典优雅又不失流行。时髦、活泼，有一点前卫，更多的是俏皮。

大家可以自己去搜一下，我的维基百科页面，最下面那张图片。

那场座谈进行了大概一个小时左右，结束后，有位观众—— 一位年近六旬的女士走过来对我说："珍妮弗，当时看见你穿着那双红鞋走上台来，我就想，终于来了一位自信的女士！加油哈。"

我开心地笑了，感谢她特意抽空过来跟我说这句话。我今日的自信是经历无数挣扎才赢来的。然而不久之后，我听说有个人（还是位专业人士）对我的鞋子颇不以为然，还抱怨（甚至专门打电话跟同事说这个事）说我的鞋严重干扰了大家……说我这样打扮太性感、太不专业，这是想让别人注意到我这个人而不是谈话内容。

听得出来，这位专家看着我在那"勾引全场"，觉得很不舒服，引号里的话不是我杜撰的，也不是我总结的，就是她的原话，明明白白地写在评估卡上的原话。

我得承认，一开始听说这些的时候，我确实很难堪，很受伤，我找了个借口，躲到洗手间隔断里哭了起来。那种羞耻感就像一层泥垢一样黏在你的心底，你很快就会熟悉那种感觉，甚至觉得那是正常的。即便我曾一遍又一遍地搓洗这些泥垢，但是只需一个词，甚至一个眼神，那种感觉就会把我重新打回泥潭。

可是，突然间，我想到一个问题：为什么没有人评价男士们的着装够不够"专业"呢？红色鞋子、夏威夷衬衫，谁又比谁更专业呢？还有运动款大凉鞋，还有台上另外一位女士那顶大宽边牛仔帽。没什么专业不专业的，我们都是做自己，这没什么。毕竟，当时讨论的那本书，主题就是这个。我们这些"顶级导师"，每个人都有自己独特的方式，通过自己的着装表达着自我，这跟通过在台上真诚地分享自己的人生经历来表达自我没什么两样。

如果我们做出回应，不管回应的是某个称呼、某种头衔，还是毒舌侮辱、戏谑昵称，其实都是表示我们觉得这些多多少少都有道理，都有适合我们的部分，都意味着我们多多少少地认同了那些话——太性感了、太没女人味了、太有女人味了、太中性化了、很怪异、假正经、勾引人等。我想明白了，冷静下来以后，我明白自己没做错什么，也没必要为自己辩解什么。我和我的伙伴们一起坐在台上，表现得如此专业、充满活力、引人入胜，我甚至收到了两份邀请，让我去做主题演讲。

那件事之前一个月，我做过一次电台采访，有人问过我是不是因为长得好看才迅速成名的。这句话里的暗示毫无根据，但是比这个暗示本身更糟糕的是我的反应，尽管有大量证据表明事实与此相反，但我当时居然犹豫了，迟疑了。我当时确实在想，自己给别人的是不是就是这些。

通过思考、感受，还有行动，现在我有答案了。问题不在于我这个人本身，而在于我的那双红色高跟鞋，它暗示着女性的性欲，还有一个聪明女人的自制力，这让有些人感到害怕。

可以这么说，谱系女性在性别表现方面更为积极，是因为一般来说，她们在自我认同的所有方面都不是那么自信。在很多方面，我们都是等着别人告诉自己应该喜欢什么、喜欢谁，应该有什么感受，应该如何行事。别人的话，不管是口头的还是书面的，都深深地刻进我们的心里，塑造和影响着我们对"真实"自我的理解。这就意味着即便我们很想去倾听、去读懂最真实的自我，但其实连我们自己都很难分辨到底哪一个声音才是真正属于自己的。尤其是试图理解自己的性征，理解自己作为女人的独特方式时，这种困惑就更加明显。

活动结束时，主持人感谢了我，他觉得我的话向所有听众传达了我的善意和谦卑……之后我收到了很多很多信件，都是听众写给我的，他们当中有母亲、老师、十几岁的孩子，还有二十多岁的年轻人，这些信美得让人心痛，让我明白我肯定做对了一些事情。但是你知道吗？那天说过的话我一句都想不起来了……那是我个人职业生涯的巅峰，但不幸的是，我印象最深的居然是自己的鞋……因为我再次发现，想要打垮一个女人，如果攻击她的工作内容不好用的话，那就把性当靶子好了（虽然风马牛不相及）。

那次座谈之后一个月，我参加另外一个会议的时候听说了有关我红色鞋子的那些"后台"议论，确实很侮辱人，让人很难过。我想了一会儿，考虑自己应该怎么办，然后我确实回应了，只是跟大家想象得不太一样。我火速回到酒店房间，换上了我的红色鞋子，还涂上了很鲜艳的、20世纪50年代风格的口红。然后我就出门了，头扬得高高的，红色鞋子跟也高高的。

有时候，我还是能保持这份自信的。天宝·格兰丁在我酒店房间的地板上滚来滚去做"臀部伸展运动"，不小心压到那双红色高跟鞋时，我就能这样自信地笑出来。她摇着头喊道："珍妮弗，我真想象不出来你怎么能穿进那些东西的！"我大笑着回道："天宝，我肯定驾驭不了你那种风格^①的领带，我觉得我俩这样都挺好的。"

的确是这样。即便是孤独症谱系人群中，要"有女人味"也有

① 译注：天宝的着装风格是总戴一条领带。

很多种方式。

我最近一次留心自己的穿着打扮给别人留下什么印象，跟我这个人本身有没有价值没有任何关系，跟我是否成功地"实现"我的"女人味"也没有任何关系。不管我们如何包装自己、理解自己、表现自己，所有做女人的方式都没有对错之分，不管是谱系女性，还是所有女性。

你天天穿裤子也好，从来不化妆也好，

我不在乎。

你喜欢高跟鞋也好，喜欢香水瓶也好，

我也不在乎。

你喜欢男的也好，喜欢女的也好，都喜欢也好，都不喜欢也好，

我统统不在乎。

我们是女人，

不是因为我们穿了什么，

也不是因为我们爱了哪个，

想让我知道你是什么样的女人，请告诉我：

你对别人友善吗？

对自己友善吗？

你有新思想吗？

你有新发现吗？

你尝试新事物吗？

你勇敢无畏吗？

你好学善思吗？

你宽厚大度吗？

很好，因为这些才是真正的女人应该做的事情，

不管她们脚下踩的什么鞋。

第8章
所以这就是爱：煤气灯下的孤独症

本章内容提示：本章详细描述了我本人遭到性侵犯、性暴力的经历，对于某些有类似遭遇的人来说，可能会导致心理不适。在此郑重提醒读者考虑是否需要继续阅读，或者直接跳到271页。只要是让您感觉舒服的决定，那就是正确的决定。

米妮被撞得粉碎，大部分从闪亮的陶瓷变成了粉末，只有裙子那部分的碎片还能依稀辨别出来原来的样子，光滑的淡粉色碎片，点缀着白色波点，原来是弧形的，现在摔碎了，边缘成了锯齿形。

客厅里渐渐响起了窃窃私语的声音，慢慢聚到了我房间门口，显然，联谊会的姐妹听到了刚才的喊声，还有东西摔碎的声音。有人敲门问道："里面还好吗？"

有人贴近房门，更小声地问道："亲爱的，你还好吗？""还好。"我答道。当然了，她们知道不好。当然了，我也知道不好。但是那个时候我们都太年轻了，状况也太复杂了，并且我们谁都不知道接下来该怎么办。

就是这种感觉，对，就是这种感觉！

那是 1996 年 4 月，当时我二十岁，在布朗大学读二年级。从表面上看，我的生活一切都很完美。我在这所久负盛名的常春藤盟校取得了全优的成绩，并且刚刚获准撰写毕业论文，这意味着我将以优异的成绩毕业。我是一家报纸的职业撰稿人，橄榄球和篮球赛季的啦啦队队长，学校舞蹈团成员，还骄傲地加入了国内历史最悠久的女生联谊会，在里面有了个一官半职。我还当志愿者教成人学外语，书店宣传册拿我照片做封面，兄弟会主席当我是心上人。这位主席是校队运动员，还玩音乐，在教堂复活节演出中扮过耶稣，还住过小肯尼迪的旧卧室。

所有这些，都是我用来向外界标志自己身份的东西。但是，私下里，我最想要的感觉是能有人需要我，非常强烈地、不顾一切地、无条件地需要我，这种感觉比任何渴望都要强烈。说实在的，对我来说，这种感觉比任何"优异成绩"或者各种成就都重要得多。想象一下沙漠中的海市蜃楼，远远地你能看到一片绿洲……那是这世上你最想要的东西，看起来几乎触手可及，但只是一个幻觉。那是一种幸福，一种清楚"我是谁"的自我认同，可惜这建立在别人认可的基础上，摇摇欲坠、毫无根基。我们这样的人，终其一生都只能徘徊在"可爱"之外，对于我们来说，渴望被需要、被喜欢、被接纳的感觉实在太强烈了，根本无法抗拒。经验告诉我，只要让自己魅力四射，这事就有门。而被一个男人（尤其还是一个很帅、很有人气的男人）公开"选中"，这在社交场上就是硬通货，比什么都管用。可悲的是，这其中的谜题假象，我们现在还在教自己的女儿，自己也在重新学习。作为现代女性，我们可以有各种身份，可以做任何事情。确实是，怎么都行，只要做这些的时候，我们看起来够年轻、够苗条、够迷人，但又不能太迷人，否则不管发生什么都是我们的错。简单说，就是得像格蕾丝·凯利[1]那种，不能像丽塔·海华斯[2]那种。但是不管是哪种，都会有一大堆男人垂涎你，一大堆女人排斥你，而且不管男人、女人，没有人真正了解你到底是什么样的人，也没有人在乎。

就我来说……我是丽塔·海华斯那种，或者杰西卡兔[3]那种，"我不是坏人，是你们把我画成这样的"[4]。

我和他是在联谊会组织部集体活动的前一年认识的……他是我学长，有个（没太认真谈的）女朋友，而我那个时候只是个一年级的小透明。除了自我介绍之外，我们其实没聊什么，直到一月末的一天，我们在运动中心偶然碰上了。当时他刚跑完步，我也刚刚结束啦啦队的舞蹈排练。

"今晚来看节目啊？"我笑着说，"有我跳舞。"他盯着我，好像在想什么，傲得很的样子，说："不看，没打算看。"一阵沉默。"回见。"然后他就走了。

我的第一感觉是惊讶，自己那招牌式的笑容，还有做了心理建设之后刻意表现出来的形象，居然这么轻易就被人家拒绝了。没过一会儿，我又觉得很生气。他不知道自己多幸运吗？从来都是男人想跟我搭讪，我从来都没先说过话！最后的感觉……也是持续时间最长的感觉……觉得自己特别丢脸。奶奶的，我心想，自己真是出了个大洋相，还让男生给拒绝了。大概两周以后，我应邀参加他们兄弟联谊会举办的鸡尾酒会。那天我穿了一件绉纱小黑裙，领口镂空，柔软卷曲的头发一半扎上去，一半放下来，我到现在都记得小裙子弹力贴身的感觉，还闻得到发梢上香水的味道，所有的一切我都记得。舞会刚开始没一会儿，我在舞池里就注意到他在看我。这是一

---

① 译注：格蕾丝·凯利（Grace Kelly），美国影星、奥斯卡最佳女主角获得者、摩纳哥王妃。
② 译注：丽塔·海华斯（Rita Hayworth），美国影星，以性感迷人著称。
③ 译注：美国卡通电影《谁陷害了兔子罗杰》中的角色。
④ 译注：杰西卡兔在电影中的台词。

场权力游戏，我绝对不能是出局的那个，于是我大踏步走了过去，说了几句很大胆的话，轻轻地抓住他的领带，把他牵了出去。老实说，我都不知道自己停下来转过身会看到什么。

啊哈，看到了，他被逗乐了，那表情好像在说："哦，来真的？小丫头，我倒要看看你有什么本事。"他接受了我的挑战。当然了，我能做的挑战就是跳起一板一眼的舞步。不过我没想到的是他也会跳舞，跳得还挺不错。我们都没反应过来，就已经被人群围观起来，就好像是《浑身是劲》①里的场景，又好像是哪部青春爱情片里男女主角相遇的时刻。我们跳得气喘吁吁，笑得神采奕奕，互相看着对方，明白了，就是这种感觉，对，就是这种感觉。

男生，别摸我

没过多久他就吻了我，当时放的是《今生注定》这首歌，我唯一记得的是后来他说当时的感觉就像是一颗恒星塌了一角，然后带着宇宙中所有的引力爆炸了一样，就是那种力量。（做作吗？确实。还是那句话，凭良心说，一个十九岁的女孩子，听到男孩这么形容吻她的感觉，怎么可能不飘呢？）

后来，有一次在庆功派对上，我半蹲在 CD 架前面，弯着腰回过头看着他，说道："有你喜欢的吗？"对，我知道我说那话是什么意思，尽管我假装不知道。对，我确实是故意摆出那个姿势的，我是从电视剧、电影和杂志里学来的。我们就像喜鹊一样善于模仿。但是，我其实并不知道，我这种举动发出的信号会带来多么危险的"力量"。我以为自己很"强大"，在这场游戏中操控全场，女人味十足，像狐狸精一样。我不觉得自己处于弱势，当时的我就像现在大多数女孩子一样，都没有意识到，自以为"强大"，那只是一种假象，

---

① 译注：《浑身是劲》（*Footloose*），美国歌舞片。

不过是别人还没厌倦这个游戏之前让着你玩罢了。我也没意识到，自己从电影里照搬过来的那种妖艳风情，会把某些东西迅速点燃，烧个一干二净，只留下断壁残垣，而我甚至都来不及感受到什么热度。

当时，他一点儿出格的举动都没有，一点都没有。我也很单纯，也没想过他能做些什么。尽管那个学期之前，曾经有个男生使劲贴着我，然后不以为然地说："是男人都忍不住，你不能怪别人。"除非你能阻止。我当时明确表示了拒绝，然后他不满地说是我造成了这种局面，我居然感觉他说的是对的。就在几年前，我的心理医生听到我说的这些事以后，面无表情、直截了当地说："所以，你基本就是'可骚不可扰'那种类型的。"我眨了眨眼，愣了一会儿，眼神低垂，说道："嗯，我猜是吧。"那就是我一直以来的想法，太多太多糟糕的事情、糟糕的时刻，归根结底都是同一个原因：那就是我。我咨询过的所有权威专家都是这么认为的。听过大概十多次这样的评价，换了一个治疗师之后，我意识到这样说是不合适的，就像之前很多事一样，很明显都是不合适的。实际上，我的心理医生非常怀疑他对我的看法不单单是出于临床医生的角度。真是很奇怪，让一个真真正正能站在不同角度看事情的人来观察和评价我的生活时，居然会发生这样的事情；也真是很悲哀，这样的事情一次又一次地发生，而真正没法换位思考的那个人其实是我。

说回 1996 年，那次鸡尾酒会之后第二天，我知道了这个男生之前曾经想过他得尽量和我"保持安全距离"，听到这些话的时候我确实挺意外的。他说他没想发展太快、相处太深，把事情搞砸，而实际上，及时而坚决地刹了车的人是我，这让他很是高兴。既是个小辣妹，又是个好女孩，这两者出现在同一个人身上（这里涉及性别权力争议的很多层面，让人头晕眼花）。嗯，请吧，他陷进去了……说实话，我也是。

我们有些人天生就喜欢追求那种强烈的情感刺激，对于我们来说，这个世界就是非黑即白的。爱，就要爱到死去活来，不是美到上天堂，就是痛到下地狱。不是成功，就是失败，要么拥有全世界，要么什么都不是，不是泪汪汪，就是喜洋洋。当然，我从来没想过会有什么灰色地带，没想过自己跟大家一样也可能犯过错，也没想过自己可能已经错了。还是那个道理，如果被排斥的那种感觉在你心底打上了烙印，那么你就总想寻求与之相当的认可来达到心理平衡。挖出多大的坑，就需要多大的劲再去填上。我俩好上大概一个多月以后就放春假了。我和几个女生打算一起去墨西哥坎昆玩儿，出发之前，他送了我一件礼物，那是一件在沙滩上穿的外搭——白色手绘衫，前面写的是"别摸我，我有男朋友"，后面写的是"名花有主"。老天爷，亏我当时还觉得这是最可爱、最浪漫的事。我甚至穿着这件衣服让朋友给我拍照留念。一年半以后，同去的女生们告诉我说她们当时就觉得那件衣服"不对劲"。可是当时呢？她们可什么都没说。不过，我也怀疑，以我那么渴望无条件爱情的状态，就算她们说了什么，我也不见得能听进去。假期中间恰好赶上泡泡派对之夜。我妈妈以前是在旅行社工作，她听说过一个不可错过的活动，说是所有孩子都超喜欢。有一家俱乐部还真的在舞池里放满了泡泡，听起来既疯狂又愚蠢，而且……她想让我玩得开心，她想象的场景可能是到处都有快乐的小泡泡机，就像婚礼或庆典上的那种。可怜的人啊，她甚至提前给我们都买好了票。

事后有人告诉我，其实几乎所有男的都知道接下来会发生什么样的灾难场景。泡泡加上跳舞的女孩子，再加上疯狂的音乐，简直就等于一场色情直播……但是只有我没想到。我直接就进了舞池。刚开始几分钟，一切都还正常，然后灯突然灭了，泡泡机开了……到处都是泡泡。朋友们都哪去了？我迅速地转了一圈，转得太快了，突然间周围变得那么暗，脚下又滑溜溜的，我摔倒在了泡泡海里。等我爬起来的时候，舞池灯光开到了最大，但什么也看不见，每次我试图睁开眼睛，都有泡泡迷住眼睛，泪水模糊了我的视线……于是我拼命叫着我的朋友们，我听到其中一个在哈哈大笑，她们怎么笑得出来的呢？我到底做错了什么？老天，我怎么总觉得是自己惹的祸，怎么总是逃不脱这种思维定式，总觉得是自己太夸张了。"哪里……"我张嘴想喊，但嘴里也都是泡泡。我呛住了、呕了起来……喘息间，有很多手伸了过来……摸着我的胸部，摸着我的屁股，有的还把中指伸了出来……有人凑近我的脖子嘟嘟囔囔的……还有人用裤裆蹭着我的大腿。我简直就像掉进了人间地狱。这座地狱到处都是疯狂的火焰，一直噼噼作响，还不时回荡着咯咯的笑声。我想马上消失。可是我妈妈说过，来这会很好玩，所以为什么我总是要煞风景，没人能听见我说话，我觉得自己要吐了，我的身体成了涂满润滑剂的游乐场，所有好色的陌生人都来消遣。

最后我终于逃回了酒店，其他人还在外面玩，除了我……我洗干净身上的脏东西，蜷缩在那件大 T 恤里，在一片黑暗中轻轻念着："别摸我，别摸我。"

不是"他们"，而是"我们"

他不是我第一个男朋友，却是我遇到过的第一个和我如此合拍的男人，无论是思想，还是感情，抑或是个人兴趣爱好，都非常合拍。他让我觉得自己是稀世珍宝。就是因为这个，我才会继续留在那间屋子，才会不顾一切地坚持下去，当年那个女孩觉得自己必须融入某个集体才能实现自我价值。也是因为这个，我才会无数次地祈祷，自己能说服他原谅我，不管我做错了什么，不管我做了什么导致他伤害了我，我都祈祷他能原谅我。这些年来，在我见过的成年之后确诊的谱系人群中（基本就是像我这样的 1990 年之前出生的人），几乎无一例外，全都遭遇过来自爱人的性暴力和性虐待，不管是身体上、情感上，还是语言上的，或者三者兼而有之，或者，有的人遭遇过强暴，有的人是乱伦受害者。有些时候，这几种情况并存。我们都是年轻女孩，实在太渴望那种融入集体、被人需要的感觉了，那种众星捧月、非我不可的感觉，那种成为别人最爱的感觉。我们慢慢习惯了忍让，习惯了那些以爱之名的轻慢。就像人们常说的那样，温水煮青蛙，青蛙就不会往外跳，我们这些人习惯了不被尊重，习惯了挨欺负，所以亲密关系中出现权力不对等的时候，我们很难警惕起来。每一天，无数次，被误解，当然，我们也无数次误解别人。每一次对话、每一个手势，每时每刻都要斟酌、辩解，都要解释、审视。小时候我们就发现了，要想得到别人的善待，就得时时刻刻保持高度警惕状态。生活给我们的感觉，永远都是要么打、要么逃。因此，如果亲密关系中出现了自我怀疑、自我批判以及内疚这些情绪，那种如履薄冰的痛苦记忆就会重回我们的脑海。实际上，这些都是我们意料之中的事情。

总是有人证明给我们看，每次坏事，我们都是始作俑者，是我们破坏了美好的东西，破坏了彼此的信任，破坏了秘密的关系，破坏了特别的感觉，是我们破坏了一切。再之后就是最致命的那一击……故意不放你在心上、不拿你当回事，冷落你、晾着你。这些始终是我命中的克星。我能非常确信的一点就是每次我开始信任、在意，或者喜欢谁的时候，基本就是一切结束的时候，而且每次都是我的错，是我毁掉了一切，不知道为什么。这是我在很小的时候就总结出来的教训，直到现在有些时候依然为此挣扎。我是如此渴望留住那些感情，甚至孤注一掷，不惜放弃哪怕最后一分自尊，只为换回往日的温柔和纯粹，但是换回来的已经不可能是温柔和纯粹的感情了，那只是被玷污了的感情，让人感到耻辱，而且没有任何安全感可言，永远、永远都回不到过去的"好"了。

这种模式不断重复，我从小就已经习惯了。

这么多年来，总有人毫不客气地对我说，"对你实在爱不起来"。当你像我一样渐渐相信了这种话，你就会爱得极其卑微，不管这样有多失格，你都会去爱。没有人会主动拿自尊去做交易，也没有人会连个像样的、说得过去的理由都没有就无缘无故地放弃自己。别人的嫉妒和控制，我们会误以为那证明了他们有多需要我们，误以为他们有多爱我们，觉得我们有多重要，是这种幻觉诱惑了我们。

一般来说，大家都觉得女性更注重情感联系，更愿意有亲密交流。我很容易就接受了这个说法，因此费尽心机拼命去维护这段关系。我男朋友对我说，有位牧师告诉过他，男人必须每天都要射精。我把这一条记在了脑子里，买内衣的时候都很注意选他喜欢的颜色。他刚开始失眠的时候，说都怪我睡前喜欢拉着他聊天。有一天晚上，我从熟睡中醒来，迷迷糊糊，吃惊地发现床居然在晃，我翻了个身，意识到他就在我身边手淫。他发现我在看他，说道："你今天没做好，拜你所赐，我现在睡不着，又是这样。"我觉得很受伤，甚至，不知道为什么，觉得自己在熟睡的时候被亵渎了，但是我很爱他，我觉得是我让他想得太多，是我没做好承诺要做的事情……很明显，是我这边的问题。我喉头有点哽咽，眼含泪水，但依然把他拉到身上，"我爱你。"我喃喃地说道。他回道："我也爱你。"……接下来我满脑子里想的都是这句话。

有很多次，我马上就要睡着了，他却愤怒地扑了上来，喊着："你真自私，你这个自命不凡的婊子，我不想再跟你有任何瓜葛。"我求他不要走，但他还是会走，他总是摔门而出，一头冲进漆黑的夜里，扔下我一个人，一个人瘫在地上。我又这样了，我怎么就不能让人开心点呢？我怎么老是让人家讨厌我呢？每次我都会哭，然后开始给他打电话。有时候他会接电话，这时我一般就能让他回心转意。但我也同样记得，有一次我们大打了一架，之后我在凌晨的夜里蹑手蹑脚地走了出去，坐在月光下潮湿的草地上，等着天亮，这样我就能悄悄地走进他们联谊会的房间，把我的道歉信塞进他的门缝里。

当我们的关系开始出现裂痕时，当他告诉我他有多讨厌我时，他说我是个婊子，说都是我的错毁了我们过去的一切。他这样说的时候，我从未质疑过。最后竟然发展到，他说他便秘越来越频繁，也是因为和我在一起有压力，反正他是这么告诉我的。我每天都祈祷他能来告诉我今天"拉得挺好"，因为我知道，只有答案对了，我才能得到我想要的温柔和爱情。很快地，他就把对我的厌烦摆在明面上了。他回家过了一个大周末，回来的时候把头发剃光了。我很惊讶，故意咧嘴一笑，问他为什么搞出这么大变化。他答道："这是为了提醒你我有多讨厌你，每次你看见我，都会想起来。"

恐慌一点点累积

我肯定当时的我对人际关系过于敏感，反应极其情绪化。我大半辈子都在研究流行文化，就是想让自己少一点儿社交盲点，少一点儿困扰。从《罗密欧与朱丽叶》（*Romeo and Juliet*）（我告诉我的女儿，这本书应该改名叫《罗密欧与朱丽叶：恋爱劝退教材》）到《飞越比佛利》（*Beverly Hills*）再到《飘》（*Gone with the wind*），其实讲的都是一样的故事：爱得越深越痛苦。

还记得吗？我们刻板的原因是什么？不被接纳的感觉，长年累月积累下来造成的焦虑，还有就是大脑在执行功能方面的缺陷。我们意识不到别人在耍心机，也看不出来人家的自私自利，所以我们很容易轻信。我们看事情只看表面，别人承诺永远爱我们，我们就相信那肯定是事实，千真万确、海枯石烂，从来不觉得那其实只是夸张。我们这些人，不习惯被善待，觉得与其说别人是爱我们，还不如说是忍受我们，不知道健康的关系甚至都不知道友情应该是什么样的，我们渐渐习惯了，爱情应该就是这样的，不抓住现在就会永远失去，失去这个人就会失去一切。我就是这样的，所以，我并不害怕那些过头话，男生嫉妒了，我还觉得那是因为我对他而言很特别。听到别人说："你是世界上唯一能理解我的人。"我还觉得我终于重要了一回。

我们共同的憧憬、他天生的魅力，还有他对未来小家庭许下的豪言壮语，我的人生蓝图都是围绕着这一切规划的。我的自我感慢慢消失，再加上难以调节情绪，渐渐地就演变成了一场风暴，"爱情就是这样的，我们之间就是不分彼此"，就像当年后裔乐队唱的那样，我越是痛苦，就越表明他在乎我。

在我内心深处，积累了太多恐惧，每一次被孤立、被抛弃、被侮辱，都会让这些恐惧沉渣泛起。我的天，这个男人怎么能爱上我呢？他居然这么爱我！爱得如此勇敢，爱得如此骄傲！他讲话那么有道理，那么有才华，那么蛊惑人心。比如，他说："你看，你确实学习挺好的，总是得优秀，但那是因为你是文科生，我虽然和你一样聪明，但因为我是理科生，所以成绩不如你好。"这话的意思很明显，我比他成绩好，是因为我学的东西比他的简单。我的优秀只是个假象，是装出来的。我渐渐明白了他的套路，每次他生气或者跑了，那一定是因为我做了什么……或者他做了什么，那肯定是因为我做了什么，所以他才那么反应的。反正到最后，我们的感情，不管是被挽回了还是被破坏了，那都是我的责任。我确实很爱他，所以我很相信他，我只是不再相信自己。

就这样时不时地陷入自我怀疑之中，而想要从这种状态中恢复过来，需要很强的适应能力，需要分清自己与他人的界限，还要善于调节自己的情绪，而我呢，首先，我的大脑不具备这样的灵活性，其次，像我这种一辈子总是被纠正的人，哪能有什么明确的边界感，另外，作为孤独症人士，我也没有那么强的情绪调节能力。不管我获得了什么力量也好，还是赢得了尊重也好，最终总是会烟消云散。

不管曾经在社交场上有多受欢迎，最终还是一场空。他最好的朋友说过，他觉得那双眼睛（指我的）里有日月星辰。如果这样一个男人，我都不能给他快乐，那么不管人前人后，我都是一个彻头彻尾的失败者，简直颜面扫地。

可是，1996 年 4 月的那个晚上，发生了一件事，让我完全没有了那种"天选之女"的感觉。那天黄昏，兄弟会门厅那里搞了一次大型野餐，刚刚散场的时候，一个刚入会的新人忽然醉倒了，一头栽过来把我顶在了墙边动弹不得。我很恐慌，还有无时无刻如影随形的内疚感迅速涌上心头，但我对我男朋友咧嘴笑了笑，希望他没看出来这些，但愿他能觉得我还挺有幽默感的。没人受伤！很滑稽，是吧？大家都相信那个新人吧？我是这里公认的"甜心"，还是主席的女朋友——第一夫人的角色嘛，新人们在我周围多少会有点紧张的，不会有人故意不尊重我的，我觉得当个玩笑就过去了，那里怎么会有人蠢到打我的主意。那个新人当时的状态不怎么雅观，窘透了。这事就完了，没人受伤，也没人越界。对吧？

不对，我男朋友的脸色不对。等周围没人的时候，肯定会有麻烦了。

我的笑容消失了。

一个小时以后，人群散去了，屋里就剩我们俩了。我几乎立刻就发现他没生那个新人的气。有那么一瞬间，我长舒了一口气。至少在这件事上，我不用担心自己是不是做错了什么。有醉鬼栽到我身上了，很明显不是我的错啊，可是，不知道为什么，我又被训了。首先是因为我离人家太近了，人家才会摔到我身上的。要是我把心放在男朋友身上，而不是忙着跟别人眉来眼去的，又怎么可能让他在众人面前丢脸呢。我一下子就明白了他的意思，我简直要崩溃了。

就在这个时候，他突然一把抓过了那支玫瑰花。

可 怜 的 花

那天傍晚，他送了我一支长茎玫瑰，深粉色的，非常漂亮，他唱了一首歌给我听，还吻了我，俨然一副白马王子的样子。我还没来得及把花放水瓶里就去参加聚会了，所以这会那支花还在那里放着。他抓着那支花，恶狠狠地看着我，把花瓣咬了下来，嚼碎了，吐到了我的脸上，吐得我眼睛里都是，顺了脸颊淌了下来，碎花瓣粘在了我的脸上。这是一个象征，他是想让我知道，爱是他给的，他也可以轻易拿走，让我知道爱里掺着仇恨，爱就像是利刃。他想让我知道，是我又一次破坏了美丽，玷污了美好。所以，我很脏。很多很多次，我感到非常耻辱，在他面前抬不起头。我用自己的身体去换取希望，因为我害怕再一次心伤。但是那天晚上，我第一次爆发了。我觉得他应该能看出来，我的眼睛和平常不太一样。我没有呜咽，没有哀求，也没有道歉。我回瞪着他，任由那玫瑰花夹杂着唾沫在脸上斑斑点点。

当然，我当时并不知道，从法律上说，往别人脸上吐唾沫属于人身攻击。那一刻，我肯定愿意了解这些，因为我确实觉得当时的我没有什么判断标准，不知道别人对待我的正当方式应该是什么样的……不管什么人，我都不知道。说实在的，一直到现在，这个问题也依然会让我困扰。大多数普通人好像都自带一个晴雨表，有什么事情"不对劲"或者"不正常"了，就能发出预警。想要纠偏反正，找到合适的方式，说合适的话或者做合适的事，只需要"相信直觉"就好了。

但是，如果你这辈子一直生活在嘲笑、侮辱、冷落之中呢，如果你一直被孤立、被操纵、被利用，你会怎么样呢？你向大人或者"上级"反映情况，但是结果却被排斥得更厉害了，你会怎么样呢？每次都有人跟你说你肯定是误解别人了，每次都是，你会怎么样呢？

就连那些大人或者"上级"都跟着一起奚落你，或者置身事外、看你的笑话，或者批评你太矫情了，大惊小怪，不就是个玩笑嘛，你怎么就受不了？或者说你要是这么做，大家就会更喜欢你，对你更好了。这么多年，你总是被纠正、被指责，总是要承担后果，到最后自己都梳理不清自己的想法，你会怎么样呢？自己都搞不清哪些才是自己的感受，你会怎么样呢？你怎么知道自己的直觉到底是什么呢？照这种情况，你花了一辈子的时间努力"相信自己的直觉"，结果却一次又一次地发现，你对别人的直觉往往错多对少……那还不如不相信直觉好了，直觉让你怎么做，你反着来就是了。我很能忍，并不是因为我穷困潦倒，也不是因为我没有安全感，反而是因为我很能忍，我的生活才变得如此窘困、如此没有安全感。如果你相信自己很有价值、很强大，那么你就会活成那个样子。反之，如果你觉得自己没有价值，不配有人爱、不配快乐地生活，那么你也会活成那个样子。

没有系统性的参考，我还是没办法搞清楚状况有多糟糕。现在也是这样，我甚至都搞不清到底算不算出状况。霸凌、排斥、冷落、嘲笑、语言攻击、公开羞辱，还有那种"一个巴掌拍不响""为什么不打别人就打你"的受害者有罪论，这些都是创伤的标记，虽然都是小创伤，没有生命危险，但是对心灵伤害极大，创伤后应激障碍、抑郁焦虑、自伤自残以及物质滥用等都与此有关。对于谱系女性来说，这些遭遇很早就有体验，而且反复出现、记忆深刻、很难忘怀。我们的生活常态就是如此。这种模式我们无法避免，甚至还无意识地在找寻。这种模式本身就有问题，爱和伤害互相交织，权力和控制相互纠缠，影响着成年之后的人际关系。

一个吻不仅仅是一个吻

前不久，有个人的车在我治疗师的办公室外面抛锚了，来找我帮忙。他老婆正坐在车里努力打火，这个请求其实没什么，但是我没有跨接引线[①]，而且我也不喜欢这个人在我十四岁女儿面前高声大气说的那些话。但是，要走到门口就得从他面前过去，所以我只好礼貌地对他说："先生，请您说话客气点，当着孩子的面呢。"

他的反应让我非常意外，他骂我是婊子、烂货，还说我就是欠操，要不要干一炮。没人告诉我应该怎么做，加上最近有些其他事情对我和女儿来说也挺难承受的，所以我当时唯一的想法就是报警，也是想通过这件事告诉我女儿，妈妈不是逆来顺受的人。我确实那么做了，但我想错了，我女儿非但没有受到激励，反而很是怯懦。晚饭的时候，我对我母亲说了这件事，她非常生气，觉得我根本不明白这么小题大做有多蠢。

我分辨不出来什么时候应该做什么，也不知道应该反对什么，会给自己带来什么后果，我甚至都不知道某件事到底算不算事。类似的事情……一直都在发生。

前不久，我陪一个好朋友一起去参加晚宴，对方是他的一个老朋友，也是他职业生涯的导师。刚开席几分钟，我就觉得自己像没穿衣服一样。这位跟我素未谋面的先生用他的眼睛把我扒了个精光，而且，至少就我感觉，越来越过分。他的谈吐彬彬有礼，但是句句都是旁敲侧击，前一秒钟还是礼貌得细致入微，下一秒钟就变成了那种意味深长的调笑，说什么"红发女人非常狂野，让人欲罢不能"，然后还没等我反过神来，突然话锋一转，谈起了我的工作，又突然建议说他敢肯定我应该释放一下自己的压力。吃完饭后，我不想对朋友的朋友太过失礼，就跟他拥抱道别。我本来以为就是礼节性地

---

① 译注：用以连接两辆汽车的电池从而发动其中一辆没电的汽车。

拍拍后背道个别，没想到第一次见面的这个人（绝对没喝醉）飞快地用双手捧着我的脸，亲了我的嘴。我怎么反应的呢？我大声说道："有机会再见面啊！最想见您！"我真是不好意思承认这是我说的。

我以最快的速度回到自己车上，一个人开走了，我的眼泪夺眶而出。十五分钟后，我到家了，这个时候我开始觉得恶心，浑身都在颤抖，我的身体就像我的大脑一样，有自己的记忆，而这些记忆把我击垮了。夜已深，孩子们已经睡了。周围没有一个可说话的人，也不能打电话，就算我的哭声吵不醒他们，电话也会吵醒他们的。

我都拿不准刚才发生的这一切到底算不算很恶劣，完全没有头绪，我快要崩溃了……但我甚至都不知道自己有没有权利崩溃。我在谷歌上搜索"不熟悉的人亲嘴合适吗？"没有什么相关的答案，一个都没有。如入地狱般纠结煎熬了两天，我得动身去外省做个主题演讲。昨天我和四百多人畅谈了一下，聊到大概一个半小时的时候，我说起了晚宴那件事，是想举个例子，嗯，也是想做个民意调查（这一点我承认）。说到"亲嘴"那里，全场反应是什么样的呢？所有人都倒吸一口凉气。真的，那种吸气声清晰可闻，而且很用力，感觉会场都要缺氧了一样。对于全世界所有人来说，好像没什么好犹豫的。那不是一般的吻，未经他人同意，抚摸或者亲吻都是性骚扰。国家性暴力资源中心首席公共事务官克里斯滕·豪泽（Kristen Houser）接受《赫芬顿邮报》（The Huffington Post）采访时解释过这一点：

> 性侵犯和性剥削有很多不同的方式，有些没有任何身体接触的方式也算，更不用说性行为了。性暴力行为有重有轻，程度各不相同，轻的可能没有性接触，重的可能是强暴、奸杀等暴力侵犯，违背他人意愿触碰、亲吻和抚摸别人，当然也应该包括在内……如果一个人被人用枪指着头，我们可不会因为对方没扣扳机就坐视不管，还指责被枪指着的那位是反应过度。道理是一样的。你也没法判断说某个人的恐惧到底过不过分，恐惧就是客观存在的。

联觉不是我自己想象出来的东西，就连这个事实我都需要从别人的角度、从各个层面去证明呢，又何况这种事。我没有泰山崩于前不变色的本事，要我去沉着冷静地应对，可能得满礼堂的人外加一个国家机关一起给我加油才行。那个邀请我去参加晚宴的朋友说："我一直都相信你说的，真的，珍妮……#MeToo 运动也有你一份。"收到这条信息的时候我哭了。不是因为受到伤害而感到悲哀，而是终于听到有人说这么长时间你真是受苦了，我感到如释重负。

姐妹私房话

请允许我在这里稍微跑个题，跟各位女士说点私房话，说出这些，是因为我怀着无比的信念，相信我们是真心地团结一致。

19 世纪初，美国白人女性对自己的姐妹非常不公平。许多支持女性参政的人认为，让有色人种女性参与"这项事业"，会减少她们赢得选票的机会。他们认为，想要争取公众支持女性参政投票，本来就够难的了，想要让全国人民都支持黑人女性参政，那就难上加难了，就连那些支持女性参政的白人女性自己都不想和"那些"女人混在一起。

1851 年，在俄亥俄州召开的妇女权利会议上，索杰纳·特鲁斯[1]登上了历史舞台。她的表现既勇敢又谦卑，她呼吁大家想一想，我们女性是不是不应该觉得自己比别人多一点或者少一点什么。

男人们都说，上车的时候应该帮女人一把，过坎的时候应该扶女人一下，无论走到哪里女人都应该享受优待。可是，从来没有人帮我一把、扶我一下，或者优待过我啊！我不是个女人吗？看看我！看看我的胳膊！我耕过田，种过地，收

---

[1] 译注：索杰纳·特鲁斯（Sojourner Truth），美国著名的反奴隶制活动家、女权倡导者。

过粮，论干活男人都干不过我！我不是个女人吗？我干得跟男人一样多，如果能随便吃的话，我吃得和男人一样多，还能像他们一样挨鞭子！我不是个女人吗？我生了十三个孩子，亲眼看着他们被卖给了奴隶主，作为一个母亲，我哀恸哭嚎的时候，除了耶稣，谁听到了？我不是个女人吗？

当时的女性，和现在一样在斗争，彼此之间互相斗争，而不是为彼此斗争。由于内部分裂，接下来的六十九年里女性都没有获得投票权。浪费了时间，也浪费了精力。她们你争我抢想要得到认同，希望有人听到自己的声音，就好像这个世界上没有足够的空间让我们每个人都发出自己的声音一样。

——选自《谱系姐妹》（*Sisterhood of the Spectrum*）

珍妮弗·库克·奥图

我的使命是建设"人人为我，我为人人"的世界，有人告诉我说这个世界本该如此。可是我发现，总体看来，听我的演讲时惊恐地摇头的，非议我说我"活该"的，公开羞辱我，说我"假正经，觉得所有男人都想要我，所以才无事生非、小题大做"的……绝大部分都是女性，所以，说"人人为我，我为人人""这个世界本该如此"，这不是很奇怪吗？这是普通人和孤独症人士的区别吗？

……我很难过，此刻，我的眼里满是泪水，我真是搞不懂，尽管我很想弄明白。我们总是说，不管受害者长得怎么样、穿成什么样，都不是受伤害的理由。我同意！但是，如果"不管受害者长得怎么样"这句话的意思是按大众标准来说长得还挺好看的呢？有些无知男人会质疑说，为什么"相貌平平"的女人也会被盯上呢？好像这个问题跟权力根本无关似的。但是各位女士，恕我直言，我不得不说，把"性感"这个词用坏了的恰恰是女性自己。我就直说吧，我这种女孩，平时都是戴一副奶奶款眼镜，顶一脑袋大卷，理发师见了都会哭那种。

简直了，我可不是什么全世界男人的梦中情人。我也不会无知傲慢到那种地步，觉得自己长得好看，所以更有可能或者更不可能成为性骚扰或者性暴力的对象。我觉得，我更容易被人欺负其实是因为自己的神经特质。

对于这本书，我有很多期待，但对我来说，最有意义的还是在出版前几个月就进了荐书网站的推荐书单，成为"2018 年最期待的 24 本女权书目"之一。我很自豪自己是个女权主义者，我对女权的定义是：不论男性还是女性，他们的存在和贡献同样重要，非常精彩，值得珍惜。所以，请您一边回想上面那些话，一边看看我下面提出的这些问题……

我穿高跟鞋，既是为了时尚，也是为了让自己找到点金杰·罗杰斯的自信感觉。各位女士，如果连你们大部分时候都没有什么自信，以我这样的心态，我对自己能有什么真正的自信呢？有人在亚马逊上提到我的时候这样评价，"她聪明、漂亮、招人喜欢，对她来说，生活来得太容易了，所以她说的话没什么值得让我女儿看的"，说实话，您也是这样想的吗？有人真的仔细看过我说的话吗？说到亲密关系中的暴力，让广大女性同胞在精神上、心理上还有能力上遭受伤害的、没有公德的恶人难道不是女性吗？她们造成的伤害可能不像直接伤害那么多，但绝对不少。就我个人亲身经历来说……答案是肯定的。是的，事实就是如此。所以，请原谅我借用索杰纳·特鲁斯女士的话，问出同样的问题：我不是个女人吗？

有时候有点粗暴

说回到当年那朵玫瑰，那一刻，在那个小房间里，二十岁的我觉得很受伤，我满脸都是他吐的唾沫。然后，他动了我。"动了我"，这是我俩的说法，指的是他为了"移开我"采取的措施。按他的说法，这是因为我妨碍了他进进出出（其实我比他个子小多了，很难妨碍到他），甚至还向他挑衅，让他做点什么，所以他才抓着我的肩膀，半推半抱地把我弄到一边，好几次。其实我浑身上下已经没有他没碰过的地方，但是就在那一刻，他把手放在我肩上的那一刻，我大脑里出现了之前没有过的感觉，跟之前所有感觉都不一样。

几周前，我们一起去参加一个聚会，我碰到了啦啦队的一个女孩，一个人坐在沙发上哭。我想尽办法安慰她，但不管我怎么努力，她一直抽泣，我都没弄明白她说的到底是什么。我能听出来的，除了她男朋友的名字，就是"恶劣"这个词，不能换位思考的我又卡住了，是她男朋友对她做了什么事吗？我明白了，我男朋友有时候对我也有点粗暴。空气突然安静，她抹了一下鼻子，看着我，眼睛瞪得大大的。不对，那可能是别人对她很恶劣，她想自己男朋友了？唉，我的老天爷，求求你不要……好吧，我只能跟她说，我保证会找到她男朋友，然后趁她还没说话赶紧仓皇溜掉了。

现在，我男朋友又觉得自己"不自由了"，又"动我"了。但是这次，不管什么原因，我不能任他这样。这一次，我确定我没做错什么事。"不行！"我使劲跺着脚说。他不能就这么走了，不能就这么丢下我，让我自己承受这些痛苦和恐惧，我们都知道，只需几分钟，这种痛苦和恐惧就能把我击垮，我们必须好好谈谈。

要走可以，门槛高了。真是匪夷所思，我想的居然是，他对我越来越不尊重，这一刻总该恢复点了吧，但实际上，事态急转直下。亲密关系中的暴力，和其他暴力一样，与性或者爱没什么关系，其实都是权力和控制的问题。我说出"不行"这两个字，就是挑战了他的权威，我在质疑他对当天晚上发生的事情的处理，也在质疑"他永远对，我永远错"这种心照不宣的默契。我还把焦点转回到了他的身上，他一向认为自己是集知识分子和运动健将于一身的绅士，但是，现在，这个形象和眼前所见非常违和。因此，他得控制我整个人，包括我的心。这颗心怦怦地跳着，剧烈地颤抖着……被伤透了。爬过了悬崖，你就再也回不去了，见过了真相，你就再也逃避不了了。

　　他又一次抓住了我，特别用力，手像钳子一样箍着我的胳膊。这双手，曾经那么深情地牵过我的手，曾经把我毫不费力地抱起来，同样是这双手，现在猛地把我丢到了床上，用了那么大的力气，让我痛得喊了出来。印象中有那么一瞬间，我居然有点惊讶。怎么上一分钟我还很倔强地站着，下一分钟就飞起来了呢，还倒着飞到了床上，就像小孩飞进游泳池那样。就只有一点不像，我没起跳。我蒙了一小会儿，就是那种不知道我怎么就飞过来的感觉，但我很快地跳了起来。就像是那种玩具，按一下按钮，弹簧就弹开了，然后就散架了。你按了一下，哇哦！又起来了！这就是我当时的样子。他把我扔出去了，我散架了。可是他手一松，我又起来了，然后又倒下去了。我刚一站起来，他就又把我扔出去了。再一次，我飞了出去，但是，再一次，我站了起来。真的，他一定很震惊，其程度不亚于他的愤怒程度。我甚至都能听见他脑子在转。这下子怎么办？怎么办？他那亮晶晶的蓝眼睛突然盯住了我身边的什么东西，我随着他的视线看过去，很奇怪，感觉好像是慢动作一样，看着他从我床边桌上抓起那个小小的瓷米妮。我特别喜欢这个小瓷米妮。粉红色的，小小的，很可爱，也很脆弱。这个世界上有谁会去伤害米妮呢？他偏偏做了，因为这样就可以伤到我。他胳膊一挥，朝我这边甩了过来，米妮撞到了墙上，碎瓷片飞得到处都是。我听见自己尖叫起来，半是恐惧，半是痛苦。外面大厅里有人喊了起来。他看着我，眼神如此陌生。有那么一刻，我感觉好像那个熟悉的人又回来了，困惑地问我："珍妮，我们之间怎么变成这样了？我刚才干了些什么？"然而，只是那么一刻，转瞬即逝。

　　阴霾瞬间笼罩了他的脸，无辜的表情淹没在了暴怒之中。他朝我跨了一步，我以迅雷不及掩耳之势抬手给了他一巴掌，正打在脸上。就像电影里那些愤怒的女人对待行为不端的男人那样，扇了过去。不一样的是，我并不是愤怒。我是害怕，还有难过。我没有退却，也没有发脾气。我是按剧本来的，就像个听话的小女孩一样，怎么学的就怎么做了。孤独症诊断标准上有一条不就是重复刻板行为嘛。相同的东西让人感觉熟悉，这就好比你觉得这个世界太闹，让你太累的时候，坐回那把熟悉的椅子能让你缓一缓。另外，因为双向交流的技巧也不尽人意，所以谱系中很多人都能背下来整部音乐剧或者电影剧本，这也没什么好奇怪的，因为剧本里对各种角色、细枝末节、什么时间应该干什么、应该如何反应，都有详细描述，有时甚至连舞台动作都写出来了。社交"脚本"其实是一种实证有效的治疗手段，有助于我们对现实生活中的对话和回应做出预判。换句话说，我们的大脑，能够学会那些适当的行为，还能比较自动地准备好去达到社交方面的要求，其中一个不可或缺的部分就是编写脚本。

高三的时候，学校里排了《下课》（*Dismissed*）这部剧，我在里面演了女一号。剧情挺老套的，一个啦啦队女孩和一个挺有人气的篮球队员约会，这个男的刚好对女的也挺粗暴，私下里也是个大嘴巴、爱爆隐私。在结尾的时候，女的终于不再忍受男的带给她的羞辱、轻视，两个人发生了正面冲突。男的跨前一步，女的扇了他一耳光。也就是说，我扇了他一耳光，就是那个男演员，别人让我扇的，他们教我怎么扇的，我还反复练来着。不管是剧本，还是后来所有的事，都肯定了这一点，有人一而再、再而三地欺负你的时候，自信的女人就是要扇他耳光。我那记耳光甩出去的时候，观众爆发出热烈的欢呼。

然而，此刻，没有欢呼。

此刻，那只手，玷污了我的玫瑰的那只手，杀死了我的米妮的那只手往后缩了一下，接着重重地打在了我的脸上，把我打得撞在了床沿上又弹起来，摔在了地板上。

房间里就像爆炸了一样，空气里似乎飘着热腾腾的雾气。那一刻，好像一切都静止了，之后传来了一些声音。

有人在敲门，大概四五个人在外面，有人喊道："快开门！"我跪在地上，从地毯上捡起一小块陶瓷片，爬了出去，爬到了光天化日之下。一大群女孩围住了我，但我听不出她们说的是什么。我能做的就是不停地重复："他打了我……他打了我。"在我的意识里，最后那一击才算虐待，之前都不算。我的胳膊上全是指印，很快就会现出他的手印，被他嚼碎的玫瑰花瓣和我的泪水混在一起流了下来。这可怜的花啊，我真是为这朵漂亮的花感到悲哀。还有我的米妮，我可爱的米妮也被毁了。多么无辜、多么可爱，现在却被弄得这么丑陋，摔成了一堆碎片，就在我的手上，曾经那么光滑，现在却变成了锯齿，曾经那么温润，现在却这么的锋利。曾经有过的温柔，现在却只剩下了愤怒。我死死地攥着碎瓷片，任它划破了我的皮肤，血流了出来，我需要这种疼痛，需要这种醒目的颜色。当激情不再，只有这种强烈的感觉才能让人清醒。唯有如此，我才能确信我还真实地活着。

我当然是真实地活着的，所有的一切也都是真实存在的。不知道为什么，莫名地，我觉得还挺有安全感的，这么长时间以来，我都没像现在这样感觉那么安全。大家都知道发生了什么事。当时门外有六个人都听到了，这下总该好了吧，我觉得。他总该对我好点了吧，总该知道自己以前有多过分了吧。有一次他推了我一把，太使劲了，差点把我推到雪堆里头；还有一次，路面上都是冰，他"动"了我，把我弄倒了，有人看见了。他总该明白自己这样实在太过分了吧。总归能有那么一个时候吧，他得明白，他对我，对他那"美丽又聪明的珍妮"有多不好。至少，我觉得应该会是这样的。

半小时过去了，大厅里的人差不多都散了。不过，他还在房间里，一位朋友一脸警惕地告诉我。我其实一点都不意外，他太在乎自己的脸面了，在那种情况下他不会出现的，免得陷入愤怒女人的包围圈。我慢慢转动门把手，进去以后发现他坐在地上，就是我摔倒的那个位置，手里拿着钢笔，膝盖上放着一张纸。他先开口说道："我在给你写信，我知道我不该打你，但是你应该记得是你先动手的，你要是不想惹麻烦，就别告诉别人。"那一刻，我的决心突然动摇了。我之前没想过这些，这个意思是说……什么，这也是我自找的？"你一定要明白，真的，伤害了你我很抱歉，真的很抱歉。那个……"他停下来看着我说，"但我还是觉得你挺贱、挺骚的，你自己也知道，对吧？"我点点头，我知道，我知道错的总是我。他叹了一口气，放下了笔，说道："好的，该睡觉了吧。"好吧，我点点头，开始脱衣服。我的心、我的魂都泄了气，什么都不剩。"对不起，"我哽咽道，"很抱歉，都是我的错，我爱你。"他微笑着伸出手来……打过我的那只手。"珍妮，上床吧。"

手　印

几天以后，我被叫到了校长办公室。校方接到了一个匿名电话，说了周六晚上发生的事，所以校长需要跟进。嗯，校长，我明白。我一直都是乖孩子，很听学校的话，现在也是。她问起我手臂上有没有伤痕的时候（很显然，电话应该是我朋友打的，说得很详细，所以才会有这些问题），我也一五一十地说了。她让我把开衫脱下来好看清楚点，我觉得自己像没穿衣服一样，特别丢脸，而且觉得自己又蠢又怂，但还是脱了。我看到她的眼睛瞪得大大的，青紫色的手印，就像学龄前孩子玩的手指画一样，只不过不是印在画画纸上，而是我的胳膊上，触目惊心，让人想起那天的场景。

他当时喝醉了吗？没有。我想起诉他吗？不，我不想这么做。

不管怎么说，毕竟是我的错。她皱起了眉头问我这么说是什么意思，我卡壳了，我不能用说谎来保护自己，我也没觉得自己必须离开他。于是，我很艰难地讲了那天的事，我从来没对别人讲过这些。我说了那个新人的事、我男朋友"动"我的事，还说了他把我扔出去……两次，还有把玫瑰吐我脸上，拿米妮砸我。最后，我很难堪地说，他朝我跨了一步，我扇了他一耳光，说的时候脸上热辣辣的。校长问："然后呢？""然后他就打了我，我就摔倒了。"所以，难道她还看不出来吗？如果有人要倒霉的话……那肯定是我啊！她的表情变了，不过我看不出来她在想什么。也许是在犹豫要不要报警抓我吧，但是她没有。

　　她说："珍妮弗，如果有人用很难听的话骂你，把你整个人扔出去，朝你吐唾沫、扔东西，这些行为统统都是人身攻击。伤害你、吓坏你之后，还要朝着你跨出一步，那就是威胁和恐吓。亲爱的，你没有攻击他，你不过是在自卫，之后他又打了你，那是报复，也属于人身攻击。"这些话我闻所未闻，所有这些话都是，我听不懂。可是我男朋友说过，那是因为这些事总是我先挑起来的，不是吗？我也相信他，为了解决问题，我必须相信他。痛苦的呐喊无声无息，只有我的眼睛在祈求着答案：真的不是我的错吗？校长向我保证，如果我不想起诉他，那也是我的权利（顺便说一句，现在家庭暴力的受害者已经不用自己起诉了）。她很诚恳地说道："珍妮弗，请仔细考虑一下，你打算怎么办，不管你做什么决定，不要因为害怕惹上麻烦而受到影响，你自卫之前他已经攻击你五次了。他用拳头打你脸的时候，就没有什么可说的了，那就是虐待，不是第一次，是第六次。"她顿了一下，接着说，"那么一晚上就六次。"

　　与此同时，学校会要求他去做心理咨询，我欣然接受了这个建议，很高兴地抄下了很多推荐的治疗师的信息，姓名、电话什么的。现在他得接受一些心理援助，而造成这一切的罪魁祸首并不是我。

就要离开校长办公室的时候，校长叫住了我，她迅速地在一张纸上写了点什么，递给我说："给你，拿着这个，收好了……留着自己用。"纸上写的是一个女性咨询师的名字，这是介绍给我的。"珍妮弗，你应该得到帮助。"是的，我需要帮助。我不知道我配得到什么，要不是那张纸条，我不会知道，是那张纸条在那个黑色的四月天让我看见一丝曙光，那是我这辈子第一次开始治疗。我和治疗师大概每周约见两次，这期间，是她陪着我克服恐惧，一起走过了几个月……一路走来，大概持续了整整一年之后，我才开始卸下包袱，摆脱那些让我消极的想法，在这之前，这些东西一直在我的脑海里萦绕，打击我的自尊、自信。治疗师告诉我说，看不到希望的时候，考虑一下是不是还有其他选择，留意一下，自己在判断他人的角度和动机的时候有多大把握……尽管我开始意识到，我确实经常误解别人，就像别人经常误解我一样。她鼓励我回顾过去，她让我明白我提到的那些事情其实都是虐待，那么长时间，没完没了，但却没有引起重视。最重要的是，她教会我去观察、审视并质疑那些对我的诋毁之词，而在这之前，我对这些一直都是照单全收、毫不怀疑的。因为这段治疗，我才撑着走过一段自我觉醒的旅程，这段旅程又撑着我走过了之后地狱般的日子，并一路走到今天，在这里与你们相遇。

没过多久，我从来没想象过的地狱般的日子开始了。那年夏天，我和几个女朋友租了一个房子，我的房间刚好是在阁楼。普罗维登斯这个地方的房子一般都很老旧，这个房子也不例外，历经风雨，但很可爱。屋顶沿对角线斜下来，墙壁发出暖暖的木质光泽，打开窗户，就可以沿着窄窄的逃生梯爬出去，逃离没有空调的环境，手里再拿本书，就可以藏进树冠里，听着微风轻拂树叶，发出沙沙的响声。

尿　罐

楼梯太窄，没法把床弄上去，所以就没放，我想着也就是夏天用用得了。在地板上铺个垫子，铺上新床单，再把窗户敞开，就挺好的。也许是能挺好的，但实际上并不是。大多数时候，我男朋友都在这里过夜，一开始还行，但是后来，女孩们都听说了发生了什么事，她们觉得我太衰了，干脆躲我远远的。他肯定也感觉到了大家对他有看法。刚开始，他用脏话骂她们，很快，他就发现了一个新办法，那就是无声地惩罚我。

他还是被失眠折磨着，尽管天气闷热，却不让我开窗。他说下面街上的声音太吵了。这个该死的房子，我怎么好死不死地非得选了这么个房间呢？我觉得很丢脸，赶紧关了窗，买了一个风扇，希望能让我俩都舒服点。可是很快又有了新问题。他是运动员，喝水很多，所以，每天都要起夜也不足为奇。问题是，去一趟卫生间得踩着吱吱呀呀的地板穿过客厅，再下一段特别陡的楼梯（还得摸黑），进到另一个门厅，回来的时候还要再走一遍。这么折腾一趟回来，他就再也睡不着了。说实在的，我没觉得这有什么大不了的，但我确实也很理解那种半夜醒来怎么也睡不着的滋味。每天晚上，我都迷迷糊糊地打着盹，担心有什么动静会把他吵醒，担心自己做什么会把他惹毛。醒着、等着，不知道会发生什么，但多少还能有点思想准备，总好过突然惊醒，眼前摆着一张愤怒的脸，而你根本不知道怎么回事。想要重新换取一点点温柔，或者至少是和平共处，唯一的办法就是躺在汗湿得潮乎乎的地板垫子上，一边任他摆布，一边望着房间深处的角落出神，这种情况越来越频繁。我躺在地上，不管身体有什么感觉，每次眼泪要流出来了，就飞快擦干，免得惹上麻烦，之后赶快逃到房间里最远、最小的角落，恨不得缩进地板里头，什么都感觉不到。

我如此地忍气吞声，还是没料到居然会发生尿罐这种事情。每天晚上起夜都要长途跋涉，他显然是受不了了，为了解决这个问题，一天晚上，他来了，带着一个超大号的塑料罐子，就是腌咸菜用的那种，没有盖。在这个闷热的阁楼里，他把罐子就放在了床边，晚上要起夜的时候（一般两次），他站起来就尿。这个尿罐，按他的说法，就是一个便携式厕所，就摆在我的房间里，离我只有五六米远，我身下的床垫子越来越脏，床垫子下面的地板也越来越脏。

第二天早上用完以后，他打开窗户，把里面的东西倒在了逃生梯上，楼下前门外面的地上流得到处都是。我吓蒙了，简直无地自容，我特别害怕，如果大家发现了他的所作所为，那我就更没朋友了。我求着他说："这是中世纪城市的做法，太恶心了，太不卫生了。"我求他不要这样，"我朋友每次出门都要从那走的。稍微闻一下，都不用琢磨就能明白怎么回事了，她们会让我搬家的，她们肯定会撵我走的，所以，求求你，再没有别的办法了吗？"

"当然有啊，"他想都没想就接口道，"要是你们这帮骚货这么介意，那就……"他把还湿着的尿罐摆到我眼前，黄色的液体溅到了我脸上，"你来倒呗！每天早上，你来负责。"说完就扬长而去。（这里我必须提一句，对别人进行精神控制，一个典型的策略就是贬损她的亲友，这样的话她就不会再信任他们。在他嘴里，我的父母是"为富不仁的势利小人"，我的朋友都是"婊子"和"贱货"。照他的逻辑，我跟这些人有任何瓜葛，就是在侮辱他的判断，肯定会让我受到"不良"影响，最后总会弄点问题出来。）就这样，我成了清洁女佣。他故意很不小心，消极对抗的那种，尿得到处都是，从来不擦。每天早上，我满脑子只有一个念头，就是赶快把那玩意倒掉，但是那个时候偏偏是他让我履行每日"义务"的时候。在他汗津津的身下，我尽量让自己抽离、消失（但同时还得假装挺开心的）。我的思绪飞到了屋顶的角落，满心想的都是一会儿该怎么办，等他发泄完了，我就该想办法藏那个尿罐了。

我不想让其他女孩知道他干的事，更不想让她们知道我居然允许他这么干。但是那个尿罐那么大，还是透明的，还没有盖，我要拿着它穿过两个门厅，再下一层楼梯，路过四个卧室，然后再回来，还得避开所有人，实在是不可能。唯一的办法，就是先放在房间里，藏在行李箱后面，等房子里人都走光了再行动。不幸的是，基本都得等到晚饭以后房子里才会没人。所以，在那个闷热的八月天里，每一天，那个没有盖子的尿罐都散发着臭气，把地板、墙壁和天花板都熏透了，最后，一进屋子，不被氨气呛得上不来气都算本事。我很脏，我浑身上下都被他弄得脏乎乎的。我的生活里全是他的需求，全是他的脏东西。我这小天地本来就够可怜了，他还要搞得更脏，而这个时候我还得假装睡觉。我明白，现在这个样子，已经不可能有什么善意或者爱意了。但是，我想不出应该如何做出改变，也不知道要怎么解决问题。我不知道要跟谁说，也不知道谁能理解我，我的心已经炸得粉碎，我的自我意识本来就很模糊，现在因为这么一个男人更是分崩离析，他打我，用脏话骂我，往我身上吐唾沫，对我进行性虐待，现在又拿尿罐来羞辱我。我不知道要怎么解决这个问题。更何况，我不恨他。我恨的是我自己。我恨自己这辈子怎么总是"惹事"，总是搞砸，总是招人讨厌。是我自己吸引和纵容了这些……如果你觉得所有的事情都是自己的错，那你就不会想着摆脱对方，你想的是消灭自己。

煤气灯下的孤独症

1944 年，英格丽德·伯格曼（Ingrid Bergman）和查尔斯·博耶（Charles Boyer）出演了一部电影《煤气灯下》（*Gaslight*）。英格丽德·伯格曼扮演了一位敏感而轻信的妻子，在这场婚姻中，她饱受欺凌，历经挣扎，不想失去自我。而查尔斯·博耶扮演的丈夫，为了在婚姻关系中牢牢控制妻子，也为了掩盖自己的真面目，一直向她灌输说她心理有问题。明明是他"把煤气灯的光调暗了"，却说灯不亮了是妻子想象出来的。妻子对自己的想法越是不自信，对丈夫的权威就越是依赖。"煤气灯效应"这个词就是从这部电影来的，指的是一种极其恶毒的精神和情感虐待，意在削弱受害者的自我意识，扰乱他的内心，进而渐渐怀疑自己对于现实生活的理解和认知。

回想一下前面说的蓝精灵被扔的事，还有那次过夜聚会她们合伙骗我的事，从童年开始一直到成年，那些利用我们弱点的人（老的少的都有）无处不在，被他们算计、挨他们欺负还不算，他们还总让我们学会反思，反思自己的一切，怀疑自己的大脑与周围世界互动的方式是不是有问题，怀疑自己的情绪有没有问题，和别人说的话有没有问题，自己的兴趣、感觉有没有问题，待人接物、为人处世有没有问题，自己觉得好玩的东西有没有问题，说话方式有没有问题，怎么开玩笑、怎么想事情、怎么玩，甚至怎么爱，桩桩件件，都要反思。我们所有的一切，都要不停地接受修正，这种修正，破坏我们的直觉，重构……所有的一切。

但其实真相是，我们，我，并不是这些问题的根源。就客观条件来说，我们注定是要失败的。我们不管有没有谱系人群这个标签，在这个世界上永远都是另类，在这个世界上，普通人永远不会错，错的只能是我们。

所以，我告诉我妈妈二年级所有女生都讨厌我，因为她们的"头儿"要求她们这样，而她的反应却是：你也太夸张了。所以，她发现我想跟人家交朋友，可是人家都不跟我好，那可能我应该先搞清楚我做错了什么。所以，大四的时候，我第一次提出想要起诉我男朋友，我家人的反应却是：真要闹到这个地步吗？毕竟，"他也不太可能把你打进医院"。这是他们的原话。

随着时间的推移，我现在也能理解，不管实际效果有多糟糕，我妈妈的本意其实都是想尽量保护我，不想让我遭受大众审判，也不想让太多人知道我太过隐私的事情，以免对我造成伤害……最重要的是，警方有可能觉得这件事构不成违法行为，她也不想让我因此遭到二次伤害。她的意思不是我男朋友做的事是可以接受甚至是可以容忍的，而是他确实没把我打进医院，所以，如果权威部门都不站在我这边的话，我的处境不是更糟了吗？

但当时，我简直崩溃了。你能想象得出，那些话在我心里造成了多么难以愈合的伤痕，所以到现在二十年过去了，我依然记得那么清楚。我也知道，养孩子不用认证，更何况这个孩子本身也不好养，一天到晚总是鸡飞狗跳的。我也知道，我妈妈搞砸了。虽然她是无心的，却让我再一次淹没在耻辱和不安之中。不过，毫无疑问，我终于发现了有些强加在我们头上的东西是违法的，这一点还是挺值得的。孤独症人士这辈子都生活在煤气灯效应之下，忽然知道自己并没有发疯，也不是大惊小怪，忽然知道那些事非常不对，甚至是犯罪，这对我们来说确实还挺有帮助的。但是，问题是我们所承受的创伤，其中大部分都算不上违法，但也是很可怕的、不道德的。不管身体是否受到伤害，留下来的是灵魂深处的伤疤，不在表面。我身上的淤青几十年前就好了，我心上的伤也好了，没留下什么痛苦，也没有愤怒。说实在的，我也没有那么多的精力再去想他或者管他，无论哪种想或者管，都没有。那一切早就过去了，过去很久了，全都结束了。然而，上周，有男人抓住我，"亲"了我（人身侵犯那种亲）的时候，我的潜意识陷入了一片混乱。整整两天，我都在哭，在发抖，完全无法思考。我心里满是怀疑，一直在想对于那天的事情我的感觉到底对不对，我回顾自己说的每一句话、自己的坐姿，当然，还有自己的穿着打扮。

回想自己把握的尺度，就是为了证明自己不是反应过度。我自己已经当了两年的家庭暴力咨询师，写过很多有关性侵的文章，在很多国家都做过演讲，在这方面投入了很多时间，收获了很多专业经验，也跟别人分享过很多。即便是这样，和陌生人吃了两个小时的饭，就能让我的整个参照标准一下子灰飞烟灭。我的自信，无论是对自己还是对自己的专业程度的自信，全都消失得无影无踪。我居然去谷歌找答案，我宁可相信一群陌生人，也不相信自己的判断。

这就是煤气灯效应对孤独症人士的长期影响。不管别人知不知道我们是孤独症，我们的感受、体验在旁人眼里就是太敏感了、太矫情了、太大惊小怪了，就是没事找事。但对我们来说，生活就是这样的。对于你们所说的"我们"来说，我们只是"他们"。"按你自己的方式来，但也不能完全这样"，这样的建议对我们来说就是一片雪花，每听到一次，就会多上一片，雪花越来越多、雪球越滚越大，最后就是一场雪崩，把我们彻底压垮，怀疑自己的记忆、认知，坦白说，还有自己的心智和神志。从小到大，孤独症人士在煤气灯效应下被"训练"了几十年，所以谈恋爱的时候也更容易遭遇煤气灯效应，这也难怪。有专家研究如何识别自己是否遭到霸凌、利用，他们把煤气灯效应分为三个阶段。大部分人一开始是在友情关系中出现"要么是朋友，要么什么都不是"的模式，之后恋爱关系也是如此。第一阶段是打造梦中情人，在这一过程中，受害者很快就会被那些魅力十足的"煤气灯"迷得晕头转向。反过来，这些人也会对自己拿手的事情无比投入，倾力打造一个理想伴侣的形象，并且刻意以这种面目示人。夕阳下带你去散步，冬日里带你去海滩，在你窗下低吟浅唱，为你戴上情侣对戒等，甚至上演暴风雪中穿越千里只为看你一眼这种戏码。想象一下，你是这样一个女孩，身处社交圈的边缘，别人把你当作恶作剧的女主角，甚至有人让你滚回家去死……连续三天在八百人面前脱下自己的衣服，在学校允许下上台表演，极尽性感。你一直遭受着痛苦的折磨，后来又成了很多人的垂涎对象……

而现在，出现了一个人，才华横溢、体态健美、英俊潇洒，深得大家景仰崇拜，却对你情有独钟、爱不释手，而且无论在才智、热情还是智慧方面跟你都是绝配，如此一来，周围的人突然把你奉若珍宝，对你重视有加了。是他为你打开了新生活的大门，那是多么美好的生活，有音乐、聚会，有安宁的日子、手足的情谊，周围都是绅士，让你充满安全感。这样的新生活里，你是他一生的挚爱，再也没有孤立和排斥，迎接你的，只有玫瑰和吉他。

　　孤独症女性尤其容易吃这种套路的亏。这个过程是很隐蔽、很微妙的，毕竟，如果第一次约会这个人就伤害你、贬低你或者侮辱你，你也不可能爱上他。没人会想用尊严去换爱情，没人会无缘无故地放弃自我……如果他们这么做了，一定是有原因的，这些原因在那一刻一定都很清楚、很正当、很有说服力。明明是嫉妒和控制，我们却误以为那是爱的证明。我们失去了棱角，失去了自我。我们改变自己的遣词用字、穿衣打扮，还有一举一动，只为了去迎合他们的爱和性的理念。而我们自己呢，已经无处可寻。我们不会主动换位思考，对于什么是正常的友谊也没有多少经验，所以基本上别人说什么我们就听什么，要让我们自己看出别人说一套做一套，那实在是太难太难。不过，还是有很多迹象值得警惕。达琳·兰瑟（Darlene Lancer）是一位研究依赖共生和创伤的专家，她曾经写道："总是撒谎、操控别人的人一般都是很有风度、很有魅力的人……那些爱你、奉承你的话，不过是编出来迷惑你的……长此以往，你会越来越怀疑自己的感觉、忽视自己的直觉，你会越来越困惑。"我们孤独症人士不就是这么被训练出来的嘛。

　　第二个阶段就是被贬到一无是处，很快，我们就从他们的"心上人"变成了"干啥啥不行"的人。隐蔽的操控很容易升级为语言暴力。就像我遭遇的那样，他们说我们是疯子，说我们躁狂，说我们让人生气，说我们就是抑郁，还说我们太过矫情、缺乏自信，说我们忘恩负义、愚不可及，说我们是人尽可夫的感情骗子。在他们嘴里，我们是撒谎精，没人要。所有这些，归根结底就是明明白白地告诉你"你就不是个好人"。他们在你面前扭曲事实，可如果你胆敢质疑一下，哪怕小心翼翼地质疑都不行，因为质疑本身就被视作对他的侮辱，之后事态就会不断升级，他会恐吓你、惩罚你，会大发雷霆，霸凌你、威胁你，说要离开你。就算我们对自己的聪明才智、专业能力、生活能力确实很有自信，对自己为人父母或作为伴侣的整体价值也确实很有自信，也会被那种羞耻感腐蚀得渣都不剩。我们痛苦不堪、惊魂不定，一次又一次地重温那种感受——自己就是活该。那些伤人的话，每一个字都是我们自作自受，从一开始就不该起争执。到了最后，干脆就不再质疑了。这个扭曲版的事实是他们创造（且自己信以为真）的，他们总能自圆其说，我们永远都是错的，他们永远都不会错，就这样一点点把我们逼疯。不管出了什么问题，我们都不顾一切地想要去解决，即使甚至看不出来问题到底是什么。本以为自己这辈子注定与焦虑为伴，但是后来不用担心了，就这样刚刚过了几天舒心日子，经历过人生中的巅峰时刻，当过别人的梦中情人甚至是偶像……一旦失去这些会怎么样？为了挽回这一切，还有什么是不能做的呢。

但是，我们一开始就没做错，又何谈挽回错误呢。所有关系都是这种情况，我们与这个世界的关系也是如此。孤独症本身没有什么不对，但是，大家还是要用"孤独症谱系障碍"这么一个词来定义我们，用那些诊断工具来评估我们，评估我们有多不好，把缺陷量化、把问题行为的频繁程度和严重程度量化。

想要开门见山直奔主题，别人都建议我们改改，不要再这样，其实就是不要再做自己。如果不这样做，我们就会给人添麻烦，不招人待见，没人愿意要我们，我们也找不到工作，遭到孤立和不公待遇，反正总体来说就是大家都会排斥你。这种时候你就会觉得，那个"煤气灯效应"是对的。就会觉得，为什么我总是那么招人烦呢，一定是有原因的……为什么我本来是好意，最后却总是把事情搞砸呢，一定是有某种原因的。不管怎么说，那些灾难来临的时刻，就是你想找个地洞钻进去死在里面的那种时刻，都有什么共同点来着？其他牵涉其中的人？你搞砸事情的地点？都不是，我们能发现的唯一共同点就是我们自己。在我的意识里，经验一次又一次地证明，不管是同事也好，朋友也好，男朋友或者家里人也罢，只要相处时间够长，我总能把人家惹毛，烦到不仅不想再搭理我，而且非常不喜欢我……甚至很有可能恨上我。因为"做自己"而"受到大家追捧"？不存在的，简直就是胡说八道。

到了"煤气灯效应"的最后阶段，我们的缺陷和问题太多了，没人想要我们。这个时候，我们就会想尽一切办法让自己在心理上熬过去。正在消失的不仅是感情，还有当初你在对方眼里看见的那个可爱的自己。现在，这双眼睛已经不再看你，而是看花花世界、色情玩意，恋童，找小三儿。除了你，谁都行，只要是他知道的，不管哪种方式都行，只要能在感情上把你赶尽杀绝。所以，这也难怪，一段感情结束很久了，我们却还是习惯把那些谴责、指责和偏见归咎于自己。这个套路其实已经很熟悉了。

向好而行

两周后，我去了他的公寓，想做一顿美味午餐，给他一个惊喜。水烧开了，平底锅里油和蒜末也爆香了。他喜欢我做饭，我笑吟吟地想着，他跑那么长时间回到家，闻到令人垂涎的香味，看到花枝招展的我，该有多么高兴。唯一的问题就是我没带纸巾过来，谁知道他会不准备厨用纸巾呢？（不过，说句良心话，有多少二十三岁的人能想到这种事呢？）我什么都没想，就走进了卧室，想着怎么也能找到一张不太脏的擦脸巾吧，或者能对付用的什么也行。看看，有些零七八碎的就够用了，就在我转身要回厨房的时候，不经意间瞄到了什么东西，让我的心都亮了。任何人看到，都会觉得不过就是一个活页本嘛，松松垮垮的，都用旧了。但是对我来说，这是他的"内心独白"（也是他的跑步日记）。一年前，在芝加哥，在他小时候住过的房间里，他深情地给我看过这沓纸。他告诉他妈妈我是他"命中注定的那个人"，他把这件事从头到尾原原本本写在这本日记里。日记里还写了我们一起去买戒指，写了他爱我爱得有多疯狂，他从来没想过自己会这么爱一个人。我不经常看到这本日记，不过每次看见，我都会写一个小纸条夹在里面，让他寻宝。于是，我跑回厨房把炉火关小，抓起一支笔，拿着日记本趴到床上，哗啦哗啦地翻着，终于翻到最新写的那页，哦……就是上周他回家看他妈妈的时候写的。我扫了一眼，拿起笔来刚要写……突然停住了。"看《花花公子》（Playboy），然后打飞机。"这是他写的。他离开我才几天，而我……我开始大口喘气……谁让他这么干的……我觉得天旋地转……他居然还写下来。不但干了，还写下来？！谁能干出这样的事？我大声哭了出来，刚跑进卫生间就吐了。过了大概半小时，炉子灭了，盘子都扔在那，我也没动。门开了，他跑得满身是汗，发现我在，他笑了，"嗨，美人！"他笑得很灿烂，在我的脸上狠狠亲了一下。"对不起，我身上汗津津的，不过跑得真舒服啊。你……在做饭？"我坐在沙发上，面无表情。一阵沉默。"怎么了？"他笑着问道，"出什么事了？"我把打开的日记本从身后拽出来，指了指。他看着，我等着。

我的声音很平静、很小，听起来很遥远。"你还有什么要告诉我的吗？"他的表情突然变了，那种暖意消失不见了，取而代之的，是恶狠狠的虚张声势。"有啊，"他洋洋得意地说，"回家的时候，我还给珍妮打了电话。你知道，那个真正的珍妮，我初恋，把我甩了的那个，我下次还要去看她。"我突然想起来了，刚开始约会的时候，他曾经问过我能不能叫我"珍妮"。我当时很高兴，以前和现在我都是用这个名字称呼自己的。我不喜欢"珍"这个称呼，而"珍妮弗"听起来像是以后工作时才用的名字。但我真是没想到，他喜欢的其实是这个名字，他是在用初恋的名字叫我。

"哦，还有一件事，"他大声宣布说，"我实在太腻歪看你这张脸了，所以那天早上我到狐狸小姐那吃的早饭。"狐狸小姐是当地一家脱衣舞俱乐部。我一直告诉他我无法接受这种事，也不会接受。他看我看腻了，就可以去那种地方吃早餐？

绝对不行。

我们都有崩溃的点和过不去的坎，也就是自己的极限。我的极限就是这个。他朝我脸上朝吐唾沫，打我耳光，把我整个人都扔出去，给我难堪，让我丢脸，尽管如此，我还是尽最大努力面面俱到，性感而顽皮、甜美又温柔、优雅却不失胆大。要是我什么都不知道就好了，什么都不知道，只知道没有什么是我没做过的，没有什么是我没给过的，我毫无保留地交出了我的一切。别的事情我都接受了，但是在这场旷日持久的赛程里，我在马上就要崩溃的时候停了下来，我实在是要被逼疯了。而且，这回绝不可能是我的错。我绝对不能接受那些恶言恶语，绝对不能。就算其他事情我不敢保证，但这次肯定不是我的错。为了满足这个男人，我掏空了自己的身心。然而，就这么一个裂缝，我所有的武装都开始坍塌。今天，是残酷和谎言的一天，除了残酷和谎言，什么都没有。

终于，我要结束这一切了，奔向美好的明天。

我多么希望我能告诉大家，那之后我一路明媚晴朗，最后走向光明大道。可惜完全不是这样。当愤怒来袭时，我整个人都像是被附体了一样，随之而来的是撕心裂肺的、野兽一般的哭嚎，充满了悲伤、痛苦和耻辱，可是之后，又会让我的声音变得非常空洞，让我变得可怕的冷静。我的身心布满了那些血淋淋的创伤，就像一个刚从战场归来的战士。无论从哪个意义上说，我都算是上过战场吧。

我多么希望我能告诉大家，从那天起一直到上周，我都没有再遭遇过这些，没再被轻视过，没再被操控过，没再被虐待，没再被谩骂，没再被羞辱，没再遭遇过"煤气灯"的爱情。可惜，那不是真的。但是，不管是前进还是后退，我在每一步中都学到了东西。我学会了如何识别约会对象身上的"危险信号"，这样就能在自己还没完全陷进去的时候，尽快结束这段感情。我还记得自己曾经对一个非常贴心的男人说："非常感谢我们在一起的时光，但我觉得我们之间还是就此结束吧。"对，他求我不要分手，但我谢绝了。之后我又是一个人了，挺好的。

另一方面，面对我以前不愿承受的那些事情时，既然已经看出苗头，涉及人生大事，我还是要当断即断。不过，因为在其他方面我的人生实在是乱七八糟，所以我就让自己相信这些问题已经搞定了。我觉得自己已经走得够远了，我知道为了找到独立和自信，自己付出了多么长的时间、多么大的努力。我记得奥普拉说过，"别人第一次向你袒露真实自我的时候，你要相信他们"。每个人都会犯错，有时还是可怕的错误，但我还是不相信这些错误就能定义我们。如果我们让自己陷入否定之中，为自己所爱的人找太多借口，就会引来问题，因为那时能证实真相的第一个证据已经被我们忽略掉了，第二个也错过很久了，第三个有可能也会错过。当然，我就是这样的。我需要某些东西或某个人能支撑我、给我力量，让我定心。真的，这从来不是别人能胜任得了的。

还好，我已经成长了，而且还在继续成长。我已经开始了解自己，甚至在写这本书的时候，我还渐渐明白了感觉有人爱自己原来并不费什么力气……还有很多的爱我没感受到。这周，我被深深触动了，我身边的一个人，谈不上是朋友，不是那种真正了解我内心最深处、最阴暗角落的朋友，他竟然对我说："珍妮，你真的很美。"说得很真诚。我可能本来要花四十二年的时间才能明白……但是现在我做到了。感谢孤独症，让我重新聚焦，透过清晰的镜头，我才发现，自己从来都不是坏事的那个引子。那些毁灭我身上最独特、最可爱的东西的人，那些发现我的弱点，利用我、控制我，通过贬低我来抬高自己的人，他们才是真正有障碍的人。

　　我是孤独症，但是，这绝不意味着我就注定要被虐待、被利用。绝不。相反，如果能了解她的特别，了解她是如何的特别，就能明白怎样才能让她变得更加强大，就能明白应该教她警惕什么、珍惜什么。最重要的，是要让她知道，和世界上所有人一样，想要尽己所能成为好朋友、好伴侣，有些办法她可以用，有些路她必须走。放眼看世界之前，先要了解自己。要让她知道，我们相信她，永远都是。即便她不会换位思考，即便在别人看来她的反应有点极端，但对她来说，这些都是完全真实的、客观存在的。要让她知道，不是尽管如此我们还爱她、以她为傲，而是正因为如此我们才爱她、以她为傲。这不仅仅是一个承诺，更是一种责任。

　　当你身处低谷，你可能觉得这里就是人生终点，自己已经无处可逃，但其实不是。不管生活有多难，不管触底多少次，请相信，谷底虽然让你觉得孤独、恐怖、黑暗，但是在那里我们可以触底反弹、改变方向。我，就是活生生的例子。在那里，我们可以重整旗鼓、拼命向上游，直到最后，浮出水面，重新自由呼吸。

第 9 章
痛的感觉很好：自伤在谱系中很普遍

本章内容提示：本章详细描述了我的自伤经历，对于某些有类似遭遇的人来说，可能会导致心理不适。在此郑重提醒读者考虑是否需要继续阅读，或者直接跳到第 295 页。只要是让您感觉舒服的决定，那就是正确的决定。

至少有十分钟的时间，我心里那些"千千结"没有一个能理出点头绪，搞出一篇像样点的文章来。这时候本该喝咖啡的，更何况还有岔道总是分我的心，也不知道是岔道还是正道，其实不走到最后谁知道自己走的是岔道还是正道呢。

我把浏览页面关了，打开了邮件，这一下改变了我的生活。

擦肩而过的你

2017 年 4 月 20 日

收信人：珍妮弗·奥图尔

发信人：丽贝卡

嗨，珍妮弗！

我看了一期《科学美国人》，里面有马娅·萨拉维兹去年对您做的一个专访，我很感兴趣，我不知道有没有人联系过您咨询有关女性孤独症和进食障碍的问题。

我女儿叫凯瑟琳，三十一岁，2016年2月因进食障碍导致的一系列问题去世。这一年多以来，我们一直都在努力弄清她的死因，但是我一直没搞清楚这些问题，直到看了一个访谈，讲的是马娅·萨拉维兹写的一本书，然后最近又看了一篇文章，里面谈到您的详细经历，我才开始觉得大概能拼出些答案了。

凯瑟琳的小儿子是孤独症，可是直到最近我开始深入研究孤独症女性与进食障碍等成瘾行为之间的关系时，才真正意识到凯瑟琳的一些表现其实都是孤独症的表现。她在社交方面有困难，对饮食非常挑剔，还有很多"原因"没完没了地困扰着她。她从小到大都超级喜欢看书，跟您一样，她好像也是试图模仿一些行为，包括我的行为，但其实这些行为对她来说根本不合适，也不好用。可能我没注意到这些，我们只是接纳了，觉得她就是这个样子的人。在她去世的前几年，她还读了一些传记，她曾经告诉我说，读传记可以"弄清楚如何为人处世"。她好像从来没有过身材形象方面的困扰，但是却极度焦虑，我觉得她可能是使用食物来控制焦虑。可是，我们这些疑问她永远也回答不了了，说实话，我觉得她自己也不完全了解自己，尽管有个孤独症儿子……我想，她是在了解儿子的这个过程当中才开始慢慢了解自己的吧。

我应邀要在全国进食障碍协会的一个活动上发言，虽然还没有从悲痛中走出来，但我还是想向您求助，我想知道您是否认识受到进食障碍或者其他成瘾行为困扰的孤独症女性，是否了解她们目前的状况。凯瑟琳2007年搬走的，所以将近十年的时间她离我们很远，我们照顾不到她。大家对进食障碍的了解实在太少了，甚至在医疗圈里也是如此，这简直让人震惊，医生对她的治疗没有给予充分的重视，这也间接导致了她的离世。

——丽贝卡

我最好的朋友洛丽去世一年后，有一次我在纽约和她的父母一起吃饭。在某些方面，他们还跟以前一样。阿姨，永远是那么淡定从容、口齿伶俐，而且善解人意。叔叔，有点呆萌，爱琢磨事情，非常体贴。最重要的是，他们齐心协力、全心全意地爱着他们唯一的孩子洛丽，那个美丽、大方的女孩，凭良心说，她是我认识的最优秀的人。

迄今为止，我见证过三个生命的诞生，还有两个生命的逝去。当然，能亲口对自己孩子说"你出生啦！"能迎接他们来到这个世界，我一直都心怀感恩。生命的诞生总是盛大的、热闹的、生机勃勃的，而逝去安静得多、温柔得多，总是悄悄发生的。这两种场合我都经历过，我觉得对于那些获准见证这一刻的人，那是一种微妙的认可、一种荣幸、一份情谊。我曾经握着外婆的手，曾经唱着歌送父亲长眠。

那种发自心底的悲伤会彻底改变一个人，尤其是白发人送黑发人的悲伤。那种无底的深渊，让脸上、心里甚至是泪水都没有了生气。你能受邀见证这一切，这代表着某种神圣的东西，这种东西不仅仅是社交礼仪，也不仅仅是期盼你在场而已。之后大家都回到"现实生活"，依旧是柴米油盐，而我，洛丽的父母接受我跟他们一起面对这之后的不堪、痛苦、困惑和愤怒。因为有过这样的经历，让我在面对丽贝卡的时候有了心理准备。

可能就是这个原因，她的信才引起了我这么强烈的共鸣。就在本周，她还告诉我，知道她女儿去世的消息时，大部分人当然都会表示哀悼，不过紧接着就是一些说烂了的话，然后就转换了话题，再接下来就急匆匆地去找不那么"让人不舒服"的朋友聊天去了。

而谱系的同理心的特点是什么呢？只要我们看到人性的伤痛，看到要怎样才有帮助，我们就会主动上前、敞开心扉，迎接那些伤痛。

洛丽曾经很赞赏我能把破碎的东西变成奇迹，我救不回她，也救不回凯瑟琳，但是既然洛丽曾经对我那么有信心，那我大概应该可以尝试一下，为了丽贝卡，把破碎的东西变成奇迹。所以，我回了信，一分钟也没耽误。

> 2017 年 4 月 20 日
>
> 收信人：丽贝卡
>
> 发信人：珍妮弗·奥图尔
>
> 你好，丽贝卡！
>
> 首先，请允许我对您和您的家人表示深切的同情。
>
> 接下来……我想说您确实是找对人了。
>
> 我二十五岁的时候因为厌食症住院治疗两个月，而且，我得坦白跟您说，很不幸的是，进食障碍在谱系女性中非常普遍，但是因为在谱系群体中，女性群体得到的关注实在太少了，我们并没有得到适当或有效的治疗。实际上，今年七月，我还要在密尔沃基召开的孤独症协会全国会议上做个演讲，题目就叫"沙拉和电子表格：女性和进食障碍的（隐秘）世界"。您要是能来，我会感到非常荣幸，如果不能，请允许我通过这场演讲向凯瑟琳致意……
>
> 我的目的是把研究范围扩大到孤独症之外，深入进食障碍人群进行一些了解，这样的话我可能有机会影响到那些专业人士，改变那些常见的"大众化"观念，同时，也希望让大家明白，那些"忽略"有多严重、多可怕，每天都有女性因此丧生。我最没资格这样说，但我还是很希望，就是现在，凯瑟琳能站在我这边。
>
> 全心爱您
>
> ——珍妮弗

2017 年 4 月 20 日

收信人：珍妮弗·奥图尔

发信人：丽贝卡

珍妮弗，非常感谢您能如此用心回复我。您愿意向我们伸出援助之手，我惊喜万分。

我真是不敢相信我找到了您，而您，刚好也经历过进食障碍的折磨，甚至到了住院治疗的地步。我女儿和您一样，漂亮、活泼，非常热爱生活。但是她不止一次对我坦言，她觉得自己的内心还是个小女孩，而且满身伤痕，每天要努力表现得"正常"对她来说实在太疲惫了。所以，没有人真的"搞懂怎么回事"，这也不奇怪。她隐藏得太好了，每天斗志昂扬，精神百倍。

您的来信如此温暖，让我读之落泪，是高兴的泪水，因为终于有人懂她了。我一看到您说自己喜欢迪士尼人物，喜欢看书的时候，就知道您肯定能懂她，不过凯瑟琳喜欢看书，主要是为了逃避社交互动。您也是这样的吗？她曾经在全国青年讲故事比赛中得过第二名，也很喜欢舞台，她还去过肯尼亚和伯利兹做志愿者，但是很难找到适合自己的职业，工作也都干不长，除了社交媒体之外，她在其他地方都没交到什么朋友，也很难和别人相处。她真是活生生的矛盾综合体，有时候跟她打交道实在让人抓狂。

真是非常感谢您能这么贴心地回信给我，您想象不到今天对我来说意味着什么。

——丽贝卡

尽量多留出一些选择。几乎每次碰到什么事，洛丽都会这么告诉我。我必须说，这个女孩很清楚自己在说什么。她拿不定主意从布朗大学毕业以后是当律师还是当医生，于是就先把所有该学的预备课程都学完了，之后同时申请了哈佛大学的法学院和医学院，两个都被录取了。我也一直记着这一点：做出选择的时候没有负担、没有阻碍，那就是一种力量，意味着你能自己规划自己的未来，既不听命于人，也不受制于人，意味着真正的人身自由，想要实现这种自由，要在经济上获得成功，要有自己的职业圈子，还要既有才华又肯努力，有一帮能和你一起度过闲暇时光的朋友，有足够的钱交学费，让自己有更多的教育机会，工作上更有前途，在医疗、旅行、衣食住行方面有更多的自主权。这么说的话，我当时什么都占全了：经济上很自由、受过很好的教育、父母很爱我、才华横溢，而且显而易见，长得也挺拿得出手的，简直就是天选之女。

可是为什么大学毕业以后，我就完全迷失方向了呢？答案很简单，我根本就不知道该往哪里去。

一次又一次

生活的意义在于经历，不在于目的，他们都这么说。嗯，不管谁说的，这种人百分百不是谱系。对于谱系人士来说，选择太多，反而会不知所措，会停滞不前。这一路能给我们提示的只有路标和目的地，唯一靠得住的反馈就是它们，这也是唯一能让我们知道自己是不是在进步的办法。

普通孩子很小的时候就学会通过社交线索来衡量自己做得够不够好，他们会去注意别人有没有笑，微笑、大笑都是一种奖励，普通孩子不用花多长时间就能学会如何获得这种奖励。但是，对于我们这种脑回路不一样的人来说，面部表情实在是不怎么可靠，而且也很难懂。我们没有这种心智解读能力，所以，在社交互动中，让我们为了得到正向反馈而随机应变，那就跟让我们蒙着眼睛瞄准移动的靶子差不多。如果你压根就不知道哪些事让别人高兴，哪些事让别人不高兴，那你怎么可能把他们认可与否作为判断自己做没做好的标准呢？

几年前，伦敦国王学院研究人员开始研究社会性奖励是否能够调动孤独症人士的积极性，就像普通人那样。结果是否定的。相反，在进行重复刻板行为或者收集有关自己"狭窄"兴趣方面的资讯时，孤独症人士大脑中的腹侧纹状体区域（奖励中心）亮了起来。简单点说吧，在评估任务完成度和社会认可度的时候，我们看的不是别人笑没笑，而是量化指标，比如分数、绩点、学位、头衔、社交平台上的粉丝……还有一些标准，主要是身体外貌的量化指标，就不是那么健康了。这一点，接下来我会加以解释。

不管是看身材还是看成绩，都不难理解为什么我们是完美主义者。20 世纪 80 年代，每到周六晚上，都是保姆陪我，电视开着，不过我觉得应该是不让我看的。电视里每次都会放的一个剧，叫《黄金女郎》（*The Golden Girls*），讲的是四个女人住在一起的事，她们虽然不怎么年轻了但精力充沛，完全不像上了岁数的人……几个女人上演了一出出令人捧腹的喜剧。布兰奇来自南方，年轻时候是个大美人，是这几个人里的交际花。她已经习惯了男人对她的瞩目，心安理得地享受着他们对她的爱慕，很陶醉于把"乱世佳人"这个角色一直演到自己的"黄金"年华。

这部剧里有一集（对我影响肯定很深，要不然我不会记到现在），一场意想不到的混乱打乱了布兰奇的套路。她遇到了一位英俊得要命的男士，并深深地爱上了他，而对方对她也很是着迷。她的朋友们就不明白了，她怎么好像很紧张、很焦虑呢？这有什么不好的呢？问题是这样的：这位如意郎君是个盲人，而布兰奇无法想象，对于一个看不见自己的人来说，究竟怎样才能保持住吸引力。她所"擅长"的，就是她的外表、肢体语言，还有那诱人的魅力。要是没了这些，她还有什么能拿出手的呢？

　　就像我们很多人一样，布兰奇评价自己的标准，也是来自过去曾给她带来接纳、认可和价值感的事情。每个人都希望有成功的体验。而我们这些谱系人士，曾经遭遇的很多突如其来的"困境"，并不是我们的责任，因此遭受的嘲弄、孤立和侮辱，对我们也不公平。如果有人告诉我们，你"确实"很特别，有才华、有天赋、有创意，那么保持这种人设，就意味着保住我们的自尊，这确实就没什么奇怪的了。

　　因此，我们竭尽全力保住这些外在的东西，同时总是感到焦虑，担心自己会犯错，失去让我们最终获得认可的那部分东西。就像布兰奇一样，"特别的东西"被拿走了，马上就觉得自己一无是处。我们因为自己不够完美而自我折磨，而事实上，努力变得完美是你能想得到的最不完美的一个目标，因为这个目标根本就无法实现，甚至根本就不存在。这个后果就是，我们非常害怕自己会"看起来很笨"——进而成为笑柄——害怕别人觉得我们"装腔作势"，觉得我们是骗子，害怕自己不像别人以为的那么好。我们觉得自己必须要比周围所有人都好、都特别。基本上说，就是必须要比全人类都好。

　　就像布兰奇一样，我们的价值感来源于外在表现，而不是来源于我们这个人本身。我们成了霸凌自己的人。完美主义体现的并不是一个人多么精确或一丝不苟，而是一个人多么没有安全感，多么恐惧、害怕，总是不由自主地去想：要是怎样怎样，那可怎么办，要是我错了，那可怎么办……要是我让大家失望了，那可怎么办……要是他们都笑话我，那可怎么办……要是我把所有事情都搞砸了，那可怎么办……要是我不够好，那可怎么办？是啊，确实，那可怎么办呢？地球也照样转啊，也没人真能难堪死啊。我知道那种感觉，因为我就是个小白鼠。

　　那些认定孤独症人士不在乎社会性奖励的社会学家简直大错特错了。我们确实更喜欢非社会性奖励，但这也不能证明我们对人际关系不怎么感兴趣。我们肯定是希望别人喜欢自己的……我们也确实希望感觉自己是被爱着的。问题不在于我们对别人不够关注，而在于只要是人，都是很容易受外界影响的，也常常是不可靠的。所以，某件事在某一天某个场合让某个人很高兴，但是换一天，场合一样、人也一样，可能就会惹出麻烦、让人生气或者无法接受。想要构建一个能让我们融入集体的模式，哪怕就是刚开始试试，都需要成千上万次的体验。这里有太多的大概、也许、差不多、不一定，太多的主观因素，但是你还得靠着这些主观因素去过日子（我写第二本有关社交潜规则的书就是因为这个）。

相对论可以说是人类有史以来最抽象的概念之一了吧，而爱因斯坦提出相对论的时候，也是因为看到一辆真正的公共汽车经过了一座真正的钟楼，从而引发了思考。我们用定点测量混凝土路，用可控气压计来观测混沌现象。通过这样的方式搞清楚自己做得够不够好、有没有成功，而微笑呢，能作为标准吗？转瞬即逝，还很容易造假。完美主义不是一种条件，而是一种状态，一个人被教条的、人为设定的外在标准所束缚，被迫寻找解决办法，但不愿变化、总想重复，这种时候就会表现出完美主义的倾向。

一场"说走就走"的旅行，对普通人来说可能是天堂，却会让我们张皇失措、焦虑不安。对于谱系大脑来说，选择太多会让我们寸步难行。实际上，儿童孤独症诊断其中有一部分就是给孩子很多玩具，然后观察她会做什么。普通孩子会满场飞，到处玩，而谱系孩子只会挑一件或者两件他们玩得了的玩具，然后反复地玩。为什么？他们知道该怎么做，也能做好，这样他们才有安全感。2015 年，孤独症的诊断标准中有两条就是"重复和刻板行为"。在这之前，我们的社交"缺陷"（我是说不同之处）是确诊的关键因素，但是在一个世纪之前，汉斯·阿斯伯格医生就观察到他的病人表现出对"同一性的执着"，所以这不算什么新鲜玩意。而且，我敢打赌，放到今天，用实证研究的方法也可以评估那些小病人的执着程度，其实这种打赌都没什么必要。

重复自己熟悉的模式对于所有人来说都是一件很舒服的事情，母亲的心跳、熟悉的童谣，小时候、害怕的时候、难过的时候被抱着轻轻摇晃的感觉。从根本上来说，重复是人类放松身心的一种方式，在一个没有规律、非常主观的世界里，尤其是我们觉得难以承受的时候，重复能让我们感到对这个世界还有所掌控。数十年如一日地数着念珠背诵经文，在哭墙前面鞠躬、祈祷，玩涂色游戏书，还有长跑，让身体忙碌起来，可以放松紧张的大脑、平缓焦虑的心情。

很多很多健康、有益的技巧，只要是人们能想到的应对压力的技巧，对普通人都很管用。但我们的大脑不是普通大脑，让我们紧张的事情和普通人的不一样，我们这种要么打、要么逃的应对模式也很特别，我们需要一个客观标准，还需要有规则、规律，这样才能感觉安心、安全。我们的感官反应很特别，缺乏心智解读能力，执行功能也很弱，解决问题的能力、控制冲动的能力、情绪调节能力都很弱，还有强迫倾向。在大多数人，包括我们自己，对谱系人士都没有充分认识，还有很多误解的情况下，我们需要给周围所有事情和所有人套上一个规整有序的外壳，通过这种方式来保护自己，这是很正常的。这种方法不好用的话（确实从来没好用过），我们就会向内找办法……通过各种各样的重复行为（主要是肢体上的），来获得对自己的掌控感。

有一个现象非常可怕，谱系女性中，出现某些问题的概率比其他任何人群都要高，有些问题会毁容，甚至危及生命，比如进食障碍、割伤、烧伤、拔毛（拔毛癖）、抓抠皮肤（皮肤搔抓障碍）。想一想就明白了，我们的基因脆弱，本来就容易出现这种情况。在社交方面，本来就对自己非常苛刻。大脑构造又导致我们非常教条、凡事要求精确，让我们天生就是完美主义者，还有强迫和抑郁倾向，一旦脑袋里有什么念头卡在那了，就会整日整夜地不停回想。我们不喜欢失控的感觉，教科书里描述有些女性很容易对自伤药物和自伤行为成瘾，我们简直可以去当典型案例。

这些女孩才华横溢、能力超群，却没有得到诊断，年复一年，她们长大了，依然没有确诊，但是这些年来，她们承受了各种霸凌、暴力，事业上也非常失败，不是哪个人的失败，是整体的、系统性的失败。谱系人士中很多人都不太习惯被表扬，反倒更容易相信一些伤人的话，这一点也不奇怪。我们拿不准应该相信谁，我们听到的难听话可能更多。您可能会说这样一来负面的声音就更大了，不止如此，接受哪怕最真诚的表扬都意味着不得不承认我们其实对自己很没自信，所以，我们干脆跳过这部分算了。我们的私生活可能会很混乱，也可能出现药物滥用或者酒精依赖的状况，或者刻意多生孩子来修复自我。最糟糕的是这个非常讨厌但又非常真实的秘密：当我们通过这些适应不良性行为，如强迫症、自我封闭、完美主义、不对等关系、进食障碍和自伤等，"成功"地做到"完美"时，竟会有一种愉悦感，甚至是优越感。然而现实恰恰相反，我们的应对机制无异于自我毁灭，因为我们都没有充分了解自己，就采取了这些应对措施。自省、疗愈，都需要以自我觉醒和自信确立为前提，没有这个前提，我们无法自省，也不能自我疗愈，结果只能是精神越来越萎靡，情感越来越脆弱，身体越来越不健康。

这就是谱系女性的生命轨迹。我们认为爱就是会与愤怒互相交织，会不由自主地寻找和自己的模式相匹配的人和场合……尽管这会强化我们的不安全感，因为按这种方式行事的话，我们选中的朋友常常是"损友"，选中的伴侣也常常是 PUA[1]大师。如果你觉得

---

[1] 译注：PUA，全称"Pick-up Artist"，本意是"搭讪艺术家"，最初是指男性经过系统化学习和实践，不断提升、完善情商的行为，后来泛指很会吸引异性、让异性着迷的人及其相关行为，之后发展为以组织的形式快速发展，以网络课程、线下培训等方式来教唆人进行诈骗。目前泛指通过打压、霸凌等方式剥夺别人自信自尊的行为。

自己一点也不吸引人，那么别人对你的外表再怎么夸奖，你都会觉得很害怕，你会觉得听起来像是在骗人。如果你觉得自己一点也不聪明，那么别人哪怕是很真诚地赞成你的想法，你也会觉得他们是在嘲笑你。如果你觉得自己很不讨喜，那么你会觉得不管怎么努力，大家最后都会讨厌你。所以，相信别人的好话，会让你觉得那不过是伤心的前奏。

流浪岁月

我在联谊会的那些闺蜜，刚上布朗大学的时候目的就很明确，接着念法学院或者医学院，还有几个，是要继续念研究生，反正都有自己的职业规划。可我呢？我没有什么进一步的规划。我父母还觉得这是个好事，毕竟未来总有无限可能嘛。这是人文教育的好处，只是，结果证明，开放式教育也很容易让人困惑。我就像一艘在漩涡中来回打转的玩具船一样，不知道自己要去哪里，应该去哪里，甚至不知道自己有哪些技能可能会让别人觉得值得花钱买。当然了，比起踏入职场，我更愿意继续学术生涯，但是我很害怕。大四了，我的那些朋友都是奔着哈佛、耶鲁这种大学去的，法考也好，医考也好，成绩都很优秀。而我，尽管是从藤校毕业，是拿了全 A 的优秀毕业生……但一想到在入学考试中有可能考不好或者被刷掉，我就没办法面对。我好不容易逃离了那个男朋友，那个在我耳边骂我是个蠢婊子的家伙，这才不到一年，还没有信心面对失败带来的恐惧。所以，我根本就没去试。

我在北卡罗来纳州一个很远的地方找了一份工作，做家庭暴力顾问，把自己的经验用到工作中，从中找到了力量和目标。这份工作令人激动，我在一个陌生城市里，没有朋友，没有家人，24 小时全天候地工作。尽管如此，我下定决心了，虽然自己经历过那些痛苦，但是我可以把坏事变好事。另外，我也决心要向自己证明我其实也很能干。但是，我搬出来自己住公寓才一个半月，我母亲在离我住的地方十一个小时车程的家里确诊为乳腺癌三期。她做手术的时候，我回了新泽西，但是她坚持让我回到夏洛特市继续实现我的人生规划。我不想离开她，一点都不想，可是，她说是她生病了，听她的，按她说的来，就是最大的帮助。我就照做了。两周后我就回到了工作岗位，努力交朋友，琢磨如何在一个周围几乎全是男人的工作环境中争取自己的一席之地，并继续自我疗愈。

在接下来的一年里，单位里人事变动很频繁，这就意味着我必须反复学习适应，这个工作环境对我来说本来就够陌生了……我工作很努力，跟客户处得很不错，只是好像不管我多努力，不管换哪个上司都会被我惹毛。我觉得自己很孤独，像没头苍蝇一样，体重涨了15磅。工作中应该怎么调整，我没什么主意。对于一个没什么朋友的单身女孩来说，也没有太多的机会（至少不是安全的机会）可以出去结交朋友。于是，我找到了一个办法来填补这漫长而空虚的时间……制订目标，实现目标……沉迷于重复这种过程，我成了慧俪轻体①的明星学生，不管吃什么，我都会仔细计算并记录吃进去多少热量，吃进去多少营养"绩点"。那位"性感"的红头发能连跑两个小时，定期在椭圆机上锻炼，并且锻炼时间越来越长，不停地爬台阶，燃烧卡路里。

研究表明，孤独症人士和成瘾人群都会通过重复行为来控制情绪，都有冲动和强迫倾向，这是二者的相似之处。确实，就我的情况而言，仅仅一个夏天的时间，健身就成了瘾，让我全身心地扎了进去……这个上瘾过程劫持了大脑的奖赏中心，让我陷入了自我毁灭的怪圈。因为吃了太多的胡萝卜，我的皮肤变成了橙色，因为缺乏维生素，我身上布满淤青。医生甚至怀疑我是不是得了白血病，

---

① 译注：美国一家健康减重咨询机构。

给我做了骨髓穿刺检查。因为担心饭店里没有我能吃的东西，我特别焦虑，于是开始收集饭店菜单，以便在午餐约会或者书友会之前计划好自己要吃什么。或者，如果不确定会碰上什么情况，我就干脆一整天不吃东西，或者压根就不去参加活动。我越来越害怕社交场合。为了锻炼身体，我开始早早下班，后来，甚至在我该值班的时候偷偷溜到健身房。风险越来越大，后果也越来越严重。但是，我依旧继续，甚至一点都没收敛。说实在的，我甚至都不知道要怎么收敛。

要是早有人知道这些多好

2017 年 4 月 27 日

收信人：珍妮弗·奥图尔

发信人：丽贝卡

我在看你的书，感觉就像在看凯瑟琳的日记，只不过她是在野兽肚子里挣扎①，而你没有，你的心路历程充满痛苦折磨，但你却能越过这一片狼藉，回顾生命中那些绝望的时刻，你的回忆如此清晰通透，只有经历过这一切并成功走出来的人才能做到……

你来信中提到，关于进食障碍，"大众化"观念应该改改了，我和我丈夫觉得这是一条非常宝贵的建议。我不是医生，也不做临床，也不是治疗师，但我受过大学教育，也做过科研工作，凯瑟琳去世后这一年里我一直都在寻找答案，可是这一切就好像是个宇宙谜题，对她是这样，对我们这些爱她的人来说也是如此。

我一直都不觉得凯瑟琳有身材形象方面的困扰，她应该也是这么想的。她没有完美主义的压力，也没有肥胖的困扰。但是，她确实很在意仪式规律这类东西，而且很想讨好别人，很希望别

① 译注：原文书名 *In the Belly of the Beast*，是一个罪犯写给作家的书信集。

人接纳她，不过因为在社交方面能力很弱，几乎从来没能如愿过。她总是觉得自己能力不足，每天都不知道到底应该怎样为人处世（她曾经说过："妈妈，我知道在别人眼里我很自信，但其实我什么都不是……骨子里我一直是个满心恐惧的小女孩。"），所有这些最终给她带来了极大的压力……食物，以及和食物烹制、消耗有关的仪式化行为，让她找到了一种控制压力的方法，她把这种方法称为自己的"勇敢 b 法"，还因此得到了很多赞誉，颇受大家认可。

所有这一切都说明一个事实，如果早点有人把孤独症和进食障碍联系起来，如果我早点发现了你所做的事情，如果那些本该是这个领域的专家、所谓专业人士能了解孤独症谱系女性都有哪些表现……也许我们本来能救凯瑟琳一命。

——丽贝卡

沙拉和电子表格

谱系女性，哪怕是受过良好教育，智商很高，或是创造力无与伦比、真诚至极，抑或是拥有天才一般的分析能力，基本都逃不脱失业或者半失业的命运。她们经济上无法独立，生活中没有方向。回想我这一路走来的跌跌撞撞，再看看那么多年轻女性重蹈覆辙，所有这些，我称之为"流浪岁月"。在那些日子里，我们错过很多机会，不敢做出选择，失去很多希望……不是因为没有天赋、缺乏激情或者不够努力，而是因为不会为人处世，与人沟通不畅，常常自我怀疑，还有老生常谈的心智解读能力太弱。

有生以来第一次，我失去了方向，没有了规划，名副其实是在流浪。

在这大千世界里，我不知道该到哪里去，该如何施展才华，于是我把目光转向了自己可以掌控的那个领域——自己的身体。在这个领域，我能感到自信和从容，能看到自己的选择和结果之间有直截了当的因果关系。这种惯性变成了一种自信，而这种自信的感觉，我都忘了自己还能体会到了，也可以说我的状态又回来了。也就是几个星期的时间，我就决定去念研究生，参加了研究生入学考试，考得还挺不错，获得了联谊会的校友奖学金，还拿到了两位法官和一名州长特别工作组成员的推荐信，我申请的所有研究生学校都中了。更好的是，哥伦比亚大学刚一录取我，就问我要不要考虑一个双学位项目，就是去联合国妇女儿童理事会（United Nation's Council for Women and Children）实习，可以同时获得社会工作硕士和法学硕士学位。社会工作学院的院长甚至邀请我从硕士转读博士，如果我可以考虑当大学老师的话。我的未来又有无限可能了。

但是，我自己的日子却过得一地鸡毛。我的狗因为不喜欢城市的噪音，所以和我父母住在新泽西附近。如果它对我还是很忠诚的话，那就糟糕了，因为它越来越粘我（给它好吃好喝的）妈妈，跟我越来越不亲了。家里……气氛也不一样了。妈妈还是很累，还在康复中。爸爸不是忙于工作就是跑到他的船上消磨时间。我高中最好的朋友还和以前一样，但她要离婚了。说真的，生活中出现这样意外的变化，我不知道怎么应对。我不知道该说什么，所以就不再给她打电话了。我各科成绩都是优秀（别的成绩我也接受不了），但是每次工作出现场的路上我就会惊恐发作，一到地方我就会莫名其妙地感到害怕、不知所措，也没有朋友可以和我一起过周末。（也没有同学邀请我出去玩，他们肯定觉得我的日程绝对是排得满满的，但其实不是。）一如往常……我又回到了以前熟悉的模式，恢复了老一套的生活规律。每天绕着跑道跑固定的圈数，去固定的杂货店补充物资，早起准备一天的饭菜，晚饭吃得尽量晚点，这样睡觉的时候就不饿。

我的神经总是绷着，要努力交朋友，谈着异地恋，还要想办法做好自己的实习工作，在纽约这个地球上最热闹的城市里，我觉得自己永远都是独来独往，自己过成这个样子，偏偏还得绞尽脑汁给别人做咨询、提建议，这让我感到非常困惑、无法承受。所以，仅仅过了一个学期，我就做了一件不可思议的事。我辍学了，逃离了那里的一切，本来还有可能成为我一生的传奇呢。坦白说吧，我过得不好。我没有备选计划，也从来都不需要什么备选计划。我没什么别的想法，也没有什么东西吸引我，我只是觉得自己必须离开。

接下来怎么办？该干什么？该去哪里？我在夏洛特市倒是有个男朋友，也没什么地方能让我有归属感。于是，我又去了北卡罗来纳州，刚开始找工作就找到了一份广告公司的工作，这似乎是个好兆头。他们觉得我很机智，我知道自己文笔至少还不错。到了夏天，我已经订婚了……稳定是最重要的。但是，就我个人经验而言，平静总是维持不了多久。我从第一家广告代理公司"微调"到了另一家（前老板实在太好了，不让我走）。在第二家单位，一天早上，没有任何预警，我被叫进了会议室，他们告诉我说我的客户们觉得我对他们"充耳不闻"。然后，他们热情地笑着，居高临下地告诉我说我被解雇了。

谱系人士典型的思维方式就是要么什么都能干，要么什么都不是，非黑即白。我是个骗子，是个冒牌货，这样的种子在我的心里已经扎根了，现在又一次证实了，我一直都知道早晚都会证实的。所有的荣誉、所有的成就都是伪装的一部分。那个没有搞砸自己表演的女孩，那个得了全优、令人叫好、要去改造世界的女孩失败了。如果我不再是那个女孩，那我是谁？我找不到答案，甚至都不知道怎么才能找到答案，我做了自由撰稿人，然后又新发现了一个我能做得比较好的领域——健身。我整天忙着上健身课、忙着旋转、训练，让身体忙起来，就能让大脑忙起来。我在杂货店花上好几个小时去对比食品标签，脑子里飞速换算，然后回家制作电子表格（讨论量化奖励），把当天摄入的卡路里，脂肪、蛋白质和碳水化合物含量统统记下来。有些"安全食品"的热量我心里有数，上秤的时候就还挺有安全感。我变轻了，对伤害和困惑也不再敏感，唯有如此，我才能感到解脱。这种时候，我不再是一个"失败者"，这种感觉一直刺激着我，让我对挨饿上了瘾，而且，可怕的是，我喜欢这种感觉。

两个月之后，我结婚了。又过了两个月，我进了医院。

还是小婴儿的时候，我们就会从某些重复运动（比如摇晃身体）和吮吸动作（用奶瓶喝奶等）中寻求安慰，应对让我们觉得难以承受的东西。也就是说，我们通过感觉输入来缓解自己的恐惧。成年人不开心的时候，会吃很多甜食或者味道很丰富的东西……这样就会平静下来，皆大欢喜。这是很有科学道理的，尽管我们自己都没意识到这个，但是我们的大脑（非常聪明）没有忘记如何开启自我调节模式。觉得自己被忽视了，或者觉得自己很差劲，感到很丢脸或者没有自信，这些感觉越来越难以承受的时候……对于很多人来说，解决之道就是尽情享用富含糖分和脂肪的食物，如比萨、冰激凌、饼干、奶酪和巧克力，这些食物中的化学物质能够让我们暂时忘掉伤痛。伤痛？焦虑？都被薯条或甜甜圈埋起来了，埋到了心底深处，藏起来了，眼不见心不烦。等到化学物质的效应消退以后……事实证明那些感觉从来没有真正消失过，其实一直都在，更为糟糕的是，除了之前那些感觉，现在我们还开始讨厌自己，觉得羞耻。于是我们开始惩罚自己……最后伤痛又严重到无法承受了，然后新一轮恶性循环就又开始了。

至于对于那种像我一样节食禁食的人，原理其实也是差不多。我们也是想要逃避某些无法承受的感觉，觉得自己是个骗子，觉得自己不够好、不值得，觉得自己很失败。节食禁食的人（我这种）不会沉醉于粉饰的太平，相反，他们会通过人为的控制来找到让自己放松的办法，甚至会感觉自己很有力量。越来越饿的时候，然后突然间不知道为什么……就麻木了（大脑真就关机了），会有一种快感，甚至是骄傲的成就感。不觉得痛苦，不怎么有感觉了。

这会让你感觉灵魂出窍、身心分离，就和我纠结自己皮肤不够完美是一样的，不完美是我自己想象的，这种认知是扭曲的，我自己也知道。从一开始，身体上的疼痛就分散了你的注意力。这是一种重复行为，为的是寻求感官刺激，到了一定程度，情感方面的问题就被掩盖了。之后，大脑的疼痛反应机制开始运行，身体伤害和情感伤害的反应机制是一样的，即急速分泌内啡肽和内源性阿片样物质，以便减轻伤害，使人平静下来。物质滥用、重复性高危行为（对赌博、游戏、性或色情行为上瘾）、薅头发、割皮肤等在孤独症女性群体中极为常见，通常不止一种，她们通过这些行为来寻求解脱，但这种解脱其实最终会毁了她们自己。她们为了某件事情或者某个主题，在某个私密空间，使用某种工具连续几个小时，超级投入。就我的情况而言，就是在我满心挫败，觉得自己什么都不是，干啥啥不行，不知道该如何继续走下去的时候，能起到点缓冲作用。但是这样做了之后，我会感觉……很受伤、很难堪，比之前问题更多。

自伤、拒食、没完没了地运动、酗酒、药物滥用、薅头发、拔体毛、撕皮、抓抠，我们做这些不是为了引起别人的关注，否则做了这些以后就不会煞费苦心地不想被别人发现了。这些行为其实证明了我们的应对能力很弱，证明了我们极度焦虑，证明了我们的无力、孤独，还感到耻辱。焦虑情绪和认知刻板到了如此普遍的程度，为什么？就是因为想要解脱，想要逃避自己对这个世界的感受和体验，因为在这个世界上，总是有人不断地告诉我们你做错了。可能有那么一阵子，这种办法好像有效。被淘汰其实早就是意料之中的事情，没有专为谱系设计的应对焦虑情绪的办法、处理感官刺激的手段，也不知道如何制订目标、规划未来，没有社交技能方面的教学，我们还有什么可期待的呢。我们只是太希望有人需要我们了，所以我们节食禁食、流血直至死去。尽管我们永远不会这么大声地说出来，但是心碎之人为了能有人爱什么事都肯做，什么事都肯信，这么说一点都不夸张。

我一点都不指望自己能"重新找回"自己最好的朋友，也就是我的成功，那是我最好的应对机制。实际上，就内心深处的纠结困扰而言，我对这种"成就"还挺自豪的。我很骄傲自己减重这么成功，瘦了这么多，实际上已经营养不良了，到了住院一个月的地步。入院的时候，我只有不到100斤。以我1米76的个头来说，我的体脂率已经低得很危险了，还有一大堆其他后果（除了那个不断下降的、依然让我好像挺有成就感的数字之外）。我已经停经了，总是觉得很冷，天天梦见吃的（这是饥饿的生理表现）。

这一切现在看来就像一场梦，但是确实就是事实，情况相当严重。我住了一个月的院。天哪，我多希望当时的精神科医生了解一点谱系女性的知识啊。我自己接触过来自世界各地成千上万的女性，我可以负责任地说，在我们的成长路上，进食障碍几乎就是标配，这一点现在也得到了定量研究的支持。但是他不知道这些，营养学家也不知道，心理学家也不知道，保健中心也没有人知道这些，说句良心话，当时这个领域几乎就没有人知道（现在也不知道）。从药理学、心理学角度而言，对神经性贪食症、强迫性运动、厌食症和暴饮暴食进行评估的时候都应该从更大的范围去考虑是否还有其他可能。所以，该怎么能帮到我，到底是什么原因导致这种行为，危及我的生命，他们当时只能靠蒙。可是，大多数情况下，他们都没蒙对。他们还把我的情况描述成"记忆被压抑"的后果（这与凯瑟琳治疗团队的做法非常相似），而我现在意识到那其实就是学龄前的社交焦虑导致的全面崩溃。

如果当初能有专业人员帮我认识到，我不是一个负担，不会带来灾难，也不是天生就有缺陷的骗子……如果当时能有人说出孤独症这几个字，能说出自己见证过那是什么样子的，我，还有我的家人，可能当时就得救了，就不用再经历十年的痛苦折磨，不用再浑浑噩噩、毫无头绪、自暴自弃、痛苦不堪。如果他们当初能多关注一下病房里的社交动态，甚至可能会注意到，我把头埋在枕头里痛哭，不是因为我身体不舒服，而是因为一群十几岁的病号一起嘲笑我，而我，完全不知道怎么应对，难堪得不敢告诉治疗师，又吓得不知所措。对于孤独症人士来说，必须用某种东西来取代这种危险的应对机制，还必须也是基于感觉体验的重复行为或者过程，但这种机制有其内在限制，得有社交和生活技能训练加以辅助，还得配合我自己的情绪调控才能起效。但是，他们没有这样做，相反，还给我注射了抗精神病药，这让我病上加病，还让我学会了暴饮暴食，以补偿我之前的节食禁食。他们还编了很多我的事情哄我骗我。这个疗程结束以后，我比刚住院的时候状况还糟糕，对于未来没有任何规划。什么问题都没解决，我能做的，就是继续瞎猜、继续误解，努力去弄清规则、遵守规则，尽量做到完美，努力按别人说的去做，时时刻刻都是如此。

因为我自己确实不知道到底应该做什么。

凯瑟琳的生日礼物

2018 年 3 月下旬，我得知自己将有机会在四月底前往中西部为全国进食障碍协会的募捐活动做个演讲。这要感谢丽贝卡，还有凯瑟琳最好的朋友佩吉（Paige）的艰苦努力。我们三个每天都互相交流，分享各种生活琐事，随时随地沟通，随着联系越来越多，我们越来越像一家人。

我坚信这世上没有所谓巧合这回事。我们拥有同一个世界，所有人都在给这个世界添砖加瓦，同时也会撞上别人不要的废弃垃圾，所有人都呼吸着同一片天空的气息。那之后发生的事情让我更加坚信了这一点。丽贝卡浏览凯瑟琳的社交媒体账号时，看到了凯瑟琳之前贴出的一张照片，在这张照片里她有了一个惊人的发现，照片是凯瑟琳去世前最后一个生日拍的，上面是一条漂亮的项链，还有两本书，配文看起来很开心——"我的生日礼物！"非常醒目的就是我的第二本书，黑白大理石图案的封面①。"霍雷肖（Horatio）啊，这天地之间有许多事情，是你的睿智所无法想象的，"②丽贝卡发来信息说道，"她早已安排了我们的相遇……"。

一时间，我竟无法呼吸，呆坐在那里想着要怎么跟她聊聊我的想法。凯瑟琳的儿子是孤独症谱系，所以丽贝卡理所当然地觉得这本书是凯瑟琳为了儿子才看的。即便到现在，三年过去了，那个孩子还只是上初中的年纪。而拍摄这张照片的时候，他还在上幼儿园或者更小。这本书的书名里有"写给青少年"的字眼，两万多读者中，有四分之一到三分之一是没有确诊的、对孤独症感到好奇的成年人。也就是说，他们是想知道这些症状与自己是不是符合，这是他们为了弄个水落石出的一个重要途径。我发信息给她说，这本书不可能是为孩子看的。

几分钟以后，凯瑟琳的父亲证实了我的猜测。他说他问过凯瑟琳想要什么生日礼物，她说想要这本书，他就下单了，我的书，给她自己看的。八个月之后她去世了……一年以后，《科学美国人》上发表了对我的专访，全国公共电台随后播出了对我的访谈……两年后，丽贝卡找到我求助，之后在全国进食障碍协会集会时发言说："奥图尔有足够的理由相信，对进食障碍患者，不管是哪种进食障碍患者，进行评估的时候，都应该考虑还有其他诊断的可能性，这

---

① 译注：指《阿斯孩子的社交潜规则手册》。

② 译注：《哈姆雷特》中的台词，霍雷肖是哈姆雷特的朋友。

样做不是为了发现问题，而是要让他们安心，让他们知道自己的想法和感受没什么不好的，这样才能帮助他们走向康复。"

现在，我比以往任何时候都要坚信这一点。就是因为这个，我给丽贝卡发了这样一条信息：

> 对我来说，我想象不出还有比这更强烈的信号了，它让我告诉你，丽贝卡，你真的很了解你的女儿。你真正认识了她，而且，你是从我身上认识了她。你从来没听说过我，但是，很明显，她听说过。你可能觉得自己错过了，没能理解她的孤独症……但是丽贝卡，你没有。你虽然不懂这个术语，但是你懂她，以前是，现在也是。正因为你如此懂她，才能在一篇写别人的文章里读出了最真实、最私密的她……因为最真实的她确实就是那个样子的。你看见了她，她也看见了你。

我们所有人都应该感谢她们母女俩看见了彼此。

第 10 章
姐妹故事：远未结束

"你和别的女人第一次见面的时候，"我转过去，压低声音说道，"一定要知道，对方肯定在打量你。你算她的什么人？朋友？还是敌人？有没有威胁？有什么资本？当然了，不应该那样，我也不想这么说，但根据我的经验，反正真实情况就是这样的。这里有个秘诀，就是你不能放飞自我，得像总统大选那样，大家都得保持体面，显得彬彬有礼，这样你们双方都能变得更强、更美……而且，基本来说你得在 5 到 10 秒内让对方明白你的意图。"

她看起来有点困惑，"真的吗？"

"当然了，"我点了点头说道，"不太容易，但是能做到，而且很必要。因为，你看，安妮 – 路易斯（Annie-Louise），还有像我们这样的女人，嗯，我们在社交场合好像不大可能驾轻就熟、举重若轻，是吧？"她气鼓鼓地摇了摇头。"你得学，学那些套路、动作、表情，还有穿衣打扮，还得练，练到自然为止。就像金杰·罗杰斯那样，她曾经说过，弗雷德做到的，她都做到了，只不过是倒着来的，还穿着高跟鞋。要把这种女人味十足的事练到看起来毫不费力，需要下很大工夫。尤其对我们这种人而言。"

我漫不经心地扫视着周围沉思的人们，目光交汇的时候，就对视一下，微笑示意。我歪了一下头，换了个姿势，我在镜子前面练了无数次了，我知道这个姿势会让我的头发垂得恰到好处，还会让我的屁股扭上一下。

"您再来点红酒吗？""嗯，"我冲服务员点点头，"嗯，来点，谢谢。"

就在几个小时前，我还和一位真公主一起共进午餐，吃的炸土豆饼，喝的鸡尾酒，还有香槟，怕你们好奇我就说一下。

我们的对话很真诚，也很重要。这是两位妈妈坦诚相待的时刻，两个女人都希望能为孤独症女孩带去力量。提醒一下，不仅仅是字面意义上的"女孩"，而是真实的、活着的、有血有肉的人，比如她认识且在乎的人，比如安妮－路易斯，比如我女儿。

美国人碰上真公主

回想起那次午餐，我禁不住咬紧牙关、拼命眨眼。不知道从哪儿冒出来一位女士，比我年纪大得多，但是在其他方面跟我很像，古铜色的头发，身材很苗条。她就这么突然插进一杠子，我觉得自己以前没见过她，这意味着我没什么能参照的，也解释不了这个陌生人为什么突然给我难堪，至少……我觉得是这样。

"非常美国，"这个女人揶揄地笑了一下，然后转向公主殿下，"这里所有人都恨不得使出浑身解数，可她呢，根本不想跟人聊天，也不想显摆自己。"最后一句话里的刻薄劲在我耳边回响着。我很困惑地望着伯爵夫人，怎么回事？我又犯了什么错吗？又毁了一个人生高光时刻吗？我眨了眨眼，眼睛又干又辣，感觉空气很压抑，像要爆了一样。阳光淡淡地照进这间 VIP 套房。稳住，我心想。呼吸，我接着想。等等……

我想起来之前仔细研究过王室礼节，所有网站上都说要送件礼物。这应该是我的礼节，但是"我的礼节"好像错了。

现在怎么办？我的手摸索着，皱巴巴的纸巾、空空的手袋，还有我刚刚拿出来的签名书，感觉自己有点儿像《小小鼓手》[1]里唱的那个小男孩，不知道送什么礼物给国王才合适，琢磨来琢磨去，我自己的作品好像最合适了。那本书是我刚刚写完的，写作的过程中我倾注了很多情感。那本书得过奖，还很畅销，这些听起来都挺名正言顺的，不过，我觉得，这本书是我写的……这才是其价值所在。不管怎么说，反正对我是有价值的。

后来怎么样了呢？说实在的，我记不住了，我只记得，过了很久我的脸还是很烫。公主殿下好像很喜欢我送的书，她感谢了我，说要把这本书送给一位好朋友的女儿，这位朋友也正经历着艰难时刻，她还说希望以后也可以收到我写给女孩的书，这样她就可以继续送人。对了，她还问我能不能给她助理留张名片。

然后之前那位女士引她离开，边走边低声向我道了歉。有人说了句"请入席用餐……"我找到了自己的椅子，把我的名牌折了起来……折了一折、两折、三折，再来一折。我坐了下来，把眼泪眨了回去，微笑着。

如果你是安妮 – 路易斯那样的……或者我女儿这样的……或者……我这样的女孩、女人，那么即便你把能想到的都计划妥当，也不能保证搞得清楚这个世界到底怎么回事。

当初来英国的时候就是这样的，我自己一个人，离开家乡，远渡重洋。那天早上，我在一个礼堂发表了一个主题演讲，那个礼堂和卡内基音乐厅差不多，我身上打着聚光灯，别着麦克风。我目光

---

① 译注：《小小鼓手》（*Little Drummer Boy*），歌曲名，其中有"不知道送什么礼物给国王"的歌词。

炯炯，笑着向听众呼吁，给他们讲解。我用语言描述了一幅画，我讲了红色高跟鞋的故事，讲了什么是真正的美丽，讲了激情、才华，讲了真实的人生和真正的尊严。我还讲了活了三十四年都没搞清楚到底为什么自己都不知道自己是谁，过得怎么样，那是一种什么感觉。我还讲了孤独症让我学会的最重要的东西是什么，不是该怎么做孤独症人，而是该怎么做人。

我讲完之后，礼堂里掌声雷动。"非常难忘，"他们告诉我，"简直振聋发聩。"两个小时的签名售书，加上一个匆匆忙忙的视频采访，留出的时间也就够我补个口红的……然后马上就发生了午餐这件事。这种坑让你觉得自己很卑微，但又无处不在，就连谱系圈子里最知名的女性也一样逃避不了。

现在，夜色笼罩，鸡尾酒会开始了，一片生机盎然的景象。绅士们开怀大笑，女士们聊得热火朝天。服务员们在人群中穿梭，闪光灯不停地闪，又有人在拍照了……我猜，与其说是为了记住这个夜晚，不如说是为了发条推文、带个话题。但是，我会记住这个夜晚，安妮－路易斯也会。

我看了看墙上的挂钟。再过十分钟，她就得走了，过回那种让她紧张、不开心的生活。我呢，会去参加颁奖晚宴……之后很快就回到美国。当然，我会继续支持她、引领她，继续让她为我工作，就像过去两年里一样……但是，我能站在她身边的时间，也就剩这几分钟了。

我们的末路狂花[①]

我们之间的"末路狂花"故事，还要从两年前说起。尽管我们日渐亲密，但是两年前的这一天才是我们第一次真正见面。2013 年

---

① 译注：《末路狂花》（*Thelma and Louise*）是美国一部女性主义电影。

的时候，我上网搜集谱系画家的作品，想要用在我下一本书里，书的名字叫《非典型涂色书》（*Not-your-Average Coloring Book*）。我一下子就被一幅画吸引住了，那是一件晚礼服的草图，灵感来自极客圈子里最火的《神秘博士》。我的第一反应是这幅画简直让人叹为观止。接下来想的是，没错，这个作者肯定是我们圈子的。我花了大概一小时，查到了这位作者的信息，令我吃惊的是，她居然只有十七岁，住在英国，名叫安妮-路易丝·理查兹（Annie-Louise Richards）。我在社交媒体上给她留言，做了自我介绍，表示很喜欢她的作品，介绍了要出版涂色书的情况，还给她留了我的网址好让她验证一下。她立刻回复了我的信息，听说她的画能出版，特别激动。

然而，即便只是通过信息交流，我都能马上觉察出来，她的语气……很无力。我们继续聊着，没过多久她就向我吐露了心声："你这么喜欢我画的东西，你不知道这对我来说有多重要，我一直都觉得自己活着好像就是个错。"

这是原话，白纸黑字明晃晃打出来的原话。才交流了半小时，我就看出来了，她天分极高，无师自通，极富创意，善于表达，对几个和她同在一个"粉圈"的人（都是神秘博士、迪士尼、哈利·波特、美人鱼和福尔摩斯的粉丝）感情很深。但是，这样的一个人常常觉得自己活着好像就是一个错误。

我做咨询师的经历有了用武之地。我没有安慰她，也没有反驳她说这个想法有多荒唐，我只是问了一个问题："为什么呢？安妮-路易斯，告诉我你为什么会有那种感觉。"她说起来就一发不可收拾。因为与家人的关系极度淡漠，她离开了家，和男朋友住在一起，但是男朋友对她的态度让她有点困惑。她还说自己没继续上大学（尽管她一看就是很聪明），说自己有自残行为，有过自杀的念头，还说了很多很多。

最后，我让她歇口气，我说你的生活就要改变了。"亲爱的，你不是个错误，"我微笑着打出这句话，"你是个阿斯。"第二年，在大洋彼岸的我有幸帮她找到了见多识广的临床医生，并用医生能懂的语言介绍了她的情况。最后，医生的诊断跟我说得一样，安妮－路易斯确实有阿斯伯格综合征。随之而来的，有如释重负，有希望，还有信心。确诊之后，在本地就能得到适合她的医疗救助……和机会。

我觉得，自己有过那么多和她一样的感受、一样的恐惧，如果能用自己的耐心和见地，帮助一个年轻的谱系女性学会如何开发自己的潜能，学会发现生活中的各种陷阱，免遭伤害，那我就应该这么做。别人做不到。确实，除了和安妮－路易斯一样的人，其他人也不知道该怎么做。

于是，我招募了她。一开始，她和我做一些小型的阿斯伯格孩子的项目，后来，2014 年的时候，她开始给我的新书《谱系姐妹：给阿斯女性的人间指南》画插图，这本书还没写完就在亚马孙的心愿书单里排到了第一名。她画出了书里的所有形象（真的很多），不仅如此，她的艺术表达与我的文字描写非常契合，我们对爱有着如此真情实感的体会，而这种体会来自两个活生生的孤独症女性。十九岁的安妮－路易斯·理查兹成了一本全球畅销书的插图画家。

她在社交媒体上私下和我说："珍妮弗，我要谢谢你，曾经的我，觉得活着就是一个错误。现在的我明白了，我是一个奇迹。"

那个月，我前往英国，在英国孤独症协会最大的专业年会上做主题发言。我问主办方，可不可以把我的住宿标准降低一些，用省下来的钱负担安妮－路易斯来参加会议的费用，给她一个惊喜。我们可以住同一个房间，然后有没有可能安排她坐在大礼堂前排位置，就是公主殿下和威塞克斯伯爵夫人当天所坐的位置。他们非常热情地同意了。相识两年了，我和安妮－路易斯终于拥抱了彼此。

我发言当天早上，她看到了自己的未来。我为发言做着准备，把电脑和大屏幕连好，把耳麦的线穿过裙子，说好舞台打光要求，要把我标志性的红色高跟鞋放在聚光灯中心。而安妮 - 路易斯，在舞台地板上仰面朝天地躺着，礼堂太大了，大得让她沉醉。

我脱下鞋子，光着脚，悄无声息地走过暖暖的地板，整个人笼罩在红色和蓝色的灯影里。"感觉怎么样？"我微笑着问她。这种场合，对谁来说应该都挺震撼、挺上头的。我希望对她来说更是如此，千倍万倍。不仅是这个场面，还有公众对她作为一位画家、作为一个人的信任，同时也是一种肯定，我觉得这能让她安下心来，相信她做梦都不曾奢望过的东西现在绝对握在手中了。

"我觉得……"她在琢磨合适的词，如释重负般地舒了一口气，说道，"我觉得很自由。"

就是这种感觉，这就是我希望带给她的感觉，也是我希望自己能拥有的感觉，也是我希望这个群体都能拥有的感觉，尽管这个世界不承认我们真实的样子，用误解束缚着我们。

过了一会儿，我自己上了台，对着大约七百名观众开始发言。完全出乎安妮 - 路易斯意料的是，对着这么一大群全欧洲很知名的专家，我的开场白竟然是我和她的故事，还有她的心声。我在大屏幕上播放了她的一幅作品，微笑着对着前排的她说道："这幅作品的作者，那位神奇的人啊，您能否站起来？"安妮 - 路易斯有点发抖，她从座位上站了起来，转向观众……全场起立为她鼓掌。

我见过的，还有没见过的，我敢肯定，生命中再没有比这更美好的事情了。

现在，这次特别的经历就要落幕了。她清了清嗓子，黑眼睛看向观众，然后又看了我一会儿，她在听着什么，对，她在仔细听着，一阵凉风拂过我的脸颊，这也是让她走神的原因，引座员打开了通往金色内厅的大门，当天的晚宴将在那里开始，她不去。该死的，时间来不及了。我注意到了她的表情，她在咬嘴唇。老天爷，这种表情，我自己也有过很多次，就是在琢磨"此刻"——一个快乐的下午，之后暗藏的会是什么？一个轻松的夜晚吗？还是泪水？或是伤害？温柔？低语？一切都未可知。生活中有太多这样的事情，总是突如其来，总是无法预料，时时刻刻、无休无止，让我们精疲力竭，浪费了太多时间，消耗了太多心力，夺走了我们的自信、梦想，还有机遇。

她紧张地转了过来，看起来惊恐万状。"记住，"我盯着她说道，"在这个世界上，没有多少事情是你真正能掌控或者应该去掌控的，所以，你自己的决定呢？对，你能自己做主的事情，就一定牢牢抓住。如果今晚你不想去，那就不去。你知道，你还可以做我的室友，如果你愿意的话。你控制不了别人说什么、做什么，或者怎么做，"我接着说下去，"但是，今晚，你可以自己做主，有我在这陪你，就意味着你有这个力量。今晚要不要离开，你可以自己做主，也就是说，你要相信，不管你怎么选择，没有什么对错，没有人会说什么。最重要的是你知道自己能够做主，有所选择，因此，你有责任为你自己做出一个清醒的、积极的选择。姑娘，不是生活选择了你，"我温和地笑道，"而是你选择了生活。不管别人怎么说，姑娘，你都是一个奇迹。不要忘了这一点，永远。"这句话，我们所有人都应该听进心里，牢牢记住。

最近，一位名叫萨拉的母亲在阿斯伯格孩子的脸书页面上给我留言说：

几个月前，我在你的一个帖子里评论说，我们这里的医生告诉我说我女儿只是"累了"。可我觉得，我很肯定，如果孩子只是"累了"，不会沿着固定路线在屋子里来回跑，也不会一直晃来晃去，我永远都不会忘记我是哭着离开医院的。

是您鼓励了我，告诉了我为什么诊断非常重要，所以，我们又回去了，医生最终承认说："确实，你女儿确实是谱系，只是我不愿意出诊断，因为一旦贴上这个标签，就很难去掉了。"
即便到现在，她还坚持说是为了我们才出的诊断，因为她觉得这
样的话在学校可以得到更多的援助和支持。我要谢谢您的鼓励，
她终于愿意"出诊断"了！现在我女儿明白了为什么她总是觉得
挺挫败的，但是，我们可以从积极的方面入手。她超级聪明，肯
定能做得超棒！

可悲的是，这位临床医生的态度在专业上是不负责任的，但这
种态度又是非常普遍的，浸透着无知，洋溢着偏见，充斥着羞辱。
这与谱系诊断能够起到且应该起到的作用完全背道而驰。孤独症谱
系障碍这个"标签"拯救了我，如果通过这个标签能让人们燃起希望，
让她们获得切实的治疗，就能让全世界成千上万的女性重获新生，
不管她们是还没上学的女孩，还是正值青春的姑娘。大部分"专家"
都还没有意识到，公众善意和自我觉醒与这些女性依旧绝缘，尽管
最需要这些的，恰恰就是她们。

萝　拉

安妮－路易斯在舞台上放空自己、享受自由的场景，让我的思
绪回到了二十年前，也在一个舞台上，也是我人生中的一个重要支点。
一般来说，没有哪个女孩会觉得自己生命中最具启迪意义的时刻跟
一条粉色羽毛围巾和吊着的麦克风有关吧。可是，我就不是一般女
孩啊。不过，羽毛和麦克风是什么？嗯，都是我。

好吧，我尽量还原一下现场。想象一下，昏暗的高中礼堂，台
下座无虚席。空气很潮湿（也许只是有点潮湿）。学校乐队正以最
大的音量演奏着曲子。一盏白色的聚光灯穿过彩色胶片，将八百双
眼睛全部聚焦到了一个人身上，这个人就是我。这些年来，我虽然

在学业上一直很出色，却并未因此得到自己最为渴望的东西——友谊。最近，我初中时最好的朋友突然有了点社交地位，她通过在外表和穿着上做一些小小的调整成功地重塑了自己的形象，第一次引起了男生们的注意。男生们一围过来，那些"人气"女孩自然也随之而来。不过，其实她的目标并不是为了人气本身，而是"我的人设我做主"的自由和权力。不是为了上升到哪个社交阶层，而是为了打破社交壁垒，获得那种"不管走到哪里，都能收获人气"的力量。

现在的我当然比二十年前想得明白得多。可是当时，我并没有看懂那是她作为一个年轻女性的成长，只是觉得她离开了我。突然间，我觉得自己被抛弃了，配不上她了。我沉浸在孤独中难以自拔，哪有心思去欣赏她的独立自主。我的心智解读能力太弱，只会做非常表面的模仿，看不到更深的层面。

在过去的十年里，我一直在我（仍然深爱着）的小镇上扮演着别人指定给我的角色。高二这一年的三月，说实话，我从来都没想过接下来发生的事情会改变这一切。这么多年来我已经习惯被塞进那个人设里了，我完全没有意识到，对此进行挑战，将会使我获得什么样的力量。

我一个人站在舞台中心。当时的我十五岁，有一头飘逸的红发，穿着黑色软缎吊带裙、黑色渔网袜和高跟鞋，形象和我同学（自以为）认识的那个女孩完全相反。那天晚上，我扮演的是《失魂记》①里的萝拉。接下来马上要在四百多位观众面前表演的戏份是"凡是萝拉想要的就一定能搞到手"，靠的是"一点点头脑、一点点天赋"，重点是"天赋"。萝拉的天赋就是让男人拜倒在她的石榴裙下，因此她，也就是我，必须"性感"，万人迷那种，得唱"你得多拿几

---

① 译注：《失魂记》（*Damn Yankees*），美国电视剧，萝拉是剧中魔鬼的助手，负责诱惑男主人公。

张王牌才能布好这个局……这位女王布好了局"。① 大家眼里的"书呆子"确实也镇住了场子。虽然我穿的是戏服，唱的是别人的歌词，说的是别人的对白，跳的是别人的舞步，但某种程度上我把这个角色变成了我自己。我为她注入了我的生命，也为她赋予了我的脆弱。不管怎么说，通过表演，你可以体验不同的人生，在每场戏里留下自己的痕迹。也许就是因为这个，从很多方面来说，我在舞台上的时候才对自己最有感觉。

音乐很火爆，每一个动作都恰到好处，一直到栏杆那一段之前。

生命中最重大的事件总是在毫无预兆的情况下发生，就那么……发生了。突然间，一眨眼，好像整个世界都变了，重力对你失去了控制，所有的一切都翻天覆地。你一直都很笃定这一天会很特别，毕业典礼、大型游戏、特别旅行、生日聚会。有些时候，结局如我们所愿，有时则不然。不管怎样，你从一开始就知道这一天不会平淡无奇。

但是，那些真正能对生活产生重大影响的事情，让你真正发现自己到底是谁……你是什么样的人……你会付出多少……你要守护谁……你要（真正）体验什么的事情，你从不知道自己居然有勇气去做的事情，真的，那些事情其实都是密不可分的。你知道前面有什么东西，只是你不能确定真正遭遇的那一刻你会怎么做，也不知道遭遇之后你的生活会有什么变化。

三月里，那个聚光灯下的夜晚，就是这样的一个时刻。把那天晚上比作一个试验场一点都不过分。面对着满场观众，我要么能够摆脱从幼儿园时起就被定型的社交形象，要么就得给这个"全世界最美丽的女人"找个理由，证明从新泽西郊区跑到澳大利亚内陆好像完全合理②。

现在回想起来，我真的不确定我到底是勇敢到极点还是单纯到

---

① 译注：《失魂记》中的台词。

② 编注：比喻作者社交形象的巨大转变。

极点。可能，两者都有吧。不过，我能确定的是，穿过舞台时，每一个舞步都很完美，每一个音符都很真实，所有人都如醉如痴。我可是从两岁开始就学跳舞了。我在学校的舞台上朗诵过无数的诗歌，演过无数的故事。我以前做过类似的表演。不过，从来不像这次这样，我以前从来没有完全脱离过别人指定的那些人设。那天晚上，我放声高歌，用尽我全身心的力量想让所有学生（以及所有碰巧路过的人）都看到，我比书呆子可强多了。我想让他们看到，我也可以很有趣，很幽默，让他们惊掉下巴那种。我想让他们看到，他们不是只能忍受我，他们也会需要我，他们会知道我值得。他们都在听着。

这个时候，我走到了栏杆前。

接下来的舞蹈部分，我还得继续唱歌。舞台上有段楼梯，我得在楼梯顶上的扶手那里俯着身唱。根据舞蹈设计，我应该一边踩着点走下来一边挥舞我的羽毛围巾，然后飘下台阶进到观众席，继续一边唱歌一边和观众互动。但是，突然间，在黑暗的礼堂里，在八百名观众面前，聚光灯晃得人睁不开眼的时候，出了点问题。我扶着栏杆直起身的时候，突然感到后腰那里有种奇怪的爆裂声。然后，我的衣服突然就被钩住了，有什么东西正往下拽我的衣服！

我只偷偷瞥了一眼，就知道怎么回事了。节目开始前，无线麦克风的电池部分挂在了腰带上，下面就是我那双迷人的渔网袜。但是不知道怎么回事，我向后靠的时候，扶手把电池盒弄松了，导致现在整个（真的很重）装置就在我两腿之间晃来晃去，同时把我裙子上身给拉了下来，那上面还别着我的麦克风。嗯，我还继续唱着，脑子里迅速地想了想，意识到再挥舞几下围巾，然后就该踩着西迷舞步走下台阶了。

没有时间思考，只能采取行动，也许正是这些救了我。

很多对普通女孩来说非常清楚的事情，对我们来说却模糊得不能再模糊了。友谊、时尚、谈情说爱，我们就是做不到自然而然就"学会这些东西"。相反，我们研究脚本，像舞台指导啦、小说啦、电影啦、社交媒体上的帖子啦，我们的模仿能力比我所见过的所有普通人都强。有些事情我们想得太多，太焦虑，而有些事情我们又想得太少，太冲动。不过，我们几乎从来都不会去做的，就是听从自己的直觉（更不用说相信直觉了）。但也有例外，生活中有些事情发生得实在太快太快，不是总有时间让你考虑，没有时间想来想去，只够采取行动。你可能会觉得自己走不下去，但你还是走下去了，完全是凭本能。

我当时是怎么做的呢？我稍微弯了一下腿，从栏杆缝里假装顽皮地做了个藏猫猫的动作，趁机一把抓住了那个电池盒，谁都没注意到。这个过程中，我的声音稍稍有点变调，但在后来的视频回放中几乎听不出来。我摇着我的羽毛围巾，唱着我的歌词，继续表演。

那个周末，那七十二小时的历史时刻，得到了一千两百人的见证和认可，给他们留下了相当深刻的印象，也给我留下了相当深刻的印象。在这三天的时间里，可以说，我从以前几乎没有社交生活的状态变成了一个"香饽饽"。我感觉自己就像爱丽丝穿过了镜子，实在不想离开，因为这是我有生以来第一次向自己证明，我不是同学口中那个可以随意讥笑的形象，那是他们多年来对我的误解，我的人生不需要以这样的形象来定义。

几年以后，我的校内辅导员帮我写大学推荐信的时候，没有提我的成绩，也没提我参加过什么课外活动，或者我有领导才能什么的。他写的是："我给你们学校推荐学生也有好多年了，我推荐的每位学生都很有才华，都很出色，我一直不明白为什么他们都被拒绝了。直到遇到了珍妮，我才明白了那是为什么。"接下来，他讲了渔网袜和麦克风的故事。他说，那一刻，所有的一切都预示着灾难就要降临，应该引发所有的不安和恐惧。但是，我（偷偷地）吸了一口气，稳住了自己，一步都没停下来。他写道："这实在非同凡响，这就能够反映出我的所思所感、所言所行——绝地求生的渴望，迅速恢复的能力，还有内在的美丽。"

他说，这种魔力来自某种复杂的、不同寻常的组合，既有干扰又有专注，他说不清这是什么。但是，现在，我能说清这是什么。这是一种特别的东西，但不是我独有的，而是我们这个群体所独有的，它的名字是孤独症。

孤独症特有的神经系统，让我看不见自己在社交方面犯了哪些毁掉自己的错误，但也是这个神经系统，让我知道行胜于言，让我知道韧劲比准确更重要，让我知道勇敢不是你能计划来的，让我知道奇迹、机遇还有狂野的想象比我所知道的任何事情都更真实、更美好。怪异、误解、伤害和错误，勇气、坚韧、忠诚和喜悦，这些都是我们与众不同的部分。保持冷静，就这样走下去？不，谢谢。我宁愿搅他个天翻地覆，去改变这个世界。

在我的左手腕内侧，有一个小文身，是一个分号的图案。虽然文上去只有几年的时间，但于我，却是圣歌一般的存在。当然，大多数人都会推断说这个符号代表我是一名作家，或者可能出于我对语法的超乎寻常的热爱。当然，这两种解释都挺有趣，都是很省事的解释。然而，它们都不是分号的真正含义。真正的含义是：在句子的结尾，一个意思说完了，要用 period（句号），或者美国以外的地方用的是 full stop 这个词，也是句号的意思。点上这个小点的意思就是：我说完了。但是，如果你说完了一个句子，还有话要说，就可以用分号连接。我的文身虽然很小，却一直在提醒我，不管发生什么，不管今天是多么美好、多么糟糕、多么疯狂、多么迷惑，还是有的可说，有的可盼。

我的故事还没有结束。真的，这才刚刚开始。

这种韧劲就像墨水文身一样，永远都在。偷不走，抹不去。这是自我觉醒的礼物，是每个人都应得的。

谱系女孩一旦发现自己有多么专注、多么专一，能有多么重要，可以多么强大、多么快乐，就会发生很多转变，在我所见过的个人成功的例子中，再没有什么比见证这个转变更有力量的了。这是多么荣幸的一件事啊，可以见证她们的进步；见证她们终于懂得质疑那些有害的关系，并且最终选择结束；见证她们拥有了资源和真正的朋友；见证她们在个人生活和职业道路上一步一个脚印地前行；见证她们学会相信自己的声音、相信自己的内心；见证她们有勇气面对自残行为，并且开始与之斗争。

她们是活生生的人。她们的故事和我自己的故事都证明了，主动认识自己以后，会发生怎样的变化，证明了未来几十年，我们可以活得更加真实、更有见地、更加励志。

确诊之后，会有更多的人理解我们，很多的疑问能够得以解答，可以找到更多的出路。而我这一生，最值得庆祝的，就是能够见证这些美好的事情；能够听到希望重新燃起；能够有机会对自己说：你是你自己的奇迹，你不只是万里挑一的女孩，你是世界上只有一个的人；能够听到这样的回答，就像当年那个十九岁的宝贝躺在昏暗的舞台上说的那样："珍妮弗……我现在终于明白了，我觉得一切皆有可能。"

因为事实确实如此，有了爱，有了知识，有了远见，有了耐心，有了勇气，一切皆有可能，对于每一位女性来说，都是如此。

　　　　　　我们的故事远未结束，
　　　　　　　所以结尾要用分号

　　　　　　　　　；

译 后 记

在翻译《做·看·听·说》的过程中，我曾感慨：因为自身的障碍不像肢体残障那么容易识别，所以长期以来，孤独症谱系障碍群体没有被"看见"。而在翻译这本书的过程中，我发现：在这个没有被看见的群体中，还有一群人，更是一直藏在角落，那就是孤独症谱系障碍女性群体。

直到最近几年，才开始有研究切实关注这一群体。近两年来，一些研究者开始对于孤独症患病率男女比例 4:1 提出质疑——这个差异，真的是性别和基因造成的吗？还是诊断标准导致的？是否因为女性身上的孤独症谱系障碍症状表现不同，而现行的诊断标准又是以男性样本为基础进行描述的，所以很多女性并未得到诊断，才造成这一比例差异？

本书作者基于亲身感受和成长经历，总结了孤独症谱系障碍女性群体的特有症状和特殊困难。在书中，她讲述了个人经历的点点滴滴，谈及了心理创伤、进食障碍、自残、抑郁以及自我怀疑等敏感话题，系统剖析了谱系女性群体的生存困境和内心感受。

在我之前读过或者译过的书和资料中，很多可能是出于照顾读者的感受，总有点美化孤独症的倾向，而这本书，第一次直面很多并不美好的东西，甚至直白得有些残忍。其中有两章，作者还特意提醒读者如果觉得受不了的话可以跳过不看。我在翻译的时候也感觉很艰难，有时候甚至觉得痛苦。这两章中提到了"煤气灯效应"、PUA 和进食障碍及其与谱系女性群体的重合度，这是我在之前的翻译工作中没有接触过的，也从未想到过的。

我看过很多遭遇家暴和 PUA 的女性的新闻报道，常常疑惑她们为什么不逃，甚至有时也会生出"哀其不幸，怒其不争"的想法。译完这本书我才想到，也许这一切是有心理基础的，也许就是作者提到的"自我感消失"的原因。这些女性长期得不到认同，进而慢慢开始质疑自己的价值、感受。

谱系孩子面对的就是这样一种状况，从出生开始，对这个世界的体验和感受就与常人不同。因为这种不同，他们的感受得不到认同，更谈不上被理解。他们的感受对他们自己来说就是客观存在的，比如对冷热、颜色、声音等的体验，以及生气、难过等情绪；而周围人的第一反应经常是"怎么就这么敏感呢""真是难以理解""这有什么好生气的呢"，等等。

长期生活在否定和质疑之中，"自我感消失"几乎是肯定会发生的。因此，在干预过程中，应该怎样把握这个度，才能既保护孩子的自我感，又发展适应性行为，防止孤独症干预领域中的"PUA"，这是所有专业人员和家长应该认真考虑的问题。

同时，不只是孤独症谱系障碍女性，所有女性朋友，如果您经常怀疑自己的价值和感受，也可以在这本书里发现答案和启示。正如托尼·阿特伍德博士所说，这本书是"写给所有女性的情书"。

陈烽

2021 年 7 月 16 日于大连

图书在版编目（CIP）数据

孤独的高跟鞋：PUA、厌食症、孤独症和我 ／（美）珍妮弗·库克·奥图尔著；陈烽译. --北京：华夏出版社有限公司，2022.7

书名原文：Autism in Heels: The Untold Story of a Female Life on the Spectrum

ISBN 978-7-5222-0302-7

Ⅰ.①孤… Ⅱ.①珍… ②陈… Ⅲ.①女性－孤独症－研究 Ⅳ.①R749.99

中国版本图书馆 CIP 数据核字（2022）第 027633 号

北京市版权局著作权合同登记号：图字 01-2021-6596 号

孤独的高跟鞋：PUA、厌食症、孤独症和我

作　　者	［美］珍妮弗·库克·奥图尔（Jennifer Cook O' Toole）
译　　者	陈　烽
责任编辑	许　婷　李傲男
责任印制	顾瑞清

出版发行	华夏出版社有限公司
经　　销	新华书店
印　　装	三河市少明印务有限公司
版　　次	2022 年 7 月北京第 1 版 2022 年 7 月北京第 1 次印刷
开　　本	880×1230　1/32 开
印　　张	10.75
字　　数	266 千字
定　　价	49.90 元

华夏出版社有限公司　地址：北京市东直门外香河园北里 4 号
邮编：100028 网址：www.hxph.com.cn
电话：（010）64663331（转）
若发现本版图书有印装质量问题，请与我社营销中心联系调换。